Voeten en reuma

Margreet van Putten
Elleke Huijbrechts

Voeten en reuma

Derde, herziene druk

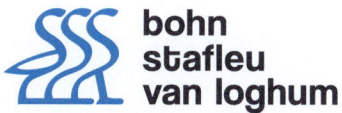

Houten 2020

ISBN 978-90-368-2377-7   ISBN 978-90-368-2378-4 (eBook)
https://doi.org/10.1007/978-90-368-2378-4

© Bohn Stafleu van Loghum is een imprint van Springer Media B.V., onderdeel van Springer Nature 2020
Alle rechten voorbehouden. Niets uit deze uitgave mag worden verveelvoudigd, opgeslagen in een geautomatiseerd gegevensbestand, of openbaar gemaakt, in enige vorm of op enige wijze, hetzij elektronisch, mechanisch, door fotokopieën of opnamen, hetzij op enige andere manier, zonder voorafgaande schriftelijke toestemming van de uitgever.

Voor zover het maken van kopieën uit deze uitgave is toegestaan op grond van artikel 16b Auteurswet j° het Besluit van 20 juni 1974, Stb. 351, zoals gewijzigd bij het Besluit van 23 augustus 1985, Stb. 471 en artikel 17 Auteurswet, dient men de daarvoor wettelijk verschuldigde vergoedingen te voldoen aan de Stichting Reprorecht (Postbus 3060, 2130 KB Hoofddorp). Voor het overnemen van (een) gedeelte(n) uit deze uitgave in bloemlezingen, readers en andere compilatiewerken (artikel 16 Auteurswet) dient men zich tot de uitgever te wenden.

Samensteller(s) en uitgever zijn zich volledig bewust van hun taak een betrouwbare uitgave te verzorgen. Niettemin kunnen zij geen aansprakelijkheid aanvaarden voor drukfouten en andere onjuistheden die eventueel in deze uitgave voorkomen. De uitgever blijft onpartijdig met betrekking tot juridische aanspraken op geografische aanwijzingen en gebiedsbeschrijvingen in de gepubliceerde landkaarten en institutionele adressen.

Eerste druk 2001, Uitgeverij Fundament Arnhem
Tweede, licht gewijzigde druk 2008
Derde, herziene druk 2020

NUR 890
Basisontwerp omslag: Studio Bassa, Culemborg
Automatische opmaak: Scientific Publishing Services (P) Ltd., Chennai, India

Bohn Stafleu van Loghum
Walmolen 1
Postbus 246
3990 GA Houten

www.bsl.nl

Voorwoord

Steeds meer mensen lijden aan een reumatische ziekte. Uit recent onderzoek blijkt dat bij rond de 90 % van alle mensen met reuma, er min of meer ernstige voetklachten bestaan. In deze 2^e druk, dit keer een samenwerking tussen Margreet van Putten, arts (n.p.) en Elleke Huijbrechts, podotherapeut en junior-onderzoeker bij Reade, het centrum voor revalidatiegeneeskunde en reumatologie, is de inhoud volledig herzien.

De inhoud van dit boek is mede mogelijk gemaakt door het door de NVvP gefinancierde onderzoeksproject: 'methodisch podotherapeutisch handelen op basis van een indicatiematrix voor voet- en/of enkelklachten bij reumatische aandoeningen'. Op basis van recent wetenschappelijk onderzoek en de verbeterde kennis van vroegdiagnostiek en behandeling, zijn alle hoofdstukken geheel herzien of volledig nieuw geschreven. Onderzoekers Marike van der Leeden en Marloes Tenten-Diepenmaat zijn daarom betrokken geweest bij het schrijven van enkele hoofdstukken in dit boek. Een grote klus, die in prettige samenwerking geklaard is.

Dit boek is bedoeld als studieboek en naslagwerk voor studenten van de opleiding: podotherapie, reumaverpleegkunde, medisch pedicure, orthopedisch schoenmaker en orthopedische technologie. Ook voor podotherapeuten, medisch pedicures, podologen, reumaverpleegkundigen, orthopedisch schoentechniekers, orthopedisch technologen en een ieder die belangstelling heeft voor voeten van mensen met een reumatische aandoening is dit boek geschreven.

Een boek over Voeten en Reuma kan niet zonder foto's die de diverse aandoeningen en onderzoekstechnieken verduidelijken. Wij zijn iedereen die foto's aangeleverd heeft dan ook zeer dankbaar. Dank je wel Monique Gouw, Monique Janssen, Nicollette van Kooten, Miranda van Mol, Olga Serrée-Szlanina, Vjolca Kola, Pieter Litjens, Marco Okhuysen, Toos Mennen en Axel Kelly.

Wij hopen met dit herziene boek een bijdrage te kunnen leveren aan goede en vooral noodzakelijke voetzorg voor mensen met een reumatische aandoening.

Elleke Huijbrechts
Margreet van Putten

Inhoud

1	**Reumatische aandoeningen**	1
1.1	Inleiding	2
1.2	Indeling van reumatische aandoeningen	3
1.3	De bouw van gewrichten	6
1.3.1	Soorten gewrichten	6
1.4	Een pijnlijk gewricht	10
	Leesadvies	12
2	**Ontstekingsreuma**	13
2.1	Inleiding	14
2.2	Ontstekingsreuma	14
2.2.1	Wat is RA?	15
2.2.2	Klachten en symptomen van RA	16
2.3	Andere ziektebeelden van ontstekingsreuma	20
2.3.1	Juveniele idiopathische artritis (JIA) of jeugdreuma	20
2.3.2	Axiale spondyloartritis	22
2.3.3	Artritis psoriatica (AP)	25
2.4	Systemische reumatische ziektebeelden	26
2.4.1	Wat zijn systeemziekten?	26
2.4.2	Systemische lupus erythematodes (SLE)	27
2.4.3	Ziekte van Sjögren	27
2.5	Sclerodermie	28
2.5.1	Wat is sclerodermie?	28
2.5.2	Wie krijgt sclerodermie?	29
2.5.3	Behandeling en prognose	30
	Leesadvies	30
3	**Wekedelenreuma**	31
3.1	Fibromyalgie	33
3.1.1	Wat is fibromyalgie?	33
3.1.2	Wie krijgt het FMS?	35
3.1.3	Behandeling en prognose	37
3.2	Spierreuma of polymyalgia rheumatica	37
3.2.1	Wat is PMR?	38
3.2.2	Wie krijgt PMR?	38
3.2.3	Behandeling en prognose	39
3.3	Dermatomyositis	39
3.3.1	Wat is dermatomyositis?	39
3.3.2	Wie krijgt dermatomyositis?	41
3.3.3	Behandeling en prognose	41
3.4	Lage rugpijn of 'spit'	42
3.5	Ziekte van Ledderhose	43
3.6	Peesontsteking of tendinitis	45

3.7	**Bursitis of slijmbeursontsteking**	47
3.7.1	Traumatische bursitis of slijmbeursontsteking	47
3.7.2	Infectieuze bursitis of slijmbeursontsteking	49
	Leesadvies	49
4	**Artrose**	**51**
4.1	**Inleiding**	52
4.2	**Klachten en symptomen**	54
4.3	**Diagnostiek**	57
4.4	**Behandeling van artrose**	58
4.4.1	Conservatieve behandeling	58
4.4.2	Operatieve therapieën	62
	Leesadvies	64
5	**Reuma maar dan anders….**	**65**
5.1	**Acuut reuma**	67
5.1.1	Wat is acuut reuma?	67
5.1.2	Wat zijn de klachten en symptomen?	67
5.1.3	Wie krijgt acuut reuma?	67
5.1.4	Behandeling en prognose	67
5.2	**Jicht**	68
5.2.1	Wat is jicht?	68
5.2.2	Wie krijgt er jicht?	68
5.2.3	Klachten en symptomen van jicht	70
5.2.4	Behandeling van jicht	71
5.3	**Pseudojicht**	72
5.3.1	Wat is pseudojicht?	72
5.3.2	Klachten en symptomen	73
5.3.3	Behandeling en prognose	73
5.4	**Osteoporose**	73
5.4.1	Wat is osteoporose?	73
5.4.2	Klachten, symptomen en diagnose	75
5.4.3	Behandeling en prognose	76
5.5	**Reactieve artritis**	77
5.5.1	Wat is reactieve artritis?	77
5.5.2	Klachten en symptomen	77
5.5.3	Behandeling en prognose	78
	Leesadvies	79
6	**Huid- en nagelafwijkingen**	**81**
6.1	**Inleiding**	83
6.2	**Overmatig eelt en likdoorns**	83
6.3	**Overmatige eelt- en likdoornvorming bij mensen met een reumatische aandoening**	84
6.4	**Behandeling van overmatige eelt- en likdoornvorming bij mensen met een reumatische aandoening**	85
6.5	**Specifieke dermatologische afwijkingen bij reumatoïde artritis**	87
6.5.1	Reumaknobbels	87

6.5.2	Vasculitis	88
6.5.3	Erythema plantare	88
6.5.4	Hyperhydrose	89
6.5.5	Sensibiliteitsstoornissen	89
6.6	**Specifieke dermatologische afwijkingen bij andere reumatische aandoeningen**	89
6.6.1	Artrose	89
6.6.2	Spondyloartritis	90
6.6.3	Ziekte van Reiter	91
6.6.4	Fenomeen van Raynaud	91
6.6.5	Sclerodermie	92
6.6.6	Syndroom van Sjögren	92
6.6.7	Systemische lupus erythemadoses	92
6.6.8	(Pseudo)jicht	93
6.7	**Dermatologische afwijkingen als gevolg van medicatie**	93
	Leesadvies	94
7	**Voetproblemen bij reumatische aandoeningen**	95
7.1	**Inleiding**	97
7.2	**Standsafwijkingen bij reumatische aandoeningen**	97
7.3	**Specifieke voetproblemen bij reumatoïde artritis**	100
7.4	**Specifieke voetproblemen bij artrose**	101
7.5	**Specifieke voetproblemen bij spondyloartritis**	102
7.6	**Specifieke voetproblemen bij ziekte van Reiter**	102
7.7	**Specifieke voetproblemen bij sclerodermie**	103
7.8	**Specifieke voetproblemen bij syndroom van Sjögren**	103
7.9	**Specifieke voetproblemen bij systemische lupus erythematodes**	103
7.10	**Specifieke voetproblemen bij (pseudo)jicht**	103
7.11	**Casusbespreking**	104
7.12	**Antwoorden casuïstiek**	106
7.12.1	Antwoorden casus 1	106
7.12.2	Antwoorden casus 2	106
7.12.3	Antwoorden casus 3	106
7.12.4	Antwoorden casus 4	107
7.12.5	Antwoorden casus 5	107
	Leesadvies	107
8	**Onderzoek van de reumatische voet**	109
8.1	**Inleiding**	111
8.2	**Disciplines betrokken in de voetzorg**	111
8.3	**Het voetonderzoek**	112
8.4	**Het voetonderzoek per onderdeel**	113
8.4.1	Anamnese	113
8.4.2	Inspectie	115
8.4.3	Palpatie	117
8.4.4	Functieonderzoek	117
8.4.5	Aanvullende testen	118
8.4.6	Ganganalyse	120
8.4.7	Drukmetingen	121

8.4.8	Schoeninspectie	122
8.4.9	Klinisch redeneren en 'stepped care'	125
	Leesadvies	125

9	**Van confectieschoen tot orthopedisch schoeisel**	**127**
9.1	**Inleiding**	129
9.2	**Confectieschoeisel**	129
9.3	**Gecertificeerd schoeisel**	130
9.4	**Orthopedische voorziening aan confectieschoeisel**	130
9.5	**Orthopedisch schoeisel type B**	135
9.6	**Orthopedisch schoeisel type A**	136
9.7	**Overige orthopedische voorzieningen**	138
9.7.1	De orthopedische maatpantoffel	138
9.7.2	Voorlopig orthopedisch schoeisel (VLOS) of revalidatieschoeisel	139
9.7.3	Verbandschoeisel	139
9.7.4	Badschoenen	139
9.8	**Interdisciplinaire spreekuren**	139
9.9	**Controle van slijtage van schoeisel**	139
9.10	**Schoenadvies bij inadequaat confectieschoeisel**	140
9.11	**Schoenadvies bij verminderde hand- en heupfunctie**	141
	Leesadvies	142

10	**Educatie, advies en behandeling voor mensen met voetklachten door een reumatische aandoening**	**143**
10.1	**Educatie en advies**	145
10.1.1	Leefstijladviezen	145
10.1.2	Voetverzorgingsadviezen door de cliënt en voor verzorging door anderen	146
10.1.3	Adviezen voor zelf controleren van de voeten	146
10.1.4	(Medisch) pedicureadvies	146
10.1.5	Schoenadviezen	147
10.2	**Behandeling**	148
10.2.1	Medische behandeling	148
10.2.2	Instrumentele behandeling	149
10.2.3	Wondbehandeling	150
10.2.4	Voorlopige therapieën	150
10.2.5	Siliconen teenorthesen	151
10.2.6	Zooltherapie	151
10.2.7	Oefentherapie	153
10.2.8	Orthopedische voorzieningen	153
10.2.9	Voetoperaties	155
10.2.10	Andere professionals	155
10.2.11	Multidisciplinaire behandeling	155
	Leesadvies	156

Bijlagen	**157**
Bijlage 1 Voetonderzoekformulier	158
Bijlage 2 Protocollen ter screening van reumatische voeten	167
Register	190

Reumatische aandoeningen

Margreet van Putten

Samenvatting

Miljoenen Nederlanders leven met de pijnlijke gevolgen van een reumatische aandoening. In dit eerste hoofdstuk wordt een algemeen overzicht gegeven van reumatische aandoeningen, wat de stand van de wetenschap is over reumatische aandoeningen en welke voetproblemen dit met zich meebrengt.

1.1 Inleiding – 2

1.2 Indeling van reumatische aandoeningen – 3

1.3 De bouw van gewrichten – 6
1.3.1 Soorten gewrichten – 6

1.4 Een pijnlijk gewricht – 10

Leesadvies – 12

© Bohn Stafleu van Loghum is een imprint van Springer Media B.V., onderdeel van Springer Nature 2020
M. van Putten en E. Huijbrechts, *Voeten en reuma*, https://doi.org/10.1007/978-90-368-2378-4_1

1.1 Inleiding

Een definitie geven van 'reuma' is niet eenvoudig:

Reuma wordt door huisartsen en specialisten (reumatologen) gebruikt als verzamelnaam voor aandoeningen waarbij het lichaam een afweerreactie geeft tegen het eigen normale lichaamsweefsel (auto-immuunreactie). Dit resulteert in ontstekingen die met pijn en stijfheid gepaard gaan. Verreweg de belangrijkste vorm van 'reuma' is reumatoïde artritis: daarbij richt de immuunreactie zich tegen het weefsel van de eigen gewrichten en/of de omliggende weke delen zoals pezen, peesscheden, gewrichtskapsels en slijmbeurzen, die daardoor ontstoken raken.

Reuma wordt ook gedefinieerd als een verzamelnaam voor meer dan honderd verschillende aandoeningen van het steun- en bewegingsapparaat (SBA), dat bestaat uit onze botten, gewrichten, spieren, pezen en gewrichtskapsels. Dit betekent dat meer dan twee miljoen mensen dagelijks leven met pijn, stijfheid en vermoeidheid als gevolg van een reumatische aandoening. Per definitie is deze aandoening niet door een ongeval of trauma veroorzaakt en heeft zij geen neurologische of aangeboren oorzaak. Een traumatische oorzaak is een letsel ten gevolge van een ongeval of langdurige overbelasting (bijvoorbeeld sport of werk). Neurologische oorzaken zijn gelegen in het zenuwstelsel. Een aangeboren oorzaak is bij de geboorte reeds aanwezig. Echter, soms is de aandoening dan nog niet zichtbaar aanwezig. De ziekte openbaart zich pas later, bijvoorbeeld als een peuter gaat lopen.

Naast het SBA zijn soms ook organen aangedaan, of zijn er gevolgen voor organen. De huid is ons grootste orgaan en mensen met reuma hebben dan ook in meer dan 90 % van de gevallen last van hun huid en nagels. De voeten worden bij de mens zwaar belast bij staan en lopen. Het is dan ook niet vreemd dat pijnlijke voeten bij bijna iedereen met een reumatische aandoening voorkomen.

Reuma kan iedereen treffen op elk moment. Van kinderleeftijd tot en met de oudere leeftijd kan de diagnose reuma gesteld worden. In de meeste gevallen geeft reuma chronische problemen. Per definitie zijn de klachten dan ten minste zes weken aan één stuk aanwezig.

De oorzaak van reumatische aandoeningen is nog altijd niet goed bekend en dat maakt een eenduidige definitie zo lastig. Dit betekent dat de behandeling van reuma in veel gevallen niet gericht kan zijn op genezing, alleen op het verminderen van de symptomen. In medische taal: causale behandeling (= behandeling van de oorzaak) is vaak niet mogelijk, waardoor symptomatische behandeling (= behandeling van klachten en symptomen) voorop staat. Een voorbeeld van een causale behandeling is antibiotica bij een bacteriële infectie, waardoor de infectie geneest. Een symptomatische behandeling, ook wel palliatieve behandeling genoemd, richt zich op verlichting van pijn en andere ongemakken. Zo zijn pijnstillers geen genezende medicijnen, maar verlichten ze wel bepaalde klachten. Voorschrijven van individueel aangepaste zolen bij mensen met bijvoorbeeld reumatoïde artritis is ook een symptomatische behandeling, gericht op het verminderen van pijn en voorkomen van standsafwijkingen van de voeten.

Wetenschappers werken er hard aan de oorzaak van reumatische aandoeningen te achterhalen, maar dit is geen eenvoudige opgave. Ze zoeken oorzaken in de schadelijke gevolgen van roken, overgewicht en belasting van het SBA, maar onderzoeken ook de rol van voedingsmiddelen en erfelijke factoren.

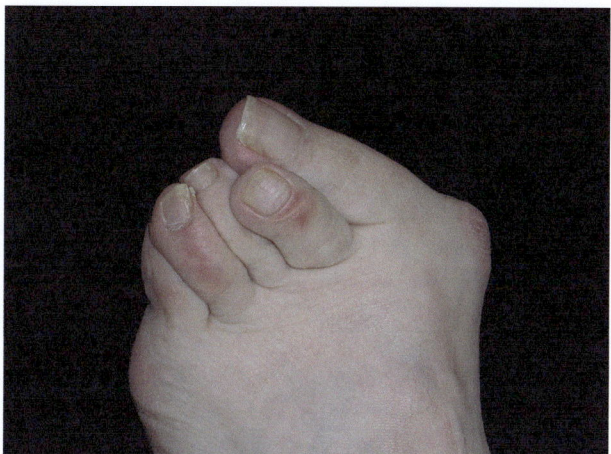

Figuur 1.1 Typische reumatische voet

1.2 Indeling van reumatische aandoeningen

In de geneeskunde worden ziektebeelden meestal ingedeeld in categorieën om zo een overzichtelijk beeld te schetsen. Belangrijk doel daarvan is de communicatie tussen verschillende disciplines te verhogen: we weten dan van elkaar waar we over spreken. Helaas zijn niet alle reumatische ziektebeelden onder één noemer of categorie te plaatsen. Soms verschillen de meningen over of een bepaalde aandoening nu wel of niet valt onder de reumatische aandoeningen: dit geldt onder andere voor artrose en osteoporose. Er zijn dan ook meerdere indelingen mogelijk.

De eenvoudigste, vaak gebruikte en best hanteerbare indeling van reumatische aandoeningen is de indeling in twee groepen: ontstekingsreuma en niet-ontstekingsreuma.

- **Ontstekingsreuma**

Dit zijn aandoeningen die hun oorsprong hebben in de gewrichten of in de weke delen (◘ fig. 1.1). Pijn is de belangrijkste klacht, samen met stijfheid en verminderde belastbaarheid. De algemene benaming van gewrichtspijn is artropathie.

Gewrichtspijn delen we vervolgens in naar drie oorzaken:
1. ten gevolge van een ontsteking in het gewricht (artritis);
2. ten gevolge van 'slijtage' in het gewricht (artrose);
3. pijn zonder een duidelijk aanwijsbare oorzaak (artralgie).

- **Niet-ontstekingsreuma**

Per definitie is er dan geen sprake van een ontsteking. Dit komt soms in gewrichten voor, zoals artrose (waarover wordt getwijfeld of dit wel een reumatische aandoening is, zie ▶ H. 4), maar vaker komt dit voor buiten de gewrichten. Dit wordt ook wel wekedelenreuma of fibromyalgie genoemd. Bij deze vorm van reuma ligt de oorzaak buiten de gewrichten, bijvoorbeeld in het gewrichtskapsel, de banden, pezen of spieren.

Er zijn nog andere mogelijke indelingen, die vaker gebruikt worden, die we hier kort toelichten:

A. Indeling naar oorzaak

- infectieuze reuma;
  Ontstaat door een bacterie, virus of schimmel. Voorbeeld hiervan is een gewrichtsaandoening die we in Nederland vrijwel niet meer zagen: gewrichtstuberculose. Door het grote aantal mensen met een migratieachtergrond die vanuit verre landen naar Nederland zijn gekomen, steekt deze ziekte weer regelmatig de kop op. Ander voorbeeld is 'acuut reuma' dat door een bacteriële streptokokkeninfectie kan ontstaan. Ook de ziekte van Behçet valt hieronder: een auto-immuun ziekte waarbij vaatontstekingen (= vasculitis) ontstaan.
- postinfectieuze reuma;
  Dit wil zeggen dat de aandoening ontstaat nadat er een infectie is geweest, waarna pijnklachten in het SBA blijven bestaan. Dit wordt ook wel 'reactieve artritis' genoemd. Als gevolg van de infectie ontstaan pijnlijke gewrichtsklachten.
- stofwisselingsreuma;
  Voorbeeld hiervan is de aandoening 'sclerodermie'; een aandoening van het bindweefsel, ook wel de collagene vezels genoemd. Door deze aandoening kunnen gewrichten op den duur niet meer soepel functioneren, met alle gevolgen van dien.
- mechanisch geweld of degeneratie: artrose of artrosis deformans;
  Hierdoor ontstaat schade aan gewrichten. (Top)Sporters die jarenlang hun gewrichten overbelasten hebben vrijwel allemaal artrose-achtige klachten op latere leeftijd. Deze vorm van reuma staat ter discussie bij specialisten: iedereen ontwikkelt een vorm van artrose op oudere leeftijd, maar de vraag is of dat dan als een 'ziektebeeld' moet worden aangemerkt, of het gevolg is van de normale veroudering en een (verkeerde) leefstijl.
- gewrichtsafwijkingen ten gevolge van een andere ziekte, zoals een bloedingsziekte (hemofilie) of een (al of niet kwaadaardige) tumor.
  Door deze andere ziekte wordt het gewricht aangetast, met als gevolg dat er reumatische klachten ontstaan.

B. Indeling naar de duur van de gewrichtsaandoening

- acuut: het maximum van de klachten wordt bereikt binnen 24 uur;
- subacuut: binnen zes weken na het ontstaan van de klachten zijn er tekenen van spontane verbetering;
- chronisch: klachten duren langer dan zes weken aan één stuk en er zijn geen tekenen van spontane verbetering.

Bijvoorbeeld: een gewrichtsontsteking (artritis) kan acuut beginnen en subacuut verlopen, om vervolgens chronisch te worden.

C. Indeling naar het aantal gewrichten dat is aangedaan

- één gewricht is aangedaan = mono-articulaire aandoening (mono = 1 en articulatio = gewricht);
- twee tot vier gewrichten zijn aangedaan = oligo-articulaire aandoening (◘fig. 1.2);
- meer dan vijf gewrichten zijn aangedaan = poly-articulaire aandoening.

1.2 · Indeling van reumatische aandoeningen

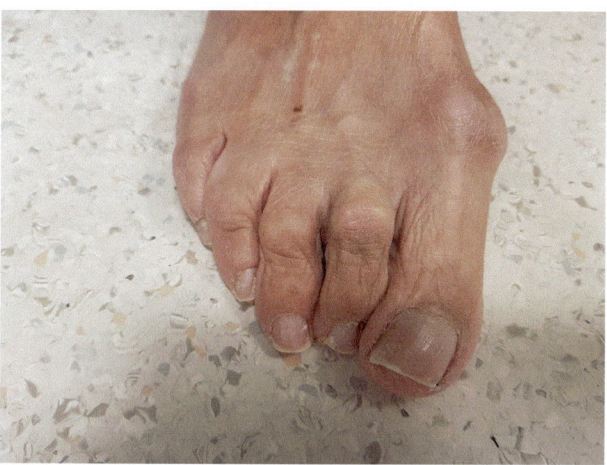

◘ **Figuur 1.2** Een oligo-articulaire aandoening

- **D. Indeling naar het soort verschijnselen**
- artritis;
- artralgie;
- artrose.

Artritis is een gewrichtsontsteking (articulatio = gewricht en -itis = ontsteking). Dit gaat gepaard met de algemene ontstekingsverschijnselen:
- roodheid (rubor);
- zwelling (tumor);
- pijn (dolor);
- warmte (calor):
- niet goed functioneren van het gewricht (functio laesa).

Bij *artralgie* is het gewricht wel pijnlijk, maar de (para)medicus vindt bij lichamelijk onderzoek geen objectieve afwijkingen.

Bij *artrose* is er degeneratie (slijtage) van een gewricht zonder ontstekingsverschijnselen, maar wel met pijn en bewegingsbeperking of kraken en knisperen (crepitatie).

Vanwege de beschadiging van het gewricht gaat artritis later vaak over in artrose. Omgekeerd kan een acuut artroseproces ook samengaan met ontstekingsverschijnselen. ◘Tabel 1.1 geeft een overzicht van veelvoorkomende termen.

Wat is nu de zin van deze verschillende indelingen?

Het antwoord op deze vraag is eenvoudig: de arts, paramedicus of elke andere behandelaar die de patiënt onderzoekt, kan met behulp van deze indelingen tot een beschrijving van het probleem komen, zonder dat de oorzaak bekend hoeft te zijn. Hiermee bedoelen we dat een min of meer exacte omschrijving kan worden gegeven van het ziektebeeld die elke andere (para)medicus of behandelaar zonder fouten kan interpreteren. Tevens is een beschrijvende diagnose een middel om de onderlinge communicatie in de medische wereld uniform te laten verlopen. Dit is van groot belang voor een goede afstemming van de medische zorg rond een reumapatiënt tussen de verschillende disciplines. Ook de podotherapeut en (medisch) pedicure moet op de hoogte zijn van de algemene wijze waarop een ziektebeeld wordt beschreven, om mee te kunnen werken in het behandelteam rondom de reumapatiënt.

Tabel 1.1 Veelvoorkomende termen op een rijtje

anatomie	pijn	ontsteking	degeneratie	algemeen
gewricht	artralgie	artritis	artrose	artropathie
pees	tenalgie	tendinitis	tendinose	tendopathie
peesaanhechting	insertietenalgie	enthesitis		enthesiopathie
peesschede		tendovaginitis		
spier	myalgie	myositis		myopathie
kapsel		capsulitis		capsulopathie

Op dit moment wordt nog volop gezocht naar een verklaring c.q. oorzaak voor het ontstaan van veel reumatische ziektebeelden. Er zijn al veel goede resultaten geboekt, maar er zijn ook nog veel vraagtekens die om opheldering vragen.

1.3 De bouw van gewrichten

Voordat we ingaan op de verschillende reumatische aandoeningen, lichten we in deze paragraaf de bouw en functie van het normale gewricht kort toe. Voor een uitgebreidere uitleg over de anatomie van het bewegingsapparaat verwijzen we u naar bestaande anatomieboeken.

1.3.1 Soorten gewrichten

De gewrichten van het SBA kunnen we op twee manieren indelen.

- A. Naar bouw
- synartrose = onbeweeglijke of zeer weinig beweeglijke gewrichten; bijvoorbeeld: de gewrichten die de beide botstukken (tibia of scheenbeen en fibula of kuitbeen) van het onderbeen verbinden (articulatio tibiofibularis proximalis en distalis);
- synoviale gewrichten = beweeglijke gewrichten.
  De botstukken, die tezamen een gewricht vormen, worden van elkaar gescheiden door een gewrichtsspleet of -holte.
  Rondom deze gewrichten ligt het gewrichtskapsel, waarbinnen zich gewrichtssmeer of synovia bevindt.

- B. Naar type bewegingsmogelijkheid
- Bewegingen kunnen plaatsvinden in één vlak. Bijvoorbeeld: het enkel- of bovenste sprong-gewricht; door de bouw van dit gewricht kan de voet in zijn geheel bewegen: de voet naar het scheenbeen trekken (dorsaalflexie) en de voet naar de grond duwen (plantairflexie).
- Bewegingen kunnen plaatsvinden in twee vlakken. Bijvoorbeeld: het kniegewricht, waar naast buigen en strekken (flexie en extensie) en ook enige draaiing (torsie) kan plaatsvinden.
- Bewegingen kunnen plaatsvinden in drie (of meer) vlakken. Bijvoorbeeld: het heupgewricht dat als een soort kogel in feite in alle richtingen beweeglijk is.

De wellicht belangrijkste structuur in een synoviaal gewricht is het gewrichtskraakbeen (hyalien kraakbeen). Samen met de gewrichtsvloeistof (synovia) zorgt dit kraakbeen ervoor dat een gewricht soepel en pijnloos kan bewegen. Het uiterlijk van het gewrichtskraakbeen is melkachtig glanzend. Dit komt doordat dit weefsel niet voorzien is van bloed- of lymfevaten. Tot ongeveer het veertiende jaar worden de randen nog enigszins doorbloed, maar daarna worden de cellen alleen gevoed met zuurstof en voedingsstoffen vanuit enerzijds het synovia en anderzijds de onderliggende botten. Dit proces heet diffusie. Hierdoor worden de aanwezige voedingsstoffen als het ware in het kraakbeen geperst, waardoor de kraakbeencellen worden voorzien van de noodzakelijke stoffen om te blijven leven. Zodra er geen directe doorbloeding meer is, vinden er geen actieve celdelingen meer plaats in dit kraakbeen, waardoor eventuele beschadigingen niet meer zullen genezen. Er is ook geen zenuwvoorziening, waardoor er geen direct pijngevoel is in hyalien kraakbeen.

De functie van het gewrichtskraakbeen is het best te omschrijven als een schokdemper. Het fungeert als een soort stootkussen dat de 'klappen' van het lopen opvangt. Is deze functie verloren gegaan, omdat het kraakbeen aangetast of zelfs helemaal verdwenen is, dan zal een gewricht niet meer goed functioneren. Dit wordt dan artrose genoemd. De opvang van de krachten die bij elke beweging op gewrichten inspelen, zal niet meer soepel verlopen. Dat merkt de betrokken persoon door pijn. Deze pijn ontstaat niet omdat het aangedane kraakbeen pijnlijk is. Er zijn immers geen zenuwen aanwezig in kraakbeen, maar omdat de andere structuren in het gewricht, botweefsel, kapsel, banden en pezen nu extra belast worden. Deze extra belasting prikkelt de zenuwuiteinden, die wel in andere weefsels dan kraakbeen aanwezig zijn. Pijn in een gewricht is dan ook altijd een signaal dat er iets mis is met het gewricht. Vooral bij reumatoïde artritis, een reumatische aandoening die we later in dit boek verder bespreken, is dit het geval. Kraakbeen is echter niet de enige structuur die erg belangrijk is in een gewricht. Eveneens van groot belang is de aanwezigheid van gewrichtsvloeistof, ook wel gewrichtssmeer of synovia genoemd (◘fig. 1.3). Dit is een heldere, stroperige, draden trekkende vloeistof, die altijd in enige mate in het gewricht aanwezig is.

De functie van synovia is tweeledig:
1. Synovia smeert het gewricht, reden waarom synovia ook wel 'gewrichtssmeer' wordt genoemd. Hierdoor kan het gewricht soepel bewegen.
2. Synovia wordt bij toenemende belasting dunner, meer vloeibaar. Juist de stroperigheid van synovia is voor deze tweede functie van groot belang. Het heeft de eigenschap om bij toename van de wrijvingskrachten (bij verhoogde druk en belasting bij beweging) dunner, meer vloeibaar en gemakkelijker smeerbaar te worden. Zo kan het zich aanpassen aan veranderende omstandigheden (bijvoorbeeld sporten of sterk belastende werkzaamheden).

Synovia wordt geproduceerd door de binnenste laag van het gewrichtskapsel (synoviale membraan = membrana synovialis = synovia-producerende laag). De buitenste laag van het gewrichtskapsel is een steviger bindweefselachtige laag (fibreuze membraan = membrana fibrosa). De belangrijkste functie van deze laag is om stevigheid en bescherming te bieden aan het gewricht. Daarnaast grenst deze laag, tezamen met het onder het kraakbeen liggende botweefsel (subchondraal bot, ook wel epifyseaal bot genoemd), het gewricht af van de buitenwereld. Een gewricht is een gesloten geheel waarin geen lucht aanwezig is.

Door de *in* het kapsel of *op* het kapsel liggende banden (ligamenten) en de aanhechting van spieren door middel van pezen (enthese of enthesis), krijgt een gewricht nog meer stevigheid.

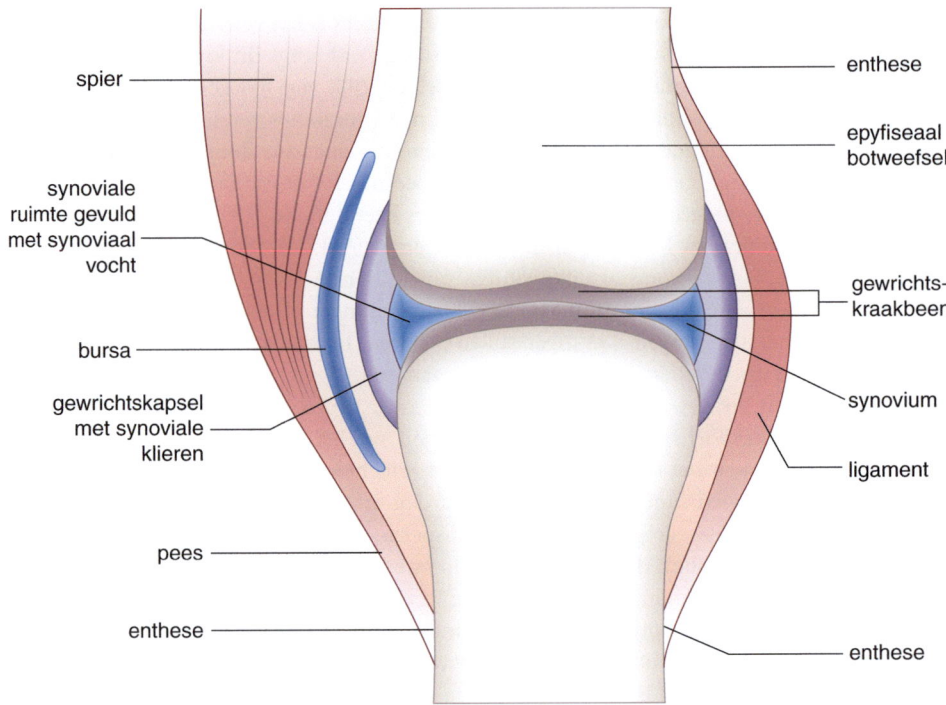

Figuur 1.3 De bouw van een synoviaal gewricht, schematisch voorgesteld

Sommige gewrichten worden gekenmerkt door in het gewricht liggende schijfjes van kraakbeen, zoals de menisci (of 'meniscussen') in de knieën. Deze geven extra stabiliteit en geven de knie de gelegenheid gemakkelijker te draaien.

Bij de reumatische gewrichtsaandoeningen zijn het telkens de synoviale gewrichten die niet meer goed functioneren. Niet altijd is de oorzaak echter ziekte of overbelasting. Leeftijd blijkt ook sterk van invloed te zijn op het functioneren van synoviale gewrichten. Het is bekend dat met het stijgen van de leeftijd veranderingen gaan optreden in een gewricht. In de eerste plaats zijn dit veranderingen in het gewrichtskraakbeen. De kwaliteit van het gewrichtskraakbeen daalt namelijk door het jarenlang belasten van de gewrichten. Dit uit zich in de volgende veranderingen:

- vermindering van het vochtgehalte;
- daling van de elasticiteit van het kraakbeen;
- optreden van kleine haarscheurtjes in het kraakbeenoppervlak;
- dikte van de kraakbeen laag neemt af;
- de witte, melkachtige, glanzende kleur van het kraakbeen verandert in een geelachtige, soms lichtbruine kleur.

Het voorgaande geeft aan dat het kraakbeen minder goed belastbaar wordt. Een dergelijk veranderend gewricht zal dan ook stijver, minder soepel worden. Een – overigens volstrekt normaal – proces dat al inzet op een leeftijd van 25 jaar! Juist een leeftijd waarop iemand volop belast. Denk maar eens aan alle (top)sportactiviteiten. Op latere leeftijd zal hij dan eerder last krijgen van 'slijtage' of artrose. De vraag is dan ook of artrose gezien moet worden als een

1.3 · De bouw van gewrichten

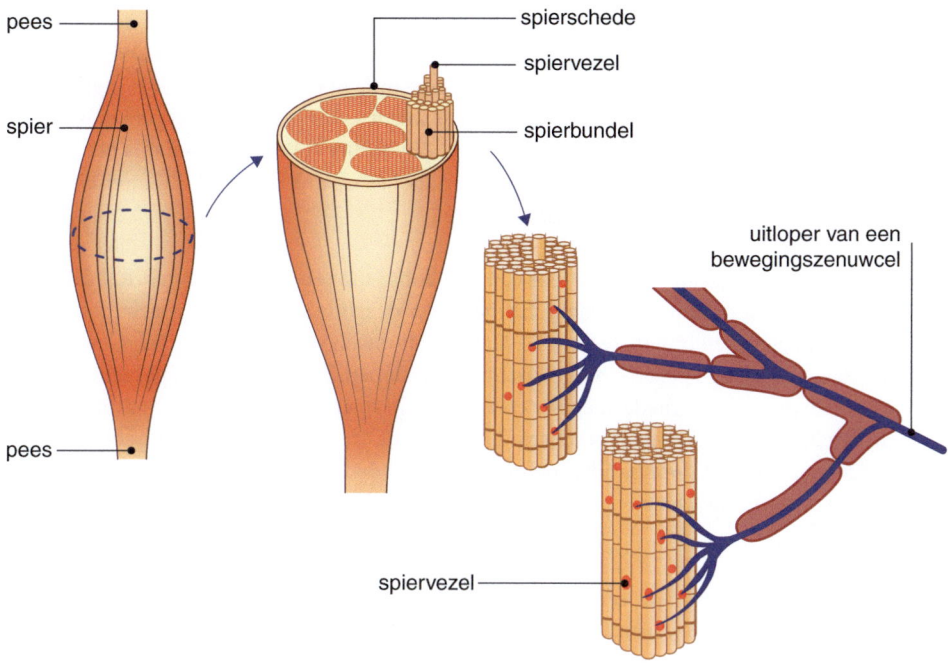

Figuur 1.4 De bouw van een peesschede

reumatische aandoening of als gevolg van (ab)normale belasting en leeftijd. Het lijkt er zelfs op dat artrose vaker in de minder belaste gewrichten opspeelt. Zoals duimgewricht van de niet-dominante hand. Hierover zijn de specialisten het niet altijd met elkaar eens. Wél is men ervan overtuigd dat sprake is van een reumatische aandoening, een ziekte, wanneer de mate van 'slijtage' of artrose niet overeenkomt met de gedane inspanningen in het verleden.

Naast de bouw van het gewricht zelf, is het van belang te weten dat er nog andere structuren belangrijk zijn voor het goed functioneren van gewrichten. Dit zijn:

- spieren en pezen;
  De meeste spieren die behoren tot ons bewegingsapparaat, lopen over een gewricht heen (zie fig. 1.4). Zij hebben hun oorsprong (origo) aan een bepaald botstuk en lopen over een gewricht naar een ander botstuk, waar zij aanhechten (insertie). Door samen te trekken of te ontspannen wordt er bewogen in het gewricht. Om nu de gewrichten niet te omvangrijk te maken, zijn het meestal de pezen die over het gewricht heenlopen. De spierbuiken zelf liggen tegen lange botstukken aan en vormen geen belemmering voor het bewegen.
- slijmbeurs of bursa;
  Een slijmbeurs is een gesloten zakje van bindweefsel, gevuld met een laagje vocht, dat vergelijkbaar is met de gewrichtsvloeistof (synovia). Het bindweefselzakje heeft namelijk precies dezelfde samenstelling als het gewrichtskapsel: er is zowel een buitenlaag van bindweefsel (membrana fibrosa) als een binnenlaag dat het vocht produceert (membrana synovialis). Een slijmbeurs beschermt kwetsbare structuren tegen een teveel aan druk of wrijving. Op elke plaats waar te veel druk of wrijving van buitenaf optreedt, kan een slijmbeurs ontstaan. Door toename van druk of wrijving produceert de membrana

synovialis meer vocht, waardoor de slijmbeurs gaat zwellen. Hierdoor wordt de kwetsbare onderliggende structuur extra beschermd. Slijmbeursvorming komt vaak voor aan de hiel, op het kopje van het eerste middenvoetsbeentje of op de voetrug ter hoogte van de basis van het eerste middenvoetsbeentje. Dit wordt vaker gezien in een gebied waar al ontstekingsactiviteit zit ten gevolge van reuma. Bijvoorbeeld komt een bursitis plantair van de MTP-gewrichten vaker voor bij mensen met reumatoïde artritis. Bij mensen die geen RA hebben, wordt dit vrijwel nooit gezien.
– peesomhulsels of peesscheden;
Dit zijn bindweefselkanalen waardoor een pees loopt die een gewricht overbrugt. Deze kanalen, ook wel 'scheden' genoemd, hebben weer dezelfde samenstelling: een binnenste synoviale laag en een buitenste fibreuze laag. Anatomisch vinden we deze scheden bijna altijd daar waar lange pezen over gewrichten heen lopen. Hierdoor verloopt het bewegen van de pees in de schede soepeler en kunnen de spieren hun functie beter uitoefenen. Tevens worden de pezen beschermd tegen de harde onderlaag van het botweefsel. Peesscheden worden door bandjes op hun plaats gehouden. Soms staan peesscheden met elkaar in verbinding. Dat zien we bij de pezen van de lange strekkers en buigers van de voet.

Kort samengevat: de bouw van een 'normaal of gezond' synoviaal gewricht is gericht op optimaal functioneren. Het bewegen, of dat nu gaan (wandelen), lopen (hardlopen) of sporten is, wordt belemmerd zodra de normale functie van gewrichten wordt aangetast.

1.4 Een pijnlijk gewricht

De belangrijkste klacht van een patiënt met een reumatische aandoening is pijn. Pijn komt echter bij veel aandoeningen voor en is niet specifiek voor reumatische aandoeningen. Het stellen van de diagnose 'reumatische aandoening' moet dan ook niet alleen op basis van pijn, maar ook op andere gronden worden gedaan. Daarover later meer.

Pijn is een moeilijk fenomeen: wat de één als ernstige pijn ervaart, wordt door de ander als matige pijn gevoeld. Pijn is zeer subjectief. Dat wil zeggen dat iedereen zijn eigen wijze van pijn voelen heeft. Pijn is niet of nauwelijks objectief te meten. Een professional mag pijn nooit afdoen met 'het valt wel mee' of 'zo erg is het niet'. Een belangrijke les is: pijn is zo erg als de patiënt aan u laat weten!

Een zeer geaccepteerde meetmethode om pijn per persoon in beeld te brengen is het vragen om een getal te geven aan de pijn = NRS = numerieke rating scale (◘fig. 1.5). Dit is een afgeleide van de ook veelgebruikte VAS: Visual Analogue Scale. Voor kinderen is er een smiley-schaal waarop een kind kan kiezen tussen vijf smiley's: van een huilende smiley (= veel pijn) tot een uitgebreid lachende smiley (= geen pijn). Bij de VAS zet een patiënt een streepje op een schaal van 0–100 millimeter. Bij de NRS wordt de vraag gesteld: 'Hoeveel pijn heeft u vandaag, waarbij 0 geen pijn en 10 de ergste pijn is die u zich kunt voorstellen?' U vraagt dan ook naar een getal.

Doet u dat bij elke behandeling dan kunt u wel goed vergelijken hoe het na uw vorige behandeling is gegaan.

Hoe pijn (◘fig. 1.6) precies werkt op neurologisch niveau is nog niet geheel duidelijk. Wel weten we dat er stoffen zijn die het pijngevoel opwekken (histamine, bradykinine, prostaglandinen). Daartegenover staat dat er ook lichaamseigen stoffen zijn, die een pijnremmende werking hebben. Dat zijn morfineachtige stoffen, ook wel endorfinen genoemd.

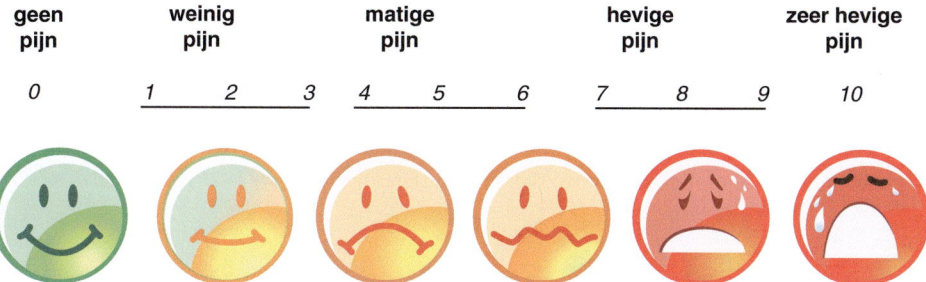

◘ Figuur 1.5 Numerieke rating scale

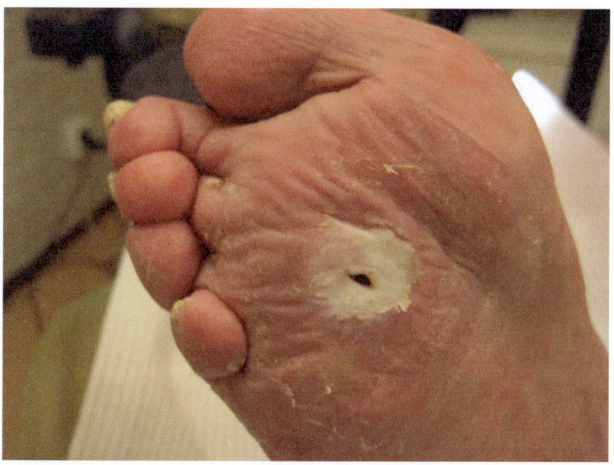

◘ Figuur 1.6 Pijnlijke voet van een reumapatiënt.
Zichtbare afwijkingen:
– hallux valgus;
– verschoven (naar distaal) vetkussen;
– dun (atrofisch) vetkussen onder de bal van de voet;
– ulcus ter hoogte van CM3;
– standafwijkingen van de tenen

Verder weten we allemaal, dat mechanische stimulatie de pijn vermindert. Als iemand bijvoorbeeld zijn scheenbeen tegen de hoek van een bed bezeert, wrijft hij over de pijnlijke plek (mechanische stimulatie). Daarmee zwakt de pijn af. Een ander soort prikkeling om pijn tegen te gaan is kou: een ijszak op een pijnlijke plek geeft al snel verlichting.

Pijntherapie is een lastig onderwerp en er zijn boeken over volgeschreven. De arts heeft een heel scala van pijnstillers, al of niet in combinatie met ontstekingsremmers en zeer specifiek werkende antireumamedicijnen (DMARD's en biologicals) tot zijn beschikking. Het vereist veel kennis van zowel medicijnen als van de aandoening van de patiënt om de juiste medicatie voor te schrijven. Zelfmedicatie (zonder recept medicijnen gebruiken) is een slechte keuze van zowel de patiënt zelf als van welke niet-medicus dan ook. Pijnbestrijding met behulp van medicijnen is goed mogelijk, maar dient te gebeuren op basis van een goede diagnose. In ►H. 4 hier nader op in. Onderdeel van elk behandelplan voor elke patiënt met een pijnlijke reumatische aandoening is het nauwkeurig vaststellen welke pijnstillers in welke dosering geschikt zijn voor iedere patiënt afzonderlijk. Maar opnieuw geldt: pijnbestrijding is geen genezende, maar een symptomatische therapie. De patiënt zal zich, bij een correct opgesteld behandelplan en specifieke medicatie, wel veel beter gaan voelen.

De juiste voetzorg, waarbij de individueel aangepaste zolen en ortheses meegeteld worden, is ook een belangrijke vorm van pijnbestrijding. Daarbij horen de juiste schoenen, voor de juiste persoon, al of niet aangepast. Ook hierover rapporteren we later in dit boek.

Conclusie

Reuma is met zijn vele en diverse ziektebeelden en verschijningsvormen een moeilijke ziekte die in allerlei gradaties van ernst voorkomt. Niet eenvoudig qua diagnostiek en ook niet eenvoudig qua therapie. Echter, over één belangrijk ding zijn veel specialisten het eens: elke reumapatiënt is gebaat bij de juiste voetzorg in een vroegtijdig stadium. Een belangrijke uitdaging voor alle professionals in de voetengezondheidszorg!

Leesadvies

Bijlsma JWJ, Lems WF, Wildervanck-Dekker CMJ. Reumatologie. 2e geheel herziene druk. Houten: Bohn Stafleu van Loghum; 2015. ISBN 978-90-368-0611-4.

Websites

- www.reumanederland.nl
- www.zorgkaartnederland.nl
- www.reade.nl

Ontstekingsreuma

Margreet van Putten

Samenvatting

De grootste groep van reumatische aandoeningen waarbij voetklachten veel voorkomen, zijn de ziektebeelden die gepaard gaan met ontstekingen. Er zijn veel meer ziektebeelden dan alleen reumatoïde artritis, maar deze aandoening komt wel het meest voor. In dit hoofdstuk bespreken we de meest voorkomende vormen van ontstekingsreuma in relatie tot het werk van de reumaverpleegkundige, (medisch) pedicure en podotherapeut.

2.1 Inleiding – 14

2.2 Ontstekingsreuma – 14
2.2.1 Wat is RA? – 15
2.2.2 Klachten en symptomen van RA – 16

2.3 Andere ziektebeelden van ontstekingsreuma – 20
2.3.1 Juveniele idiopathische artritis (JIA) of jeugdreuma – 20
2.3.2 Axiale spondyloartritis – 22
2.3.3 Artritis psoriatica (AP) – 25

2.4 Systemische reumatische ziektebeelden – 26
2.4.1 Wat zijn systeemziekten? – 26
2.4.2 Systemische lupus erythematodes (SLE) – 27
2.4.3 Ziekte van Sjögren – 27

2.5 Sclerodermie – 28
2.5.1 Wat is sclerodermie? – 28
2.5.2 Wie krijgt sclerodermie? – 29
2.5.3 Behandeling en prognose – 30

Leesadvies – 30

© Bohn Stafleu van Loghum is een imprint van Springer Media B.V., onderdeel van Springer Nature 2020
M. van Putten en E. Huijbrechts, *Voeten en reuma*, https://doi.org/10.1007/978-90-368-2378-4_2

2.1 Inleiding

In de geneeskunde maken we veel gebruik van indelingen van groepen op elkaar gelijkende ziektebeelden, zo ook bij reumatische aandoeningen. Het zou logisch zijn een indeling te maken van alle meer dan honderd reumatische aandoeningen naar oorzaak. Helaas is dat onmogelijk, omdat in lang niet alle gevallen de oorzaak bekend is. Daarom is de meest gehanteerde indeling een indeling in hoofdgroepen. Deze hoofdgroepen hebben hetzelfde type achtergrond en zijn daarom bij elkaar geplaatst (tab. 2.1).

Punt van aandacht blijft de discussie of artrose een reumatische aandoening is of niet. Veel reumatologen vinden van niet, alhoewel reuma en artrose wel vaak samen gaan. Beide aandoeningen treffen gewrichten, maar de oorzaak is in de basis verschillend: reuma wordt beschouwd als een auto-immuunziekte, terwijl artrose vaak het gevolg is van verkeerde belasting, overbelasting of vergroeiing. Dit maakt dat de ontstekingen bij reuma kunnen leiden tot artrose en ook omgekeerd kan artrose leiden tot ontstekingen. Echter, de behandeling verschilt wel degelijk.

In dit hoofdstuk worden de meest voorkomende vormen van ontstekingsreuma en systeemziekten besproken, waarbij ontstekingen op de voorgrond staan. In ▶H. 3 en 4 worden respectievelijk de artrose en weke delen reuma nader belicht.

2.2 Ontstekingsreuma

Ontstekingsreuma is een verzamelnaam voor reumatische aandoeningen die gekenmerkt worden door langdurige gewrichts-, spier- en peesontstekingen. Ongeveer 400.000 mensen lijden aan deze chronische vorm van reuma. De meest voorkomende en ook meest bekende aandoening in deze categorie is reumatoïde artritis, afgekort: RA. Reumatoïde artritis komt voor bij ruim 1 % van de Nederlandse bevolking. RA is een ziekte van de middelbare leeftijd en ontstaat in de meerderheid van de gevallen tussen de 40 en 65 jaar. Dit betekent niet dat RA niet op jongere leeftijd kan ontstaan, maar dat komt minder voor dan tussen de 40 en 65 jaar.

Reumatoïde artritis kenmerkt zich door chronische gewrichtsontstekingen. De oorzaak is nog niet voor 100 % opgehelderd, maar we beschouwen RA als een auto-immuunziekte. Auto-immuunziekten ontstaan doordat het immuunsysteem lichaamseigen cellen, met name bepaalde eiwitten, als lichaamsvreemd gaat zien. Het lichaam vormt dan antistoffen tegen de eigen weefsels met als gevolg dat het lichaam zich gaat richten. Deze afweercellen 'vergissen' zich en vallen niet alleen schadelijke organismen aan, die het lichaam proberen binnen te dringen, maar ook de eigen lichaamscellen. Hierbij treden de bekende ontstekingsverschijnselen op, zoals pijn, zwelling en een verhoogde temperatuur. Dit proces wordt een auto-immuunziekte genoemd. Wetenschappers zijn het er nog niet over eens of dit nu oorzaak of gevolg is van RA. Feit is wel dat bij RA-patiënten vaker afweercellen tegen het eigen immuunsysteem gevonden worden. Waarom de afweercellen zich verkeerd gaan gedragen is niet bekend.

De ziekte kent een grillig verloop: dan weer een actieve periode, waarin de patiënt veel pijn heeft, dan weer een rustige periode met veel minder klachten. Dit worden respectievelijk exacerbaties en remissies genoemd.

■ Tabel 2.1 Reumatische aandoeningen: indeling in hoofdgroepen

hoofdgroep	naam	typisch kenmerk
I	ontstekingsreuma	langdurige ontstekingen in gewrichten, soms gepaard gaand met aandoeningen van organen
II	artrose	aandoening van het kraakbeen
III	wekedelenreuma	pijn in bindweefsel en spieren
IV	overige aandoeningen	alle ziektebeelden, die niet passen onder i t/m iii, zoals jicht en osteoporose

2.2.1 Wat is RA?

Reumatoïde artritis is een klinische diagnose, dat wil zeggen dat de diagnose wordt gesteld op basis van de klachten en verschijnselen van de patiënt, zonder dat laboratoriumonderzoek daar een grote rol bij speelt. Bij het lichamelijk onderzoek zal de arts de gewrichten onderzoeken op ontstekingsverschijnselen. Er zijn verschillende bloedtesten ontwikkeld, maar geen van deze bleek 100 % bewijs te zijn voor RA. Bij het bloedonderzoek is aandacht voor waarden die kunnen wijzen op een ontsteking, zoals de bezinkingssnelheid (BSE) en het C-reactieve proteïne (CRP). Beide waarden kunnen echter ook verhoogd zijn bij een ontsteking van andere aard, bijvoorbeeld een steenpuist of een kaakabces. Ze zijn dus niet specifiek voor RA. Het bloed kan ook onderzocht worden op reumafactoren. Dit zijn stoffen die veel voorkomen bij mensen met RA. Helaas komen ze soms ook voor bij geheel gezonde mensen. Dit betekent dat deze stoffen dan ook niet voor 100 % een bewijs vormen voor de diagnose RA.

Voor de diagnose worden de criteria van de American Council of Rheumatology (ACR) gehanteerd. Volgens de ACR-criteria, die in 2010 zijn opgesteld, is sprake van RA bij een score van minimaal 6 van de 10 volgende items:

- Hoeveel gewrichten zijn aangedaan? Het aantal aangedane grote gewrichten: 1 groot gewricht is 0 punten, 2–10 grote gewrichten is 1 punt, 1–3 kleine gewrichten is 2 punten, ook als ook grote gewrichten zijn aangedaan, 4–10 kleine gewrichten is 3 punten, ook als ook grote gewrichten zijn aangedaan en > 10 gewrichten is 5 punten als er tenminste ook 1 klein gewricht is aangedaan.
- Bloedonderzoek op specifieke reumafactoren:
Negatieve reumafactoren (RF) en negatieve ACPA[1] is 0 punten, laag positieve RF of laag positieve ACPA is 2 punten, hoog positieve RF of hoog positieve ACPA is 3 punten.
- Bloedwaarden in de acute fase: normale CRP en BSE is 0 punten, abnormale CRP of BSE is 1 punt.
- De duur van de symptomen: < 6 weken 0 punten, langer of gelijk aan 6 weken 1 punt.

De Nederlandse Vereniging van Reumatologen (NVR) stelt wel dat deze criteria een houvast zijn maar dat de reumatoloog op basis van klinisch redeneren de diagnose stelt. Die kan dus afwijken van de criteria.

---

1   ACPA of anti-CCP is een antistof tegen het lichaamseigen eiwit CCP.

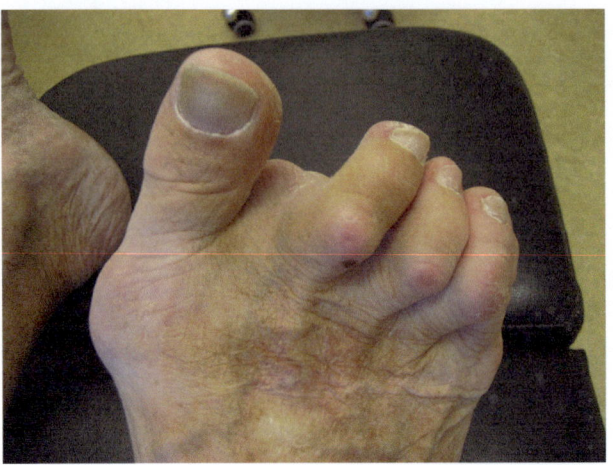

Figuur 2.1 Typische voetafwijkende tenenstand in de MTP-gewrichten ten gevolge van RA

2.2.2 Klachten en symptomen van RA

De klachten en symptomen van RA zijn, in volgorde van toenemende ernst:
- Sluipend begin met stijfheid en pijn in één of meer gewrichten, vooral 's ochtends; deze ochtendstijfheid is typisch voor RA en duurt enkele minuten tot enkele uren; verbetering treedt op met een warme douche of warm bad, koude verergert de klachten.
- Vage klachten, die ook wel samengevat worden als 'algemene malaise':
  - moeheid;
  - gebrek aan eetlust;
  - vermagering;
  - versterkte transpiratie aan handen en voeten.
- Later ontstaan gewrichtsklachten, die meestal beginnen met zwellingen van de vinger- en voetgewrichten; de PIP (= proximale interphalangeale) gewrichten en MTP (= metatarsophalangeale) gewrichten. Typisch is dat de eindgewrichten of DIP-gewrichten (DIP = distale interphalangeale gewrichten) niet of nauwelijks zijn aangetast (zie fig. 2.1).
- Ontstaan van spoelvormige gewrichtszwellingen, die blijvend zijn.
- Ontstaan van 'reumaknobbels' ('reumatoïde noduli') op de strekzijde van de ellebogen en op plaatsen waar druk is; aan de voeten vaak zichtbaar op de calcaneus, maar ook op de PIP- en DIP-gewrichten; ze zijn niet pijnlijk en kunnen spontaan verdwijnen en weer terugkomen (zie fig. 2.2).
- Standsafwijking van het MTP1-gewricht met een ontstoken slijmbeurs (= bursitis) (zie fig. 2.3)
- Roodverkleuring van de huid aan de palmzijde van de handen (erythema palmare en soms ook van de voetzool (erythema plantare).
- Standafwijking van vingers en tenen, in ernstige gevallen leidend tot een (sub)luxatie (= gedeeltelijke of volledige ontwrichting) van de vingers of tenen (fig. 2.4).

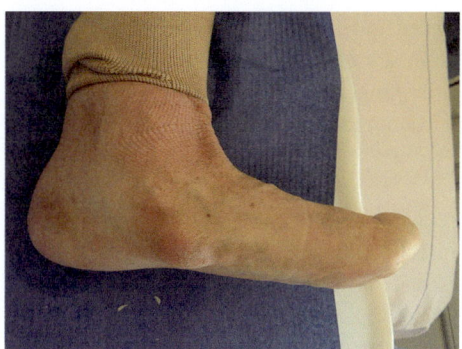

Figuur 2.2 Reumaknobbel

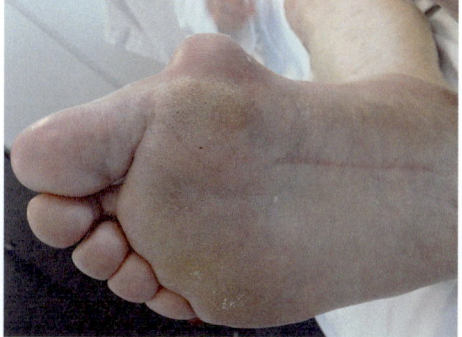

Figuur 2.3 Een reumatische voet met forse bursitis

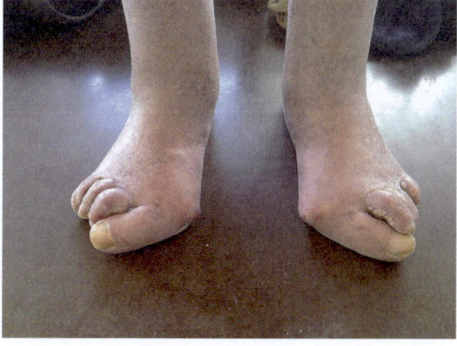

Figuur 2.4 Typische standsafwijking van de tenen bij een patiënt met ernstige reumatoïde artritis

- Door deze veranderingen worden spieren en pezen anders belast, wat kan leiden tot ontstekingen of zelfs scheuringen (rupturen); soms gaat dit gepaard met neurologische verschijnselen zoals het verlies van het gevoel, tintelingen en krachtsvermindering (ook ten gevolge van spieratrofie); deze symptomen kunnen dezelfde zijn als bij diabetische neuropathie.

Deze opsomming moet echter niet de indruk wekken dat elke patiënt al deze klachten zal krijgen. Gelukkig niet! In de meeste gevallen van RA zullen pijn en stijfheid voorop staan, eventueel aangevuld met één of meer van de opgesomde symptomen.

RA is een van de reumatische aandoeningen waarvan de oorzaak (nog) niet bekend is. Er zijn wel enkele factoren bekend die mogelijk een rol spelen bij het ontstaan van RA:

- erfelijkheid; er is nog weinig bekend over het overerven van RA, maar waarschijnlijk speelt erfelijkheid een zeer kleine rol. Bij elke zwangerschap is er een risico van 2–5 % op een handicap. Voor RA geldt dat het risico op een aangeboren vorm van RA binnen deze marge valt. Wel is bekend dat er in families nogal eens meerdere mensen voorkomen met RA. Wetenschappers proberen hiervoor een verklaring te vinden.
- hormonen; uit registratie van patiënten bleek dat vrouwen vaker aan RA lijden dan mannen. Vrouwen hebben driemaal zo vaak RA als mannen.

In de volksmond wordt wel eens gesproken over de rol van koud en vochtig weer bij het ontstaan van RA. Dat die rol echt bestaat is echter nooit aangetoond. Wel kunnen de klachten toenemen bij koud weer.

Röntgenfoto's van de aangedane gewrichten dragen zeker bij tot een juiste diagnose (◘fig. 2.5 en 2.6). Van ongeveer 40 % van alle nieuwe RA-patiënten toont een röntgenfoto, als zij voor het eerst bij de reumatoloog komen, al zichtbare afwijkingen. Deels zijn dit weinig opvallende afwijkingen, maar ten dele ook heel specifieke. In een laat stadium, als de gewrichtsaantasting al ver gevorderd is, is ook te zien dat het kraakbeen is aangetast. De gewrichtsspleet van het aangedane gewricht wordt dan namelijk smaller, door het verlies van het gewrichtskraakbeen. Meestal is de diagnose RA dan al lang gesteld.

Samengevat komt het erop neer, dat de arts de diagnose stelt op basis van de anamnese (het vraaggesprek), het lichamelijk onderzoek en de röntgenfoto's met ondersteuning van bloedonderzoek.

Het verloop van RA is bij iedereen anders. Het is dan ook niet te voorspellen hoe de ziekte zich zal ontwikkelen. Soms is slechts sprake van een lichte aanval zonder dat men daar beperkingen aan overhoudt. In een aantal gevallen komen de aanvallen terug, maar brengen ze nog steeds geen blijvende schade met zich mee. Helaas verloopt het ziekteproces soms agressiever. De gevolgen kunnen dan erg ingrijpend zijn. Gelukkig kunnen de moderne behandelmethoden in veel gevallen blijvende invaliditeit goed voorkomen.

2.2 · Ontstekingsreuma

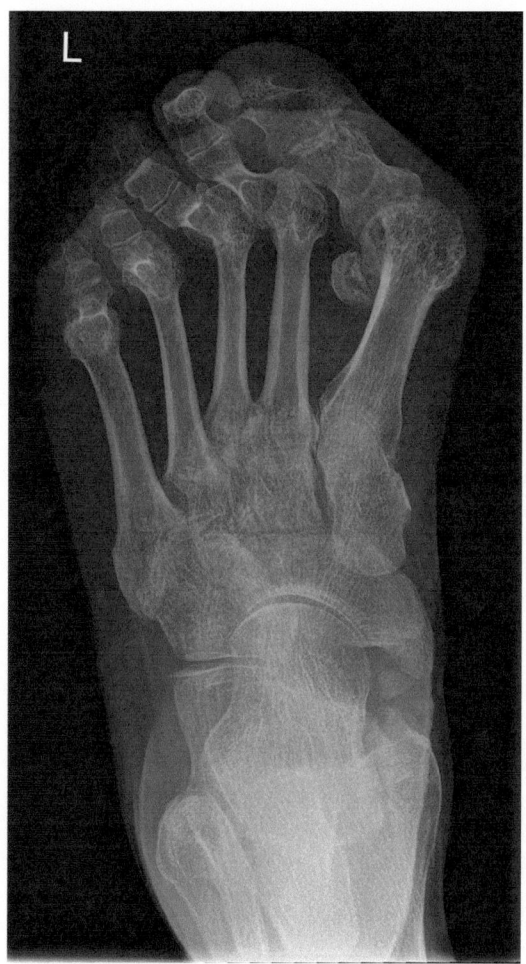

Figuur 2.5 Röntgenfoto met standsafwijkingen van de tenen ten gevolge van RA

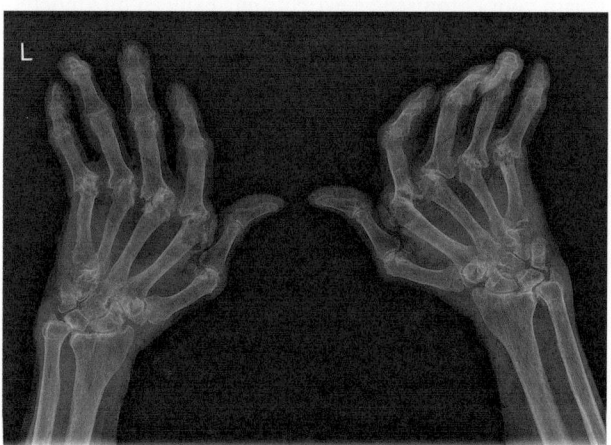

Figuur 2.6 Röntgenfoto van de handen van dezelfde patiënt

Uit onderzoek onder grote aantallen RA-patiënten blijkt dat:
- ongeveer 20 % een korte aanval heeft zonder restverschijnselen.
- ongeveer 25 % meerdere aanvallen krijgt, waarna lichte tot matige restverschijnselen blijven bestaan.
- ongeveer 45 % blijvend perioden van opflikkering en verbetering van de ziekte heeft, met in toenemende mate misvormingen van de aangedane gewrichten.
- ongeveer 10 % een dusdanig ernstige vorm van RA heeft, dat uiteindelijk invaliditeit of bedlegerigheid een feit zijn.

Voetzorg in alle vormen is zeer noodzakelijk bij mensen met RA, zoals voetverzorging door de medisch pedicure en verbeteren van staan en lopen door individueel aangepaste zolen of ortheses. Meerdere recente wetenschappelijke onderzoeken tonen aan dat bij een vroegtijdige diagnose RA de voetzorg onvoldoende aandacht krijgt. Bijzonder is dat al ruim tien jaar geleden aangetoond is dat het aanmeten van individueel aangepaste zolen in combinatie met het juiste (confectie)schoeisel, misvormingen en pijn uitgesteld zo niet voorkomen kunnen worden. Echter, recent onderzoek toont aan dat in Nederland sprake is van onderbehandeling met betrekking tot voetzorg van deze patiëntengroep. Terwijl juist in beweging blijven en voorkomen van deformaties van voetstanden zo belangrijk is. Nader onderzoek zal voor deze patiëntengroep hopelijk op relatief korte termijn de kans op de juiste voetzorg vergroten.

2.3 Andere ziektebeelden van ontstekingsreuma

Er zijn nog veel andere ziektebeelden, die vallen onder de ontstekingsreuma. Voor dit boek is gekozen die ziektebeelden nader toe te lichten, waarbij de voetproblemen vaker aanwezig zijn.

2.3.1 Juveniele idiopathische artritis (JIA) of jeugdreuma

Wat is JIA of jeugdreuma?
JIA of jeugdreuma, is de verzamelnaam voor chronische gewrichtsontstekingen bij kinderen. Letterlijk is de vertaling van juveniele idiopathische artritis: juveniel = jonger dan zestien jaar, idiopathisch = geen oorzaak bekend, artritis = gewrichtsontsteking.

Het is een auto-immuunziekte, die onder andere de gewrichten aan kan tasten, wat pijnklachten geeft en op de lange termijn beschadigingen van de gewrichten. Afhankelijk van het aantal gewrichten dat aangedaan is en of er wel of geen andere symptomen met betrekking tot de andere organen aanwezig zijn, wordt JIA ingedeeld in drie groepen:
- systemische JIA (gehele lichaam doet mee in de auto-immuunziekte);
Systemische JIA wordt ook wel de ziekte van Still genoemd. Deze ziekte komt voor bij zeer jonge kinderen. In perioden waarin de ziekte zeer actief is, zijn de kinderen echt ziek met hoge koorts en rode vlekjes op de huid. Ook hebben zij dan veel spierpijn. De gewrichtsontsteking kan direct met deze verschijnselen optreden of pas later. Meestal zijn dan meerdere gewrichten ontstoken. Systemische JIA is moeilijk te bestrijden, omdat de kinderen de medicijnen slecht verdragen. De gewrichtsontstekingen gaan niet snel over en veroorzaken op de lange duur veel schade.

- poly-articulaire JIA (meer dan vier gewrichten zijn aangedaan);
  Bij deze vorm van JIA betreft het vooral de kleinere gewrichten (van handen en voeten). De ziekte kan op zeer jonge leeftijd beginnen, maar soms ook pas in de puberteit. Het verloop van de aandoening is moeilijk te voorspellen: sommige kinderen hebben relatief weinig klachten, weinig schade aan de gewrichten en kunnen redelijk normaal leven. Andere kinderen hebben uiteindelijk wel veel schade aan hun gewrichten. Dit zal hen zeker hinderen in hun verdere leven.
- oligo-articulaire JIA (één tot vier gewrichten zijn aangedaan).
  Meestal beginnen de klachten aan elleboog, knie of enkel. De ziekte ontstaat op een leeftijd tussen drie en zes jaar, heel af en toe pas in de puberteit. Meestal is het verloop gunstig: na enkele keren blijft de gewrichtsontsteking helemaal weg en neemt de functie van de gewrichten niet af. Zelden gaat dit over in een poly-articulaire vorm, waarbij meer dan vier gewrichten ontstoken raken. Belangrijk om te weten is, dat kinderen met oligo-articulaire JIA vaker dan gemiddeld een oogontsteking krijgen. In het begin merkt het kind nergens iets van, later zal het oog rood worden en pijn gaan doen. Om een blijvende beschadiging van het oog te voorkomen moeten kinderen met JIA, of met verdenking op JIA, regelmatig door de oogarts (preventief) worden onderzocht.

Wie krijgt JIA of jeugdreuma?

Jeugdreuma komt voor bij ongeveer 1 op de 1.000 kinderen. In Nederland hebben tussen de 2.000 en 3.000 kinderen jeugdreuma. Meisjes worden tweemaal zo vaak getroffen als jongens.

Diagnose en behandeling van JIA

Voor de diagnose JIA dient sprake te zijn van een chronische gewrichtsontsteking die langer dan zes weken duurt. Pijn, stijfheid en vermoeidheidsklachten zijn veelvoorkomende klachten. Bij de systemische variant, waarbij meerdere organen betrokken kunnen zijn, is ook sprake van koorts en vaker oogontstekingen.

In het bloed wordt gekeken naar een verhoogde bezinkingssnelheid (BSE) en naar het CRP (C-reactief proteïne). Bij een ontsteking zijn beide verhoogd. Echter, deze waarden zijn aspecifiek, dat wil zeggen dat er ook andere oorzaken zijn die een ontsteking veroorzaken met een verhoogd BSE en CRP. Ook kijkt de arts naar bepaalde antistoffen in het bloed (ANA = Antinucleaire antistoffen, dit zijn antistoffen gericht tegen onderdelen van de eigen celkern (nucleus) en worden ook wel antinucleaire factor (ANF) genoemd.), die vaker voorkomen bij kinderen met JCI.

Bij oudere kinderen wordt ook gekeken naar de reumafactoren en het anti-CCP (= ook een antistof die bij reuma kan voorkomen), beide komen vaker voor bij een reumatisch ontstekingsbeeld, maar het ontbreken van deze stoffen in het bloed is geen bewijs dat er geen sprake is van JCI. Röntgenfoto's geven zelden een beschadiging van een gewricht te zien, hooguit in een zeer vergevorderd stadium.

De diagnose JIA is voor een arts uiterst moeilijk te stellen, omdat er ook andere kinderziekten zijn die gewrichtsontstekingen geven. In feite is alleen tijd de factor waarop hij met enige zekerheid de diagnose kan stellen. Wanneer een gewrichtsontsteking na drie maanden nog niet over is, dan moet zeker gedacht worden aan JIA. In deze drie maanden moet de arts allerlei andere ziekten uitsluiten die ook een gewrichtsontsteking met zich mee kunnen brengen (zie ◘fig. 2.7). Het duurt dan ook vaak maanden voordat de diagnose JIA gesteld is.

De behandeling van JIA is gericht op het voorkómen van belasting van de aangedane gewrichten. Sport is voor deze kinderen helaas meestal niet weggelegd. Sporten wordt ook voor deze kinderen gestimuleerd, alleen is het belangrijk dat het kind met een fysiotherapeut

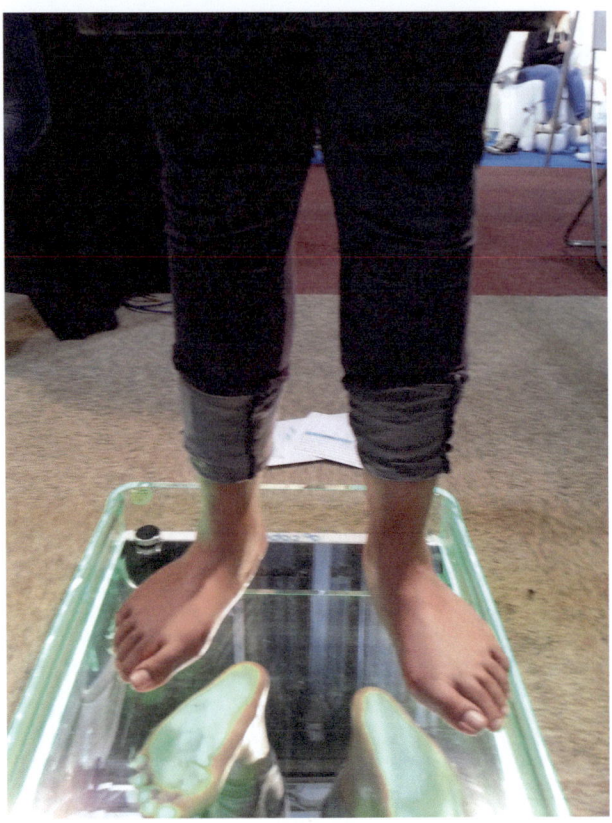

Figuur 2.7 De voeten van een veertienjarig meisje met juveniele chronische artritis (JIA)

leert waar zijn grenzen liggen. Onderbelasting geeft namelijk ook grote problemen. Sporten is erop gericht degeneratie van gewrichten en spieren te voorkomen. Daardoor is er voldoende ruimte om wel te belasten maar met aandacht, om overbelasting te voorkomen. Verder zijn (gedoseerde) rust, fysio- en ergotherapie en aandacht voor het onderwijs van het kind van belang. De podotherapeut zal pijnlijke voeten proberen te behandelen.

2.3.2 Axiale spondyloartritis

Wat is axiale spondyloartritis?

De Latijnse, medische naam voor deze ziekte is axiale spondyloartritis. Dat betekent: ontsteking van de gewrichten van bekken en wervelkolom (spondylitis), wat kan leiden tot verstijving (ankylose) en verkromming van de wervelkolom (axiaal). In een later stadium kunnen ook andere gewrichten gaan meedoen, met name de schouders en de heupen. Aanvankelijk is deze ziekte vernoemd naar de Russische neuroloog en psychiater Vladimir Bechterew (1857–1927) die in 1892 voor het eerst deze (reumatische) aandoening beschreef. Echter, de naam ziekte van Bechterew is inmiddels vervangen door de duidelijker term axiale spondyloartritis.

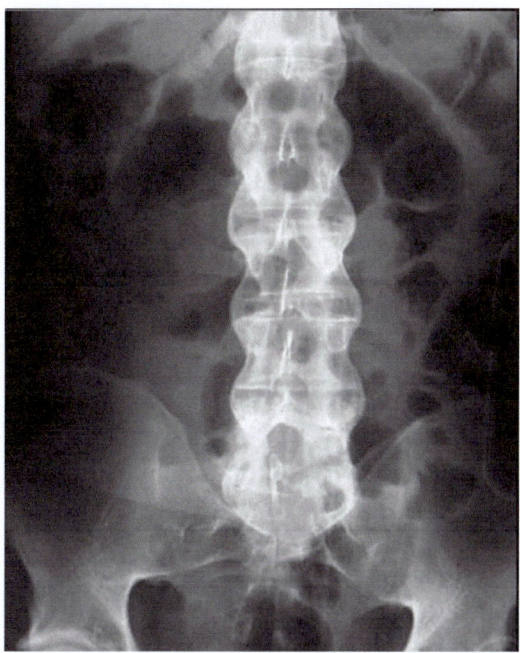

Figuur 2.8 De typische 'ankylosering' of 'verstijving' van de wervels

Er kunnen ook symptomen in andere organen en orgaansystemen optreden. De ziekte van Bechterew begint meestal sluipend. Soms duurt het vele jaren voordat de diagnose wordt gesteld. Symptomen kunnen zijn:
- lagerugpijn en stijfheid (aanvankelijke klachten);
- ontsteking van het oog;
- een langdurige gewrichtsontsteking van bijvoorbeeld een knie;
- beklemd gevoel op de borst in de nacht;
- hartproblemen;
- ademhalingsklachten;
- ontstekingen van achillespezen;
- psoriasis (huidafwijkingen);
- darmontstekingen, zoals de ziekte van Crohn (ontstekingsziekte van de dunne darm) of colitis ulcerosa (ontstekingsziekte van de dikke darm);
- vermoeidheid als gevolg van ontstekingen, pijn en stijfheid.

De klachten van SA zijn vooral pijn en stijfheid in de rug in de vroege ochtend. De klachten verdwijnen na een warm bad en na voldoende beweging in de loop van de dag. Later kunnen de pijn en de stijfheid zich uitbreiden naar de gehele wervelkolom. Röntgenfoto's van de onderrug kunnen deze botvorming aantonen naast het aantonen van ontsteking van de bekkengewrichten. Het röntgenbeeld is van een laat stadium, wanneer al sprake is van ernstige verstijving (ankylosering; zie fig. 2.8), wel zeer typisch, maar in een vroeg stadium is dit nog niet zichtbaar. Typerend is dat bij bewegen de pijnklachten geleidelijk aan kunnen verdwijnen. Ontstekingen van de SI-gewrichten (= sacro-iliacale gewrichten), die het heiligbeen (sacrum) met het de rest van het bekken verbinden, zijn vaak al in een vroeg stadium op röntgenfoto's te zien. Door abnormale botvorming rond de gewrichten die de wervels met elkaar verbinden, ontstaat de bewegingsbeperking van de rug. Ook peesaanhechtingen op het bot kunnen verharden.

Bij het bloedonderzoek kan een verhoogde bloedbezinking (BSE) worden gevonden. Een aanwijzende factor in het bloed is het HLA-B27 (Humaan Leukocyten Antigeen nummer B27). Een bloedtest bepaalt of er HLA-B27 aanwezig is op de witte bloedcellen (leukocyten). HLA-B27 behoort tot de groep HLA-eiwitten, die een belangrijke rol spelen in het afweersysteem tegen lichaamsvreemde cellen. Gewoonlijk worden lichaamsvreemde stoffen netjes opgeruimd in het lichaam, zodat het meestal tussen het 15^e en 35^e levensjaar begint, vaker bij mannen dan bij vrouwen. SA komt driemaal vaker voor bij mannen dan bij vrouwen. Bij mannen verloopt de ziekte vaak ernstiger. In ongeveer 60 % van de gevallen begint het met pijn en stijfheid in de onderrug, bij ongeveer 40 % is de eerste klacht: hielpijn!. Iedereen die zich met voeten bezighoudt moet dit weten. Bij een jonge volwassen man met onbegrepen hielpijn dient altijd de eerste gedachte aan SA te zijn!

Dit kan leiden tot veel verschillende ziektebeelden, de zogeheten auto-immuunziekten, die vaak gepaard gaan met ontstekingen. Er zijn verschillende soorten HLA's. Iedereen heeft een eigen unieke set die erfelijk bepaald is. Als HLA-B27 aanwezig is, is er een verhoogde kans op een auto-immuunziekte.

HLA-B27 komt bij 90 % van alle SA-patiënten voor. Deze factor komt echter in 7–8 % van de normale bevolking in het bloed voor zónder dat sprake is van SA. Dit betekent dat er ook bij SA geen 100 % bewijs van de aanwezigheid van deze reumatische aandoening is door het HLA-B27 te bepalen. Wel is de kans groter dat bij klachten in combinatie met een positieve HLA-B27 test sprake is van SA.

Wie krijgt SA?

Ondanks al het hiervoor genoemde onderzoek duurt het vaak meer dan tien jaar voordat artsen de diagnose kunnen stellen.

De oorzaak van het syndroom van Bechterew is niet bekend, evenmin als die van RA en JIA. Er lijkt een erfelijke factor in het spel te zijn, omdat SA nogal eens bij meerdere mensen binnen één familie voorkomt.

Behandeling en prognose

De behandeling van SA richt zich vooral op het handhaven van een zo goed mogelijke houding en beweeglijkheid van bekken en wervelkolom. Naast de medicatie van de reumatoloog zal de revalidatiearts vaker een rol spelen bij het opstellen van een individueel behandelplan. Dit zal voor elke patiënt anders zijn. Zo kunnen deze patiënten oefenen onder leiding van een gespecialiseerde fysiotherapeut. Goede voetzorg, aangepaste schoenen en zolen, daar waar nodig of zeer wenselijk. In het dagelijks leven is soms begeleiding van een ergotherapeut nodig om aanpassingen in en rond het huis en op het werk te regelen.

De uiteindelijke mate van invaliditeit van SA-patiënten is afhankelijk van de verstijving van de wervelkolom. Met name de stand waarin dit gebeurt: een voorovergebogen borstwervelkolom geeft een grotere invaliditeit dan een verstijving in de normale, rechtopstaande stand.

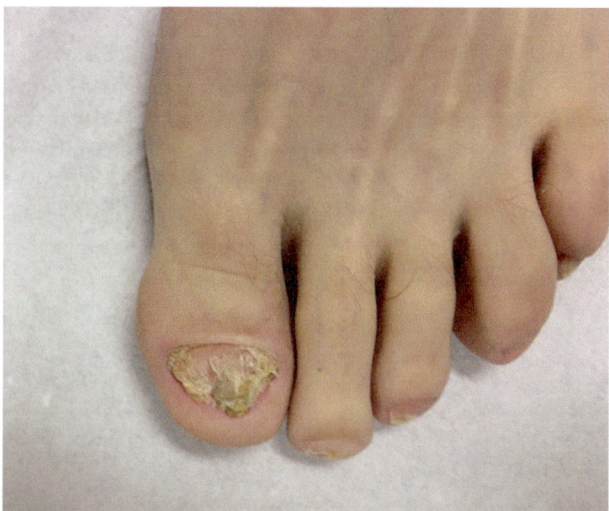

◘ Figuur 2.9 Nagelafwijking ten gevolge van artritis psoriatica

2.3.3 Artritis psoriatica (AP)

Wat is AP?

Een in de praktijk van voetdeskundigen vaker voorkomend ziektebeeld is artritis psoriatica (AP). AP is een gecombineerd ziektebeeld van twee aandoeningen: artritis én de huidaandoening psoriasis, kortom klachten van zowel gewricht als van de huid en nagels. AP valt onder de zogenaamde spondyloartritiden (SpA): reumatische ziektebeelden waarbij er een combinatie is van ontstekingen van zowel wervelkolom of bekken, als in handen en voeten (of armen en benen). We onderscheiden axiale spondyloartritis (axiale SpA) en perifere spondyloartritis (perifere SpA). Bij perifere spondyloartritis raken vooral de grote gewrichten in armen of benen ontstoken. Artritis psoriatica is een vorm van perifere spondyloartritis.

Bij axiale spondyloartritis staan klachten aan bekken en wervelkolom op de voorgrond. De ziekte van Bechterew is de bekendste vorm van axiale spondyloartritis.

Psoriasis is een huidaandoening waarbij de huid, nagels en soms ook de slijmvliezen afwijkingen gaan vertonen. Bij psoriasis is er een plaatselijke verstoring van de normale vervanging van de huid. De huid wordt rood en gaat sterk schilferen. Voorkeursplaatsen zijn de strekzijde van ellebogen en knieën, de hoofdhuid en in huidplooien (buik, bilnaad). De nagels gaan putjes vertonen en onder de nagel komt soms een bruine verkleuring (zie ◘fig. 2.9).

Artritis bij AP treedt op in de kleine gewrichten van handen en voeten. In tegenstelling tot RA zullen nu juist de eindgewrichtjes (DIP-gewrichten = distale interphalangeale gewrichten) aangedaan zijn. Soms betreft het ook de grote gewrichten, zoals elleboog en knie.

Wie krijgt AP?

Artritis psoriatica komt even vaak voor bij mannen als bij vrouwen. AP openbaart zich meestal tussen het twintigste en dertigste levensjaar, maar kan ook op een andere leeftijd ontstaan. Bij ongeveer 7 % van alle mensen met psoriasis treedt artritis op. Soms is dit 'gewone' RA in combinatie met AP. Dan zijn er toevallig twee chronische aandoeningen in één patiënt verenigd. In het geval van AP is er een duidelijker verband tussen nagelafwijkingen en artritis dan tussen huidafwijkingen en artritis. Meestal is er eerst sprake van de huidaandoening psoriasis, later komen de nagelafwijkingen erbij en nog later de artritis. Soms zijn er echter nog geen tekenen van huidafwijkingen, maar ontstaan wel al de eerste nagelafwijkingen met de voor psoriasis kenmerkende putjes of bruinverkleuring. Zijn er dan ook pijnlijke gewrichten, dan dienen we zeker te denken aan AP.

De oorzaak van AP is niet bekend. Wel zijn er aanwijzingen dat ook hierbij een auto-immuun proces speelt. Deze aandoening komt vaker voor binnen sommige families en bij mensen die het HLA-B27 in hun bloed hebben. Erfelijkheid lijkt dan ook een rol te spelen bij psoriasis, maar welke rol precies is niet bekend.

Behandeling en prognose

De behandeling van de artritis bij AP lijkt op de behandeling van RA. De medicatie staat voorop om de ontstekingen te bestrijden: anti-ontstekingsmedicatie (NSAID's) en bij ernstigere ontstekingen de antireumamedicijnen (DMARD's). Vaak zijn NSAID's voldoende.

De huid- en nagelaandoeningen worden behandeld door de dermatoloog.

Voor voetverzorging is de medisch pedicure de aangewezen professional, terwijl de podotherapeut pijnlijke voeten kan ondersteunen met de juiste, aangepaste zolen of ortheses. Een goed schoenadvies is en blijft zeer belangrijk voor mensen met reumatische klachten.

2.4 Systemische reumatische ziektebeelden

2.4.1 Wat zijn systeemziekten?

Systeemziekten zijn aandoeningen die ontstaan doordat het eigen afweersysteem het lichaam aanvalt (auto-immuunziekten). Hierbij zijn in veel gevallen meerdere organen en verschillende weefsels aangedaan. Voorbeelden van deze ziekten, die we in het kader van dit boek kort bespreken, zijn systemische lupus erythematodes (SLE), de ziekte van Sjögren en sclerodermie (systemische sclerose).

Systemische lupus erythematodes (SLE) is een auto-immuunziekte die de huid, gewrichten en interne organen kan aantasten. Het syndroom van Sjögren is een auto-immuunziekte, waarbij vooral traan- en speekselklieren ontstoken raken. Hierdoor ontstaan droge ogen en een droge mond. Gewrichtsklachten en vermoeidheid zijn bij veel mensen met deze aandoening ook aanwezig. Sclerodermie (systemische sclerose) is een ziekte waarbij het bindweefsel steeds stugger wordt. Bij de lokale vorm is alleen de huid aangetast. Bij de systemische vorm zijn meerdere organen betrokken.

Vanwege het feit dat bij systeemziekten meerdere organen betrokken zijn, verloopt de behandeling vaak in overleg met verschillende medisch specialisten. Medisch pedicures en podotherapeuten zullen worden ingeschakeld bij de behandeling van pijnlijke voeten en tenen, of als de patiënt de voetverzorging niet meer zelf kan uitvoeren.

2.4.2 Systemische lupus erythematodes (SLE)

Wat is SLE?

Systemische lupus erythematodes of SLE is een chronische, ontstekingsachtige ziekte van onbekende oorsprong. Verschillende organen kunnen zijn aangedaan, zoals de huid (rode vlindervormige uitslag, meestal in het gezicht), longen (ontsteking van de longvliezen) en het hart (ontsteking van het hartzakje = pericarditis). Tevens kunnen afwijkingen aan nieren en zenuwstelsel voorkomen. Bij bloedonderzoek wordt nogal eens een specifieke vorm van bloedarmoede (hemolytische anemie) gevonden. Dit is een aandoening waarbij de rode bloedcellen sneller worden afgebroken dan het beenmerg ze maakt. In het dagelijkse leven leidt dit tot kortademigheid en vermoeidheid. Hierdoor krijgt iemand steeds meer moeite met het uitvoeren van de normale dagelijkse dingen in en rond het huis of op het werk.

Meest in het oog vallen echter de gewrichtspijnen en -ontstekingen. Opvallend is ook dat de patiënten slecht tegen zonlicht kunnen, vanwege de oogontstekingen.

Wie krijgt SLE?

SLE is een zeldzame aandoening: 1 op 20.000 mensen heeft er last van, wat betekent dat bijvoorbeeld een huisarts die een volle praktijk draait er mogelijk één of twee keer in zijn werkende leven mee te maken krijgt.

De eerste kenmerken kunnen op elke leeftijd beginnen, maar meestal begint het vanaf de tienerjaren of op volwassen leeftijd. Bij vrouwen komt SLE tienmaal zoveel voor als bij mannen; het is meestal actiever tijdens een zwangerschap.

Bij SLE speelt, net als bij RA en JIA, een vorm van auto-immuniteit. Het begin van de ziekte kan zeer onduidelijk zijn, met veel pijn, koorts en algemene malaise.

Behandeling en prognose

Vanwege het feit dat SLE een ziekte is met zeer verschillende uitingsvormen, is de behandeling door de reumatoloog per patiënt anders en afgesteld op de klachten van de patiënt. Voor pijnlijke voeten is deskundige voetverzorging en het bieden van zoveel mogelijk comfort tijdens het lopen het belangrijkste uitgangspunt.

2.4.3 Ziekte van Sjögren

Wat is de ziekte van Sjögren?

De ziekte van Sjögren is een chronische, ontstekingsachtige aandoening met verminderde secretie (afscheiding) van traanvocht en speeksel. Deze ziekte gaat vaak samen met een andere reumatische aandoening zoals RA of SLE. In dat geval spreken we van het syndroom van Sjögren: een syndroom betekent dat er meerdere symptomen aanwezig zijn, in dit geval ook van andere reumatische ziektebeelden.

Patiënten hebben als hoofdklacht chronisch last van droge ogen en een droge mond of neus. Klachten behorende hierbij zijn onder andere problemen met kijken, praten, ademen en slikken. Vermoeidheid behoort ook tot de hoofdklachten van de ziekte, die ernstig invaliderend is. Doordat er dikwijls ook een andere vorm van reuma aanwezig is, worden de typische klachten van dit syndroom – een pijnlijke droge mond, pijnlijke ogen en gebits- of slikklachten – nogal eens niet opgemerkt.

De ziekte van Sjögren gaat vaker gepaard met een zeer droge huid, specifiek ook van de voeten.

Deze ziekte kan op zichzelf voorkomen en wordt dan 'primair syndroom van Sjögren' genoemd. Maar deze ziekte kan ook voorkomen samen met andere bindweefselziekten of reumatische ziekten, meestal reumatoïde artritis (RA) of systemische lupus erythematodes (SLE). Deze wordt dan 'secundair syndroom van Sjögren' genoemd. Secundair syndroom van Sjögren zal dikwijls ontdekt worden nádat een andere systemische auto-immuunziekte gediagnosticeerd is.

Wie krijgt de ziekte van Sjögren?

In meer dan 90 % van alle gevallen treft het vrouwen boven de vijftig jaar. De ziekte van Sjögren is de tweede meest voorkomende reumatische auto-immuun ziekte. De ziekte treft vooral vrouwen van middelbare leeftijd, met ongeveer negen maal zoveel vrouwelijke als mannelijke patiënten.

Behandeling en prognose

De behandeling van mensen met de ziekte van Sjögren is symptomatisch: door medisch specialisten wordt klachtgericht gezocht naar verlichting. Er is geen genezing mogelijk op dit moment.

De kwetsbare droge huid van de voeten vraagt om intensieve verzorging, waarbij medisch pedicures een belangrijke rol kunnen spelen. Podotherapeuten zullen zich richten op het zo aangenaam mogelijk kunnen belasten van de voeten in het dagelijks leven. Het aanpassen van zolen in schoenen met een maximum aan comfort zal dan een belangrijk middel zijn.

2.5   Sclerodermie

2.5.1   Wat is sclerodermie?

Sclerodermie is een reumatische aandoening waarbij het lichaam steeds meer bindweefsel gaat aanmaken. Hierdoor zal onder andere een verharding van de huid gaan ontstaan. Het woord 'sclerodermie' wijst daar ook op: 'scleros' betekent in het Grieks 'hard', 'dermie' staat voor huid. Letterlijk vertaald is sclerodermie dan ook verharding van de huid. Bindweefsel komt echter in ons hele lichaam voor en daarom kunnen ook allerlei andere organen, zoals slokdarm, longen, hart en nieren bij de ziekte betrokken raken.

Er zijn twee vormen van sclerodermie:
- lokale sclerodermie; alleen de huid is aangedaan; Op bepaalde plaatsen kan de huid wel centimeters dikker worden. Dit is niet het gevolg van eeltvorming, maar van een toename van de activiteit van bindweefselcellen. Vrijwel nooit gaat lokale sclerodermie over in systemische sclerodermie.
- systemische sclerodermie; de toename van bindweefsel is vooral zichtbaar aan de huid van handen, voeten en gezicht. Daarnaast zijn inwendige organen bij het ziekteproces betrokken. De aangedane organen gaan hierdoor minder goed functioneren. Dit maakt dat het hele lichaam, het gehele systeem, betrokken raakt bij de ziekte. Vandaar de naam 'systemische sclerodermie'.

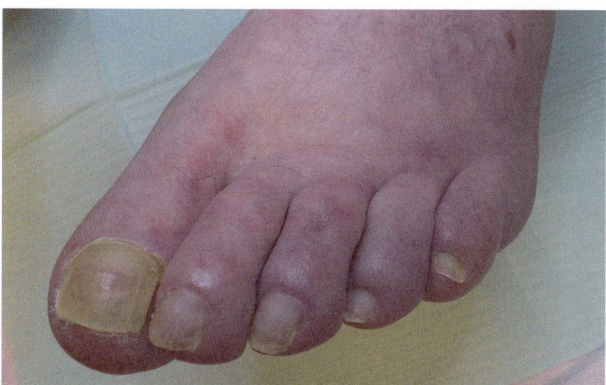

Figuur 2.10 Sclerodermie: de huid staat zeer strak over de gewrichten en dat geeft veel pijn bij het staan en lopen

De oorzaak van sclerodermie is onbekend. Wel is bekend dat het meestal begint in de kleinste bloedvaatjes. Deze raken om nog onbekende reden beschadigd, waardoor extra bloed stroomt naar de bindweefselcellen rondom deze vaatjes. Dit extra bloed beschouwen de bindweefselcellen als 'indringers'. Als reactie hierop produceren zij extra eiwitten, die een soort vlechtwerk gaan vormen. Dit vlechtwerk wordt vervolgens tussen de normale bindweefselcellen neergelegd, waardoor een verdikking of verharding ontstaat. In feite is dus sprake van een vergissing van de bindweefselcellen. Waarom zij zich vergissen en met een foute reactie komen, is tot op heden niet bekend. Wat we ook nog niet weten, is of deze vlechtwerkjes nu de oorzaak zijn van sclerodermie of juist het gevolg ervan. Kortom, er is nog veel onderzoek nodig om alles aan de weet te komen.

Sclerodermie lijkt niet erfelijk te zijn, maar onderzoeken hiernaar lopen nog op dit moment.

De typische kenmerken van sclerodermie (fig. 2.10), waar voetprofessionals mee te maken kunnen krijgen zijn:

- De huid kan dikker zijn dan normaal.
- De huid staat strak, huidplooien verdwijnen.
- De huid is erg droog.
- Er is geen beharing op de aangedane huid.
- Op de teentoppen kunnen kleine zweertjes ontstaan, die moeilijk genezen. Dit heet het fenomeen van Raynaud. Door vernauwing van de bloedvaten in de tenen (ook in de vingers) zullen bij koude de tenen eerst wit worden en vervolgens een rode of paarse verkleuring vertonen. Dit gaat samen met pijn en stijfheid.
- De haarvaatjes kunnen wijder worden, waardoor rode plekjes op de huid ontstaan (teleangiëctastieën), die niet pijnlijk zijn.

2.5.2 Wie krijgt sclerodermie?

Aangezien de klachten in het begin erg vaag zijn, zal het soms jaren duren voordat een duidelijke diagnose is gesteld. Het exacte aantal mensen met sclerodermie in Nederland is niet bekend. Systemische sclerodermie is erg zeldzaam, lokale sclerodermie komt vaker voor.

Waarschijnlijk hebben tussen de 3.000 en 4.000 mensen deze ziekte. Meestal openbaart deze aandoening zich op een leeftijd tussen dertig en vijftig jaar. Vrouwen hebben driemaal zo vaak sclerodermie als mannen.

2.5.3 Behandeling en prognose

Het behandelen van sclerodermie bestaat uit symptoombestrijding. Het onderdrukken van het immuunsysteem door bepaalde medicijnen (immunosuppressiva) geeft momenteel het beste resultaat. Ontstekingsremmers als prednison worden voorgeschreven om ontstekingen te onderdrukken.

Doordat sclerodermie verschillende delen van het lichaam kan aantasten wordt de aanpak gericht op de symptomen die de patiënt vertoont, dat geldt ook voor de voetzorg. De medisch pedicure zal uiterst voorzichtig te werk moeten gaan, om de toch al vaak pijnlijke voeten niet nog meer pijn te doen. Naast de 'normale' voetverzorging is extra aandacht voor de droge huid belangrijk. Het zo soepel mogelijk houden van de huid geeft de patiënt iets minder pijnklachten.

Medisch pedicures lopen zeker kans om sclerodermiepatiënten in hun praktijk te krijgen, aangezien mensen met sclerodermie veel moeite hebben met hun eigen voetverzorging. Immers, behalve dat de voeten pijnlijk zijn zullen ook de handen zijn aangedaan, waardoor het snel onmogelijk wordt zelf de nagels te knippen en de voeten te verzorgen.

Het verloop van sclerodermie kent vele gradaties: van zeer mild tot zeer ernstig. In het laatste geval heeft de patiënt een grote kans op vervroegd overlijden.

Leesadvies

Bijlsma JWJ, Lems WF, Wildervanck-Dekker CMJ. Reumatologie. 2^e geheel herziene druk. Uitgeverij Bohn Stafleu van Loghum; 2015. ISBN 978-90-368-0611-4.

Tenten-Diepenmaat M, Van der Leeden M, Vliet Vlieland TPM, et al. Multidisciplinary recommendations for diagnosis and treatment of foot problems in people with rheumatoid arthritis. J Foot Ankle Res. 2018;11(1):1–13. ▶ https://doi.org/10.1186/s13047-018-0276-z.

Websites

▶ www.reumanederland.nl.
▶ www.levenmetreuma.nl.
▶ www.zorgkaartnederland.nl.
▶ www.reade.nl.

Wekedelenreuma

Margreet van Putten

Samenvatting

Wekedelenreuma zijn reumatische aandoeningen die veel pijn geven in bindweefsel, spieren en pezen. Het komt voor bij ongeveer twee op de honderd volwassenen. Het meest bekende ziektebeeld is fibromyalgie, maar er zijn meer reumatische aandoeningen van de weke delen. In dit hoofdstuk gaan we daar nader op in. Het is lang niet altijd gemakkelijk om een goede diagnose te stellen, omdat objectiveerbare symptomen ontbreken bij wekedelenreuma. Patiënten hebben wel veel klachten van dit soort aandoeningen. Voetzorgprofessionals krijgen ongetwijfeld regelmatig te maken met mensen die een bepaalde vorm van wekedelenreuma hebben. Om inzicht te krijgen in de problematiek, gaan we in op de hierna genoemde aandoeningen. Er zijn, uiteraard, veel meer wekedelenaandoeningen, maar de volgende komen het vaakst voor: fibromyalgie; polymyalgia rheumatica of 'spierreuma'; dermatomyositis en juveniele dermatomyositis; lagerugpijn of 'spit'; ziekte van Ledderhose; tendinitis of peesschedeontsteking; bursitis of slijmbeursontsteking.

3.1 Fibromyalgie – 33
3.1.1 Wat is fibromyalgie? – 33
3.1.2 Wie krijgt het FMS? – 35
3.1.3 Behandeling en prognose – 37

3.2 Spierreuma of polymyalgia rheumatica – 37
3.2.1 Wat is PMR? – 38
3.2.2 Wie krijgt PMR? – 38
3.2.3 Behandeling en prognose – 39

3.3 Dermatomyositis – 39
3.3.1 Wat is dermatomyositis? – 39
3.3.2 Wie krijgt dermatomyositis? – 41
3.3.3 Behandeling en prognose – 41

© Bohn Stafleu van Loghum is een imprint van Springer Media B.V., onderdeel van Springer Nature 2020
M. van Putten en E. Huijbrechts, *Voeten en reuma*, https://doi.org/10.1007/978-90-368-2378-4_3

3.4	Lage rugpijn of 'spit' – 42
3.5	Ziekte van Ledderhose – 43
3.6	Peesontsteking of tendinitis – 45
3.7	**Bursitis of slijmbeursontsteking – 47**
3.7.1	Traumatische bursitis of slijmbeursontsteking – 47
3.7.2	Infectieuze bursitis of slijmbeursontsteking – 49

Leesadvies – 49

3.1 Fibromyalgie

3.1.1 Wat is fibromyalgie?

Fibromyalgie (of fibromyalgie syndroom = FMS) is een vorm van reuma die niet de gewrichten treft, maar de spieren en het bindweefsel. De Griekse benaming voor deze aandoening is samengetrokken uit de woorden 'fibro' dat staat voor bindweefsel, 'myo' dat vertaald kan worden als spier en 'algie' dat duidt op pijn. Het syndroom wijst naar meerdere symptomen en klachten, zoals:
- pijn;
 De pijn komt voornamelijk voor in de nek, schouders, handen, bekken, benen, voeten en de rug. Veel patiënten omschrijven het als de spierpijn die bij een zware griep ontstaat. Echter, de pijn trekt bij hen niet na een paar dagen weg, maar is (bijna) dagelijks aanwezig.
- stijfheid;
 De gewrichten voelen stijf aan, vooral 's ochtends en wanneer iemand lang in dezelfde houding zit.
- verminderde kracht in de spieren;
- vermoeidheid en slaapproblemen;
- darmklachten: met name buikpijn en darmkrampen komen voor;
- stemmingswisselingen en depressie.
 Vrijwel constante pijn en vermoeidheid kunnen het humeur bederven, waardoor soms stemmingswisselingen ontstaan. Bij patiënten met fibromyalgie komen daarnaast bijvoorbeeld depressiviteit, concentratieproblemen, vergeetachtigheid en angst vaker voor dan bij gezonde mensen.

Het lastige voor mensen met de hiervoor genoemde klachten is, dat ze meestal een gezond uiterlijk hebben. In het bloedonderzoek, dat de huisarts zal laten uitvoeren, zijn er geen afwijkingen te vinden. Dit kan leiden tot ontkenning van het ziektebeeld door de huisarts, specialist(en), bedrijfsarts, werkgever en niet in de laatste plaats de eigen omgeving. Veel patiënten zijn dan ook teleurgesteld omdat ze steeds te horen krijgen dat er niets te vinden is. Toch beelden de patiënten zich de klachten niet in. Ze hebben pijn en moeten geholpen worden.

Recent onderzoek heeft aangetoond, dat er op een MRI (= beeldvormend onderzoek met magnetische resonantie) wel degelijk een afwijking te vinden is. Het pijncentrum in de grote hersenen is overactief, wat passend is bij de ernstige pijnklachten die deze mensen hebben. Dit onderzoek wordt niet vaak uitgevoerd, omdat het een zogenaamde aspecifieke bevinding is. Dit wil zeggen, dat het geen 100 % bewijs is voor fibromyalgie, maar dat er wel degelijk iets speelt in de hersenen wat deze aandoening zou kunnen verklaren. Ook zijn er nog geen geneesmiddelen of andere therapieën beschikbaar om dit aan te pakken. Anderzijds is het wel zo, dat deze mensen geen aanstellers zijn, er is wel degelijk iets aan de hand waardoor klachten kunnen ontstaan!

De diagnose FMS wordt meestal vastgesteld op basis van het klinisch beeld (= anamnese + lichamelijk onderzoek), een negatief bloedbeeld, eventuele negatieve röntgenfoto's die niet afwijkend zijn en ander onderzoek.

Om de diagnose fibromyalgie te kunnen stellen heeft het American College for Reumatology (ACR) criteria opgesteld, die in Nederland worden gevolgd. De eerste criteria zijn in 1990 opgesteld:

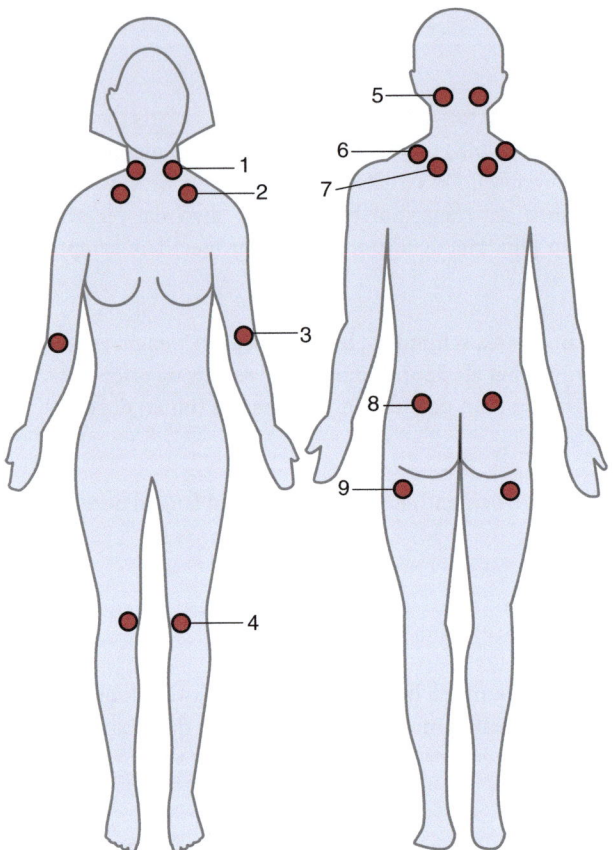

Figuur 3.1 Tenderpoints: 2 × 9 punten rechts en links

1. Voor de diagnose fibromyalgie moet gedurende tenminste drie maanden sprake zijn van een chronische wijdverspreide pijn, dus zowel aan de linker- als aan de rechterzijde van het lichaam en zowel boven als onder het middel.
2. Op het lichaam zijn 18 zogenaamde 'tenderpoints' aangemerkt. Voor de diagnose fibromyalgie moeten 11 van de 18 tenderpoints bij een druk van ongeveer 4 kilo pijn doen (zie fig. 3.1).

Het lastige van deze test is dat 'druk van ongeveer 4 kilo' in de praktijk moeilijk uit te voeren is: de ene onderzoeker drukt nu eenmaal harder dan de andere onderzoeker.

Daarom is de American College for Reumatology (ACR) in 2010 gekomen met een aanvullende test (dus niet ter vervanging van de tenderpoint test).

Bij deze nieuwe fibromyalgie diagnosecriteria wordt niet meer uitgegaan van drukpunten, maar van pijngebieden en wordt rekening gehouden met de ernst van veelvoorkomende symptomen als vermoeidheid, niet uitgerust wakker worden, cognitieve symptomen en andere lichamelijke klachten.

De drie voorwaarden waaraan FMS-patiënten moeten voldoen zijn:
1. Pijn en andere symptomen zijn op een gelijkblijvend niveau al gedurende minimaal drie maanden aanwezig.
2. Er is geen andere ziekte die de pijn verklaart.
3. De fibromyalgiescore is minimaal 12, de pijnscore is minimaal 3 en de symptoomscore is minimaal 5.

De pijnscore wordt als volgt bepaald: er wordt genoteerd in welke 19 gebieden van het lichaam sprake was van pijn gedurende de afgelopen week (elk pijnlijk gebied = 1 score). De volgende 19 gebieden tellen mee in de score: borst, bulk, bovenrug, onderrug, nek en zowel de linker- als rechterschoudergordel, bovenarm, onderarm, heup-bil gebied, bovenbeen, onderbeen en kaak. De laagst mogelijke pijnscore is 0 en de hoogst mogelijke score is 19.

Dan wordt de symptoomscore bepaald: er wordt voor drie symptomen genoteerd hoe erg het symptoom was gedurende de afgelopen week:
- moeheid;
- niet uitgerust ontwaken;
- moeite met nadenken en concentreren.

Deze worden gescoord tussen 0 en 3:
- 0 = geen probleem;
- 1 = lichte of milde problemen;
- 2 = matige tot aanzienlijke problemen;
- 3 = ernstig: ingrijpende, continue, het leven verstorende problemen.

Verder wordt nagegaan hoeveel extra symptomen iemand heeft. Daarbij wordt een lijst gebruikt met 42 voornamelijk lichamelijke symptomen, zoals een prikkelbare darm, blaasklachten, hoofdpijn of droge ogen.

De symptoomscore is de som van de ernst van de drie symptomen (moeheid, niet uitgerust ontwaken en moeite met nadenken en concentreren) plus het aantal extra symptomen.

Bijvoorbeeld: erge moeheid (score 3), matige tot aanzienlijke problemen voor wat betreft niet uitgerust ontwaken (score 2), geen problemen met nadenken en concentreren (score 0) en veel extra symptomen (score 3) geeft een symptoomscore van 8 punten.

De fibromyalgiescore is een optelsom van de pijnscore en de symptoomscore. De fibromyalgiescore kan oplopen van 0 tot 31, afhankelijk van de mate en intensiteit van de klachten. Er wordt in ieder geval gesproken van fibromyalgie bij een score van minstens 12.

Dit is geen eenvoudige test en kost erg veel tijd, wat een nadeel is in de dagelijkse (drukke) praktijk van huisartsen en specialisten. Op internet zijn dan ook steeds meer zelftesten te vinden, waar iemand zelf de vragen kan invullen. Echter, of dit nu de juiste vorm van diagnostiek is, is maar de vraag.

3.1.2 Wie krijgt het FMS?

Fibromyalgie komt vooral voor bij vrouwen tussen 25 en 40 jaar. Ongeveer 2 op de 100 volwassenen heeft er last van. Het klimaat heeft geen invloed op het al dan niet aanwezig zijn van fibromyalgie.

De oorzaak van fibromyalgie is niet bekend. Lang is gedacht dat een virus de veroorzaker van het ziektebeeld was, maar dat heeft niemand ooit kunnen aantonen. De laatste jaren concentreert het onderzoek naar de oorzaak zich vooral op stoornissen in het centrale zenuwstelsel. Met name de wisselwerking tussen de hersenen en de hormonen producerende organen lijkt in geval van fibromyalgie niet helemaal goed te gaan. Bij onderzoek is bijvoorbeeld naar voren gekomen, dat patiënten die lijden aan fibromyalgie meer van het hormoon ACTH (adrenocorticotroop hormoon) produceren in de hersenen dan gezonde mensen. Genoemd hormoon zet de bijnierschors aan tot het produceren van cortisol, ook wel het 'stresshormoon' genoemd. Bij fibromyalgiepatiënten gebeurt dit juist niet. De indruk is dan ook dat de bijnierschors van deze patiënten minder goed werkt. Dit zou een verklaring kunnen zijn voor de slechtere conditie en de klachten bij fibromyalgie. Helaas is er nog geen sluitend bewijs voor deze hypothese.

De oorzaak van het FMS is nog niet met zekerheid gevonden, maar er wordt ook gezocht in de niet of slecht af te remmen prikkels van pijn vanuit de hersenen naar de spieren. Hierdoor ontstaan pijnsensaties zonder dat er weefselbeschadiging is. FMS lijkt een vorm van het disfunctioneren van neurotransmitters te zijn. Neurotransmitters zijn chemische stoffen die door de hersenen worden aangemaakt om het lichaam te 'vertellen' wat het moet doen.

Bij FMS blijkt er een abnormale productie van neurotransmitters en andere chemische stoffen aanwezig te zijn, dan bij gezonde mensen. Het gevolg is dat hierdoor een andere beïnvloeding ontstaat van:
− gemoedstoestand;
− slaappatroon;
− de manier waarop pijn wordt ervaren en beheerst;
− functioneringswijze van het immuunsysteem.

Gevolg is dat de FMS-patiënt een soort domino-effect ervaart waarin het ene symptoom en het ontstaan ervan, van invloed is op een ander symptoom.

Het lastige hiervan is, dat er geen Gouden standaard beschikbaar is om de definitieve diagnose te kunnen stellen. De niet goed functionerende neurotransmitterstoffen zijn niet op eenvoudige wijze vast te stellen. Een Gouden standaard in de geneeskunde is die diagnostische methode die de grootste zekerheid geeft over het al dan niet aanwezig zijn van een aandoening.

Er zijn vele theorieën over de oorzaak van fibromyalgie. Het lijkt dat er niet één oorzaak voor de klachten kan is, maar dat de klachten het gevolg zijn van een complexe wisselwerking van lichamelijke, geestelijke en omgevingsfactoren. Deze factoren kunnen ieder op zich een rol spelen bij het ontstaan van de klachten, maar er kan ook een combinatie van factoren zijn, die de klachten veroorzaken. Wetenschappers gaan er nu van uit, dat als deze verstorende factoren niet opgelost worden, de klachten ook niet zullen verdwijnen.

De volgende lichamelijke factoren worden op dit moment onderzocht:
− verstoord slaappatroon;
− verstoringen in het autonome (= onwillekeurige = buiten de wil om werkend zenuwstelsel (hartkloppingen, transpireren, flauwvallen);
− afwijkingen in de hormoonspiegels;
− verstoring van de verwerking van pijn en de gewaarwording daarvan in het zenuwstelsel.

Ook wordt onderzoek gedaan naar psychologische factoren als depressie en angst. Dit komt bij ongeveer 30 % van de mensen met fibromyalgie voor. Daarnaast lijken psychotraumatische ervaringen op jonge leeftijd en later in het leven, evenals lichamelijke trauma's, risicovolle factoren te zijn die klachten kunnen veroorzaken.

3.1.3 Behandeling en prognose

Aangezien er nog geen duidelijke oorzaak bekend is van fibromyalgie kan er alleen symptomatisch worden behandeld. Dat wil zeggen dat er geen genezing mogelijk is, maar dat wellicht wel iets aan de klachten kan worden gedaan. Omdat iedere fibromyalgiepatiënt verschillende klachten kan hebben, zal de behandeling individueel aangepast moeten worden.

De dokter kan kiezen uit de volgende therapieën:
- medicijnen: pijnstillers, spierontspanners, slaapmedicatie en antidepressiva;
- ergotherapie: met het achteruitgaan van de spierkracht kunnen 'gewone' dagelijkse bezigheden moeilijk uitgevoerd worden. De ergotherapeut kan hulp bieden bij het eenvoudiger leren omgaan met alledaagse zaken;
- fysiotherapie: door de beperkte vergoedingen zal alleen fysiotherapie worden voorgeschreven in fasen waarbij de klachten acuut verergeren;
- psychotherapie: hoe iemand zich geestelijk voelt is zeker van invloed op zijn lichamelijke klachten. Daarnaast ook het leren omgaan met de pijn. Concreet leren dat de pijn niet alleen optreedt wanneer er ook echt fysiek letsel is maar dat het een overprikkeling is. Fibromyalgiepatiënten kunnen zich depressief voelen en hebben vaak een lage zelfwaardering. Geestelijke hulp, in welke vorm dan ook, kan hierbij van grote waarde zijn;
- cursussen: steeds vaker worden cursussen georganiseerd voor mensen met chronische aandoeningen. Leren leven met chronische pijn wordt op deze manier 'gemakkelijker' gemaakt;
- voetverzorging: door voeten anders te gaan belasten kunnen voetklachten ontstaan. Ook kan de patiënt de normale voetverzorging soms niet meer zelf uitvoeren door het gebrek aan kracht in de handen. Professionele hulp kan veel pijn verlichten;
- podotherapie: pijnverlichting door extra schokdempende zolen en de juiste schoenen kan de pijn in de voeten verlichten. Aandacht voor de voetklachten en daar op een professionele wijze mee omgaan zijn van groot belang voor de FMS-patiënt.

Het verloop van fibromyalgie laat zich moeilijk voorspellen. Bij iedere patiënt is het anders! Soms zullen de klachten een tijdje verminderen, soms worden de klachten steeds erger. Over het algemeen kan iemand met fibromyalgie goed blijven functioneren in het dagelijks leven. Hij moet echter altijd rekening houden met de aandoening en activiteiten daarop afstemmen.

3.2 Spierreuma of polymyalgia rheumatica

Spierreuma is een reumatische ontstekingsziekte en komt net als reuma in meerdere lichaamsdelen voor. Spierreuma wordt in medische termen ook wel 'polymyalgia rheumatica' (PMR) genoemd. Letterlijk betekent dit: veel spierpijn en 'op reuma lijkend'.

3.2.1 Wat is PMR?

PMR is een aandoening die pijn en stijfheid in bepaalde spiergroepen veroorzaakt. Vooral nek, schouders en bekkenstreek zijn erdoor aangedaan. Lange tijd werd gedacht dat PMR veroorzaakt werd doordat de spieren ontstoken waren. Recent wetenschappelijk onderzoek heeft aangetoond dat niet de spieren ontstoken zijn, maar juist de gewrichten, pezen, peesaanhechtingen en slijmbeurzen. Daarnaast kan er ook een vaatontsteking ontstaan. Dit noemen we 'reuscel arteriïtis'. Deze vaatontsteking zit in de grote en middelgrote vaten en kan in het hele lichaam voorkomen.

De meest voorkomende klachten zijn:
- pijn, stijfheid en moeite met bewegen van de nek, schouders, heupen en bekkengebied, met name in de ochtend. De klachten kunnen verbeteren door bewegen. Daarnaast kan sprake zijn van koorts of koude rillingen;
- algeheel gevoel van malaise en zich niet lekker voelen;
- onbewust afvallen;
- moeite met opstaan uit een stoel;
- moeite met armen boven het hoofd tillen;
- veel moeite met andere dagelijkse handelingen zoals douchen, aankleden, sporten, werken.

Kenmerkend is dat de pijn vrij plotseling begint. De meeste patiënten kunnen dan ook heel goed aangeven wanneer de pijn begon. Verder is meestal sprake van algehele vermoeidheid en zich niet fit voelen.

De pijn begint meestal symmetrisch. Linker en rechter lichaamshelft zijn evenzeer aangedaan. 's Nachts is de pijn het hevigst en bij de minste of geringste beweging speelt de pijn op. Een tweede kenmerk van PMR is stijfheid, vooral als iemand lang in dezelfde houding heeft gezeten of gelegen.

De diagnose wordt ook bij deze reumatische aandoening gesteld op basis van een aantal kenmerken. Ten minste drie van de volgende kenmerken moeten aanwezig zijn om te mogen spreken van PMR:
1. pijn die zich aan beide zijden van het lichaam tegelijkertijd voordoet;
2. pijn zit in bepaalde spiergroepen (nek, schouders, bekken);
3. patiënt is vijftig jaar of ouder;
4. ochtendstijfheid die langer dan een uur duurt;
5. snelle ontwikkeling van het ziektebeeld;
6. bezinkingssnelheid in het bloed is hoog;
7. depressiviteit, gebrek aan eetlust, geen energie, vermagering.

3.2.2 Wie krijgt PMR?

PMR komt vrijwel uitsluitend voor bij mensen boven vijftig jaar. Bij vrouwen tweemaal zo vaak als bij mannen. De oorzaak van PMR is niet bekend.

Het gaat echter niet om een 'normale' ouderdomsklacht. Er is in dit verband nooit erfelijkheid aangetoond.

3.2.3 Behandeling en prognose

PMR is door de reumatoloog medicamenteus goed te behandelen met een ontstekingsremmer (prednison). Soms is een extra reumaremmer noodzakelijk, vooral als iemand veel last heeft van de bijwerkingen van de prednison. Reumaremmers (DMARD's) worden voorgeschreven als de ziekte te vaak opvlamt of weer terugkomt. Maar prednison werkt bij de meeste patiënten goed. Starten met prednison leidt al snel tot minder klachten. Deze medicatie (prednison) wordt dan langzaam (in twee tot drie jaar) afgebouwd. Dit geldt echter niet voor iedereen. Het kan zijn dat prednison onvoldoende werkt en dat de klachten van de PMR na verloop van tijd toch weer terugkomen. Hierdoor kan de behandeling soms langer duren.

Meestal zijn andere vormen van therapie niet nodig, al zal voetzorg in fasen van opflikkering van de symptomen van PMR zeer welkom zijn: goede voetverzorging en comfort staan dan voorop.

3.3 Dermatomyositis

3.3.1 Wat is dermatomyositis?

Myositis komt van myos (= spier) en -itis (= ontsteking). Bij myositis gaat het om ontstekingen van spieren. De ontsteking bij dermatomyositis ontstaat in een periode van weken tot maanden in met name de spieren en de huid (derma = huid). Dit ziektebeeld is een typische auto-immuunziekte: vermoedelijk worden de ontstekingen in de spieren veroorzaakt door een verstoorde afweerreactie. Normaal gesproken zorgt het afweersysteem er met antistoffen en afweercellen voor dat alles wat niet in het lichaam thuishoort, wordt opgespoord en verwijderd. Bij dermatomyositis ziet het afweersysteem de bloedvaatjes in huid en spieren aan voor lichaamsvreemde stoffen. Dit is een ziekte waarbij het immuunsysteem zich tegen eigen weefsel keert. De ontsteking treft vooral de kleine bloedvaatjes. De verschijnselen doen zich meestal het eerst voor in of op de huid. Gelijktijdig of later kunnen de spieren meedoen. De spieren in bovenarmen en -benen kunnen zwak en pijnlijk worden, aan beide lichaamszijden in ongeveer dezelfde mate.

Soms wordt voor deze reumatische ontstekingsziekte de afkorting 'DM' gebruikt, maar dat is erg verwarrend, aangezien dit ook de veelvuldig gebruikte afkorting van Diabetes Mellitus is.

De verschijnselen die zich voordoen bij dermatomyositis zijn huidproblemen, spierzwakte, vaak spierpijn, een algemeen gevoel van malaise en soms ook koorts.

Dermatomyositis begint meestal met de huid. Specifieke huidverschijnselen betreffen rood-blauwe plekken op de knokkels, knieën of ellebogen, die door een teveel aan vocht gezwollen kunnen zijn (ook wel 'papels van Gottron' genoemd): een rode verkleuring van de huid die op karakteristieke wijze over het lichaam verspreid is en een rood-violetachtige verkleuring en soms zwelling van de oogleden. Geen van deze drie verschijnselen hoeft altijd aanwezig te zijn.

Gelijktijdig of later kunnen de spieren meedoen. Als eerste ontstaan meestal klachten in de spieren van het bekken en de bovenbenen en van schouders en bovenarmen. Dit merken mensen bijvoorbeeld doordat ze moeite krijgen met traplopen, fietsen en met tillen van zwaardere voorwerpen. De keel- en slikspieren kunnen ook verzwakken, wat kan leiden tot moeilijk slikken of regelmatig verslikken.

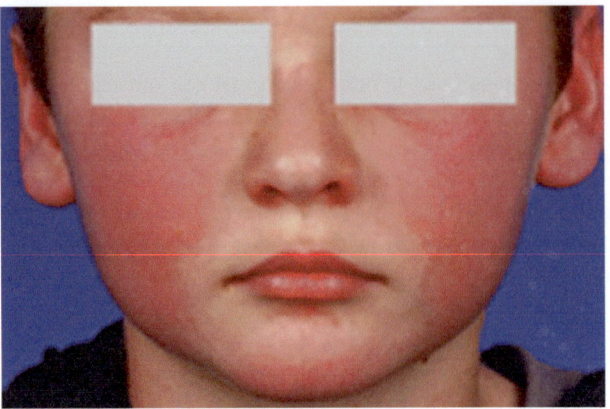

Figuur 3.2 Ontsteking in het gezicht

De zwakte kan gering zijn en nauwelijks klachten geven, maar kan ook ernstig worden en zich uitbreiden naar andere spieren. Pijn doet zich vooral voor bij het aanspannen van spieren. Soms is er tegelijkertijd pijn in de gewrichten.

Er is een verhoogde kans op een ontsteking van het longweefsel met last van droge hoest of kortademigheid.

Er is steeds meer kennis over de antistoffen die een rol spelen bij het ontstaan van myositis. In wetenschappelijk onderzoek wordt ook gezocht naar erfelijke factoren die mogelijk bij myositis een rol spelen. Sommige specifieke genen komen vaker voor bij bepaalde vormen van myositis. Zowel van erfelijke als omgevingsfactoren is nog niet precies duidelijk welke invloed ze hebben op het ontstaan van myositis.

Bij kinderen heet dit ziektebeeld juveniele dermatomyositis (JDM) en wijkt het op enkele punten af van dermatomyositis bij volwassenen. Bij JDM ontstaat de ontsteking vooral in de spieren en de huid (zie fig. 3.2), in een periode van weken tot maanden. Hoeveel last kinderen hebben van de ziekte, hangt voor een groot deel af van de aanwezigheid van kalkneerslagen (calcinosis, onderhuidse afzetting van kalk langs spieren) en contracturen (vastzittende gewrichten, ook wel een dwangstand van gewrichten genoemd).

JDM begint meestal sluimerend met algehele malaise, spierpijn, soms ook met koorts. Kenmerkend voor JDM zijn: rozerode bultjes, meestal op knokkels, ellebogen, knieën, enkels (zie fig. 3.3) of gezicht; soms uitgezette bloedvaatjes onder de nagelriemen.

De huidproblemen ontstaan soms al weken voor de ontstekingsverschijnselen van de spieren maar soms juist daarná. De spierontsteking veroorzaakt spierzwakte en snelle vermoeibaarheid. Kinderen met JDM hebben vaak de meeste klachten over zwakte in de spieren rond de schouder- en bekkengordel. Soms hebben zij moeite met slikken of kauwen. Een enkele keer zijn er geen spierklachten, alleen huidafwijkingen.

De chronische vorm van JDM kan veel schade kan toebrengen aan de spieren.

Heel zelden komt er bij JDM vaatontsteking voor in organen als hart, longen en darmen.

Een klein aantal kinderen met JDM heeft last van een onderhuidse afzetting van kalk langs de spieren (calcinosis) in een lichaamsdeel of over uitgebreidere delen van het lichaam. Die kan tot bewegingsbeperking en soms tot pijn leiden. Door de spierontsteking zo snel mogelijk te behandelen, kan calcinosis zoveel mogelijk worden voorkomen. Op dit moment wordt ervan uitgegaan dat de ziekte nog enigszins actief is bij de aanwezigheid van calcinosis; dan moet met een hogere dosis afweeronderdrukkende medicijnen worden behandeld.

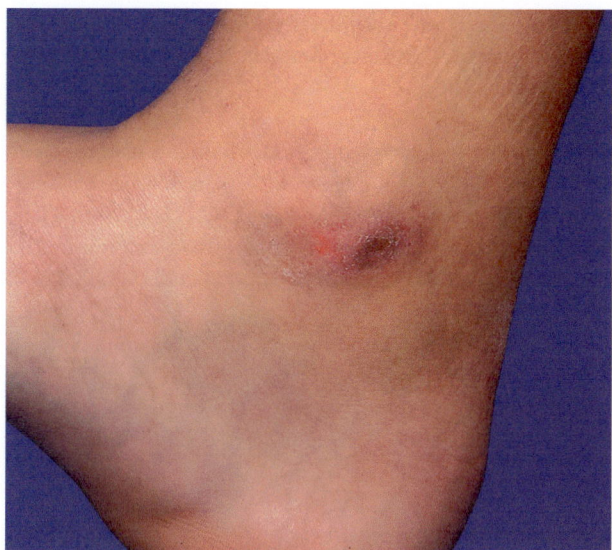

◘ **Figuur 3.3**   Huidaandoening rond de malleolus

Contracturen (dwangstand van gewrichten) komen vaak voor bij JDM. Contracturen kunnen ontstaan door zwakte van spieren aan een kant van een gewricht, bijvoorbeeld de voetheffers, die aan de voorzijde van het onderbeen lopen. De balans met de spieren aan de andere kant (de kuitspieren) raakt verbroken, waardoor deze kuitspieren die normaal krachtig zijn, verkorten. De mogelijkheden om bewegingen in het gewricht te maken (in dit geval het enkelgewricht) worden minder dan normaal; er kan dan een spitsvoet ontstaan.

Contracturen kunnen door de fysiotherapeut worden behandeld.

3.3.2   Wie krijgt dermatomyositis?

Dermatomyositis komt zowel voor bij volwassenen als kinderen. Deze ziekte ontstaat in Nederland jaarlijks bij ongeveer 3 op 100.000 mensen en kan zich op alle leeftijden openbaren.

(Juveniele) Dermatomyositis komt vooral voor bij kinderen tussen de vier en vijftien jaar en bij volwassenen op middelbare leeftijd. In Nederland wordt de diagnose JDM per jaar bij ongeveer vijf kinderen gesteld. Bij meisjes komt JDM twee keer zo vaak voor als bij jongens. Meestal begint JDM tussen het vierde en zevende jaar of tussen het twaalfde en vijftiende jaar.

3.3.3   Behandeling en prognose

De behandeling van dermatomyositis bestaat uit afweeronderdrukkende medicatie, meestal prednison, soms in combinatie met methotrexaat, pijnstillers indien nodig en fysiotherapie, om spieren zoveel mogelijk soepel en op kracht te houden. Andere specialisten die naast de reumatoloog betrokken zijn bij de behandeling van dermatomyositis, zijn de revalidatie-arts, dermatoloog, internist en neuroloog. Voor het ondersteunen of behouden van allerlei lichaamsfuncties zijn mogelijk paramedici betrokken zoals de ergotherapeut, fysiotherapeut, logopedist, diëtist en podotherapeut.

Bij lokale uitingen van calcinosis kan een operatie soms helpen. Soms komt de kalkneerslag terug op dezelfde plaats. Behandelen van calcinosis over het hele lichaam kan soms met bepaalde medicatie: bisfosfonaten.

Er zijn drie vormen van JDM:
- JDM met een monocyclisch verloop: de ziekte begint acuut, er zijn heftige klachten tijdens een eenmalige episode en na behandeling van ongeveer twee jaar blijft de ziekte 'rustig';
- JDM met een polycyclisch verloop: de ziekte komt tot rust na behandeling van minimaal twee jaar, soms kan de medicatie worden gestopt. Na verloop van tijd vlamt de ziekte echter weer op;
- chronisch remitterende JDM: de ziekte blijft in meer of mindere mate actief en er is steeds medicatie nodig.

Het verloop van JDM verschilt van persoon tot persoon. Na intensieve behandeling komt er meestal een fase dat de ziekte niet actief is ('in remissie').

Bij een aantal patiënten blijft de ziekte in remissie, ook als er niet meer behandeld wordt. Bij anderen echter wordt de ziekte na verloop van tijd weer actief. En bij sommigen lukt het helemaal niet om de ziekte op non-actief te krijgen. De spierkracht herstelt niet altijd helemaal nadat de ziekte tot rust is gekomen.

Als aan het begin van de ziekte beter te voorspellen is hoe de ziekte gaat verlopen, kan de behandeling daar mogelijk op worden aangepast. Dit is helaas nu nog niet mogelijk, maar er lopen internationale studies die meer zicht hierop proberen te krijgen.

De prognose van volwassenen met dermatomyositis is afhankelijk van de complicaties aan andere weefsels en organen die kunnen optreden.

3.4 Lage rugpijn of 'spit'

Pijn in de onderrug onderscheiden we in acute, plotseling optredende lage rugpijn en langer bestaande, chronische lage rugpijn. In de meeste gevallen blijkt echter dat er geen ernstige afwijkingen zijn, maar dat er een 'verkeerd' samenspel is tussen spieren, gewrichten en zenuwen. Slechts in 16 %, zo blijkt uit recent onderzoek, is sprake van een reumatische aandoening zoals axiale spondylartropathie of de ziekte van Bechterew (zie ►H. 2).

In de meeste gevallen zal een combinatie van pijnstillers, maar vooral oefeningen doen en gedoseerd bewegen, de rugklachten enorm kunnen terugdringen. Een ander goed advies is om niet langdurig in dezelfde houding te zitten, de dagelijkse dingen gewoon te blijven doen en stress te vermijden. Vaak geen gemakkelijke adviezen voor wie rugpijn heeft, maar het helpt in veel gevallen wel!

De termen 'spit' of 'ischias' zijn ouderwetse termen voor een plotseling, acuut optredende rugpijn. Ischias, ook wel ischialgie, betekent letterlijk pijn aan de 'nervus ischiadicus'. Dit is de langste zenuw in ons lichaam, die vanuit de lendenwervelkolom via de bil door het been tot in de voet loopt. Bij ischias is de zenuw geïrriteerd. Dit kan leiden tot uiteenlopende klachten in het gehele verloop van de zenuw: van lage rugklachten tot krachtuitval, tintelingen en prikkelingen in de voet.

Ischias ontstaat wanneer de zenuw ontstoken raakt of wanneer er te veel druk op de zenuw staat. Soms is een te grote spanning van de diepe bilspier (= musculus piriformis) daarvan de oorzaak, waardoor de nervus ischiadicus bekneld raakt. Dit wordt ook wel het *piriformissyndroom* genoemd.

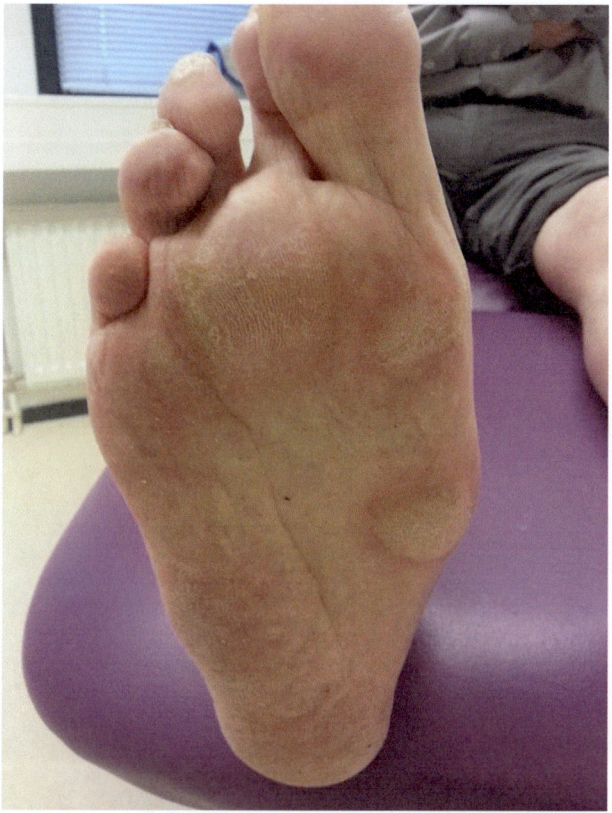

Figuur 3.4 Knobbels in de plantaire fascia bij een man met de ziekte van Ledderhose

Een andere oorzaak van ischias is een standsafwijking van de lage rug of het bekken. Met name bij een vernauwing van het wervelkanaal (= stenose) of een verschuiving van een wervel ten opzichte van een andere wervel (= spondylolisthesis).

Ischias zonder diepere oorzaak zal binnen zes weken herstellen.

Lage rugpijn, spit of ischias vallen niet onder de reumatische aandoeningen.

3.5 Ziekte van Ledderhose

De ziekte van Ledderhose wordt ook wel fibromatosis plantaris fascialis genoemd. Dit ziektebeeld is als eerste beschreven door de Duitse arts Georg Ledderhose, vandaar de naam.

De ziekte van Ledderhose is een aandoening waarbij in het bindweefsel onder de voet (fascia plantaris) verhardingen optreden, zoals die bij de ziekte van Dupuytren aan de hand voorkomt. De verschijnselen zijn vergelijkbaar: er komen knobbels op de peesplaat van de voetzool (fig. 3.4 en 3.5). Deze knobbels zijn onschuldig en van zichzelf niet pijnlijk, maar door het lopen op de knobbels ervaart de patiënt wel pijn. De knobbels kunnen operatief worden weggehaald, maar vaak geven de littekens meer pijn dan de knobbels zelf. Knobbeltjes die in de pezen onder de tenen voorkomen kunnen tijdelijk voor kramp zorgen. Hetzelfde proces kan in de handen, met name bij ringvinger, pink en in de handpalm voorkomen.

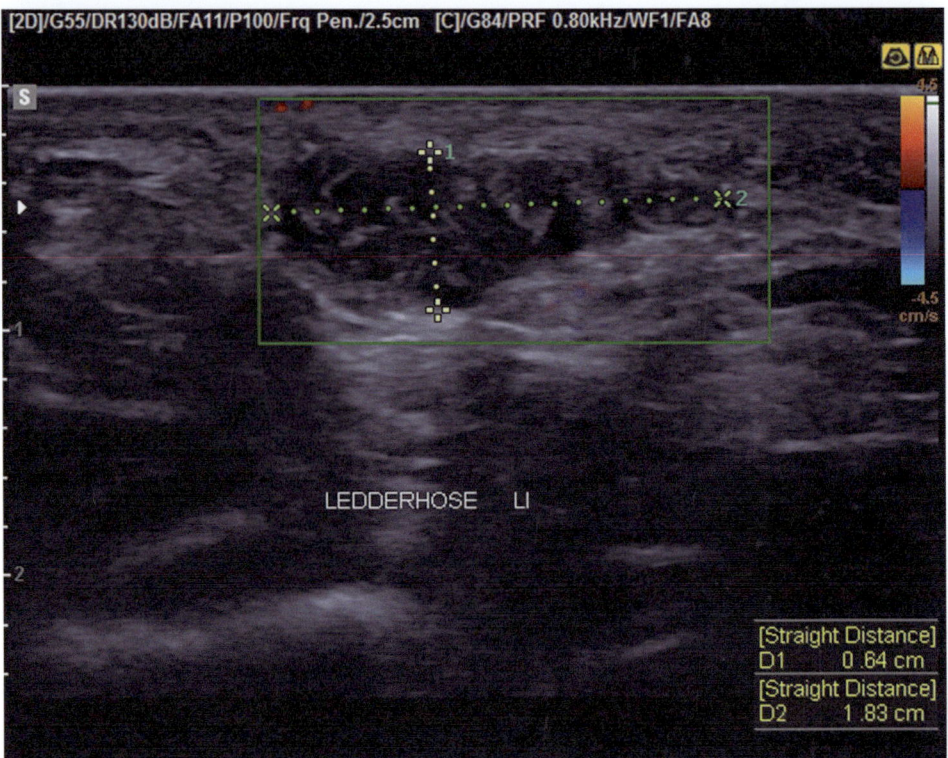

◘ **Figuur 3.5**   Diagnostische echografie van de ziekte van Ledderhose

De knobbels in pezen kunnen leiden tot een dwangstand (= contractuur) in een gewricht. Hierdoor ontstaat bewegingsbeperking. Dit kan in de voet, leiden tot een veranderde afwikkeling van de voet, met allerlei klachten in de voet of in de enkel, knie, heup of rug tot gevolg.

De meeste Ledderhose-patiënten hebben de meeste pijn aan hun voeten als ze 's morgens uit bed stappen. Kramp en kortstondige pijnscheuten zijn de meest voorkomende klachten, maar die verdwijnen snel na wat gelopen te hebben. De meeste patiënten leren ermee leven en komen tot het besluit om zich niet te laten opereren. Klachten met pijn zonder vorming van verhardingen zijn overigens meestal te wijten aan een andere veel vaker voorkomende aandoening van de peesplaat onder de voet: fasciitis plantaris.

De therapie voor de ziekte van Ledderhose is in eerste instantie conservatief: goede schoenen, extra schokdemping en aangepaste zolen waarbij de knobbels drukvrij gelegd worden helpen in veel gevallen prima. Wel is het zo dat de knobbels soms groter en soms kleiner worden of dat er knobbels bijkomen. In dat geval zal een aangepaste zool per direct aangepast moeten worden.

Bij ernstige klachten kan een operatie overwogen worden, alhoewel dit niet zal leiden tot volledige genezing. De knobbels, waarschijnlijk een erfelijke 'fout', blijven terugkomen.

3.6 · Peesontsteking of tendinitis

term	uitleg
tendopathie	ziekelijke (degeneratieve) veranderingen in het peesweefsel zelf
tendinitis	ontstekingsachtige veranderingen in het peesweefsel
tendovaginitis	ontstekingsreactie in de buitenste laag (membrana fibrosa) van de peesschede
entesiopathie, enthesitis of insertietendopathie	aanhechtingspijn: ontsteking in het aanhechtingsgebied van de pees in het bot

Tabel 3.1 Veelvoorkomende peesaandoeningen

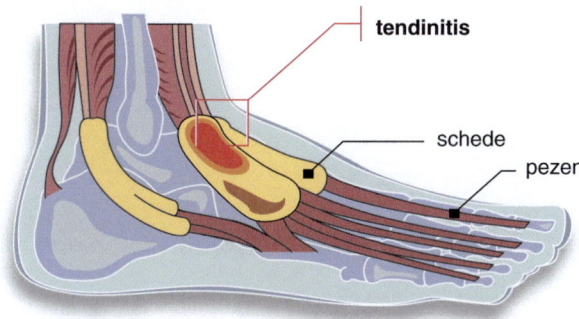

Figuur 3.6 Tendinitis

3.6 Peesontsteking of tendinitis

Er bestaan verschillende chronische aandoeningen van de pees en de pees-spierverbindingen (tab. 3.1). Meestal gaat het daarbij om degeneratieve (ziekelijke) veranderingen (slijtage) van het peesweefsel. Chronische overbelasting is een belangrijke oorzaak. Daarnaast is er in elke pees een zone met mindere doorbloeding. Dit is in een normale situatie, zonder (over)belasting, meer dan voldoende om de pees gezond te houden. Maar bij grote belasting, bijvoorbeeld door sport of fysiek zwaar werk is er juist in dit gebied een grote kans op het ontstaan van ziekelijke veranderingen, ook wel degeneratie genoemd. Gevolg is een peesontsteking of tendinitis (fig. 3.6). Bij een chronische degeneratie zonder ontstekingsverschijnselen spreken we van tendinosis (fig. 3.7). In het geval van tendinosis ontstaan zelfs 'gaten' of holtes in de pees, waardoor de sterkte van de pees enorm achteruit gaat. Daardoor lijkt er dan 'ineens' een scheuring in de pees te ontstaan. Dat er dan al weken, of soms al maanden een degeneratief proces aan de gang was, is door de patiënt niet opgemerkt of, zoals bij veel sporters het geval is, genegeerd.

Voor het beoordelen van peesklachten gebruiken we een indeling in zes stadia (zie tab. 3.2).

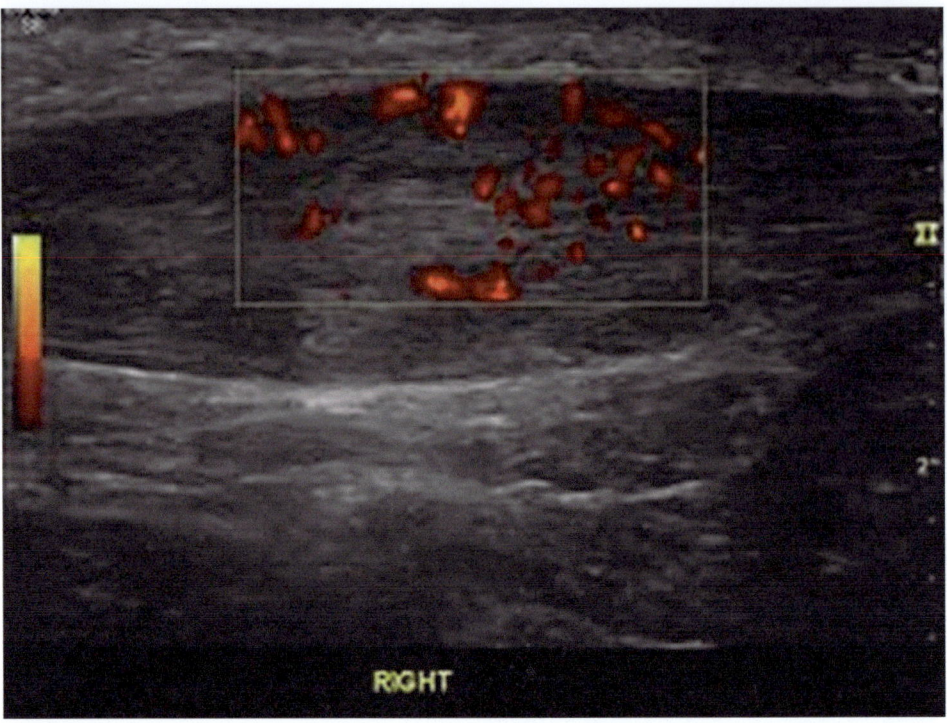

◘ **Figuur 3.7** Echografie van een tendinosis, met kleine zichtbaar nieuwe vaatjes in het ontstekingsgebied: neovascularisatie

◘ Tabel 3.2	Indeling in stadia van peesklachten
stadium	omschrijving klacht(en)
1	lichte gevoeligheid, vooral na zware inspanning; verdwijnt na enkele uren
2	matige pijn aan het begin van een activiteit; de klachten blijven langer aanwezig dan in stadium 1
3	er blijft pijn bestaan tijdens inspanning; de pijn is wel dragelijk en voelt aan als een doffe, zeurende pijn
4	de pijn is zo ernstig dat de prestaties eronder lijden; normaal functioneren is niet mogelijk
5	de pijn is voortdurend en zeer hinderlijk aanwezig; ook in rust is er pijn
6	de hevige pijn maakt bewegen en zich inspannen absoluut onmogelijk; er kan een 'spontane' scheuring van het peesweefsel optreden

Met name reumatoïde artritis, maar ook andere vormen van ontstekingsreuma gaat gepaard met peesproblemen, met name tendinitiden.

In de voet komen tendinitis van de achterste scheenbeenspier (m. tibialis posterior) en van de achillespees het meeste voor. In de voetzool is vaker sprake van een ontsteking van de aanhechting van de spierfascie, het bindweefselomhulsel. Deze 'fasciitis plantaris' geeft een pijnlijke voetzool, vaker ter hoogte van de hiel dan van de bal van de voet.

Oorzaken kunnen zijn:
- afwijkende voetvorm, bijvoorbeeld door een onderliggende reumatische aandoening, of een andere, niet-reumatische aandoening;
- overbelasting, door sport of werk;
- verkeerde schoenen, niet passend bij de voetvorm.

Voor de behandeling van dit soort klachten aan de voet is een verwijzing (of advisering) voor een consult bij de podotherapeut de aangewezen weg. De podotherapeut zal met behulp van de juiste aanpassingen in de schoen proberen de normale anatomie zo veel mogelijk te herstellen. Is dit niet mogelijk – en in het geval van een reumatische oorzaak is dit natuurlijk het geval – dan zal de podotherapeut proberen de klacht zodanig te behandelen dat de patient met zo weinig mogelijk pijn kan lopen. Gezien het progressieve karakter van reumatische aandoeningen vraagt dit om een regelmatige begeleiding en bijstelling van de ingestelde therapie.

De algemene behandeling van peesletsels bestaat uit zo vroeg mogelijk ingrijpen. Gedoseerde rust, aangepaste lichamelijke belasting, fysiotherapie en eventueel medicatie kunnen ervoor zorgen dat de klachten verdwijnen. De behandelaar zal altijd op zoek moeten gaan naar de onderliggende oorzaak.

3.7 Bursitis of slijmbeursontsteking

Op iedere plaats waar een peesstructuur over een harde onderlaag loopt, kan een slijmbeurs worden gevormd. Een slijmbeurs beschermt de pees tegen te grote wrijvingen.

Er worden twee typen slijmbeurzen onderscheiden:
- De oppervlakkige of subcutane bursae (fig. 3.8): deze liggen tussen de huid en een pees en ontstaan meestal pas na de geboorte ten gevolge van wrijving of frictie;
- De diepe bursae (fig. 3.9): deze liggen tussen een pees en bot als een soort 'stootkussen' en zijn meestal al voor de geboorte aanwezig.

Per lichaamshelft komen gemiddeld 78 diepe slijmbeurzen voor. Het aantal oppervlakkige slijmbeurzen verschilt per persoon, maar er kunnen er in potentie meer dan 100 ontstaan. In principe zien we ze nooit, omdat ze pas zichtbaar worden als ze ontstoken zijn. Een ontstoken slijmbeurs kan het gevolg zijn van een reumatische aandoening.

Naar oorzaak is onderscheid te maken tussen traumatische bursitis of slijmbeursontsteking en infectieuze bursitis of slijmbeursontsteking.

3.7.1 Traumatische bursitis of slijmbeursontsteking

Dit is een aseptische of steriele bursitis. Dat wil zeggen dat er geen micro-organismen in het spel zijn die de bursitis veroorzaken. De oorzaak ligt in een (herhaald) trauma, waardoor de slijmbeurs continu aan druk of wrijving onderhevig is.

Dit veroorzaakt een chronische aseptische bursitis. De oorzaak is dan eveneens een herhaald (micro)trauma. Door het dragen van een schoen met een nauwe hakomsluiting bijvoorbeeld kan de bursa subcutanea calcanea posterior, de slijmbeurs tussen de huid en de achillespees ter hoogte van de bovenste rand van het hielbeen of de bursa (retro)calcanea (de slijmbeurs, die tussen de achillespees en het hielbeen zit), ontstoken raken. Dit uit zich in een

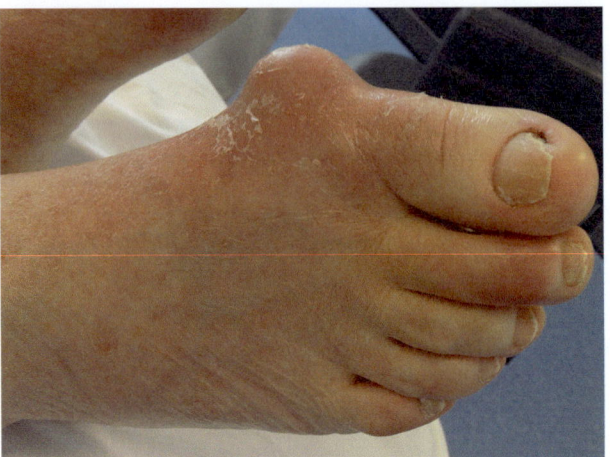

Figuur 3.8 Oppervlakkige bursitis

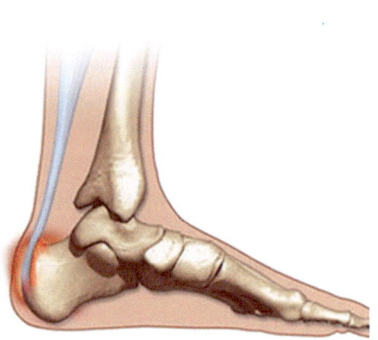 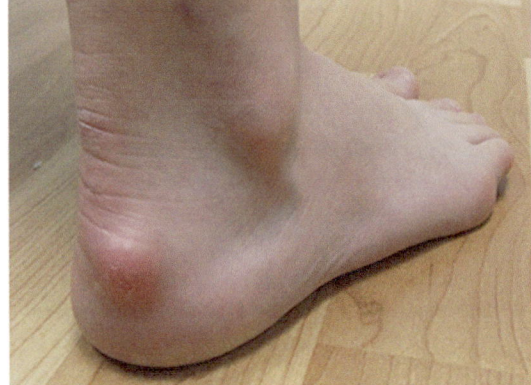

Figuur 3.9 Retrocalcaneale bursitis

pijnlijke hiel, net ter hoogte van de schoenrand. Meestal is er een zwelling zichtbaar, die rood en warm is. De oplossing lijkt simpel: adviseer de patiënt de hiel te ontlasten door andere schoenen te gaan dragen. In sommige gevallen is de chronische ontsteking dermate ernstig en langdurig dat niets meer lijkt te helpen. Een operatieve verwijdering van de ontstoken slijmbeurs blijft dan als enige oplossing over.

De tweede vorm van traumatische bursitis is de acute bursitis. Deze wordt veroorzaakt door een eenmalig trauma. Dit komt nogal eens voor bij oudere mensen. De bursa is dan met bloed gevuld, pijnlijk en gezwollen. In dit geval moet de behandelend arts beslissen tussen ingrijpen of afwachten terwijl de ontstoken bursa wordt ontlast. Actief ingrijpen kan op twee manieren gebeuren: door via een punctie de bursa leeg te zuigen, óf met een kleine operatieve ingreep, waarbij de bursa in z'n geheel wordt verwijderd.

3.7.2 Infectieuze bursitis of slijmbeursontsteking

Ook kan een infectieuze bursitis ontstaan doordat een micro-organisme, een bacterie, virus of schimmel, zich nestelt in een slijmbeurs. Dit kan ontstaan via de directe weg (bijvoorbeeld na een injectie met een niet-steriele naald, waarbij de bursa is aangeprikt), maar ook door verspreiding via lymfebanen in de omgeving.

Een reumatische, meestal ten gevolge van overbelasting ontstane bursitis kan voorkomen bij mensen met reumatoïde artritis. De voorkeursplaatsen (de plaatsen waar de aandoening zich bij voorkeur openbaart, ofwel het meeste voorkomt) zijn:
- de elleboog (bursa olecrani);
- de hiel (bursa subtendinea achilles);
- onder de kopjes van de middenvoetsbeentjes (met name CM2,3 en/of 4).

Ook als gevolg van jicht kan soms een bursitis ontstaan. De voorkeursplaatsen bij deze patiënten zijn ook de elleboog (bursa olecrani) en de voor-onderzijde van de knie (bursa prepatellaris).

Leesadvies

Bijlsma JWJ, Lems WF, Wildervanck-Dekker CMJ. Reumatologie. 2ᵉ geheel herziene druk. Uitgeverij Bohn Stafleu van Loghum; 2015. ISBN 978-90-368-0611-4.

Websites
- www.reumanederland.nl.
- www.gezondheidsnet.nl.
- www.zorgkaartnederland.nl.
- www.reade.nl.

Artrose

Margreet van Putten

Samenvatting

Artrosis deformans of artrose is een veelvoorkomende aandoening en bovendien een complicatie van met name ontstekingsreuma. De discussie of artrose nu wel of geen reumatische aandoening is, wordt veel gevoerd. Gezien de vele schade door bepaalde reumatische aandoeningen aan gewrichten, staan we in dit boek en in dit hoofdstuk wél uitgebreid stil bij artrose.

4.1 Inleiding – 52

4.2 Klachten en symptomen – 54

4.3 Diagnostiek – 57

4.4 Behandeling van artrose – 58
4.4.1 Conservatieve behandeling – 58
4.4.2 Operatieve therapieën – 62

Leesadvies – 64

© Bohn Stafleu van Loghum is een imprint van Springer Media B.V., onderdeel van Springer Nature 2020
M. van Putten en E. Huijbrechts, *Voeten en reuma*, https://doi.org/10.1007/978-90-368-2378-4_4

4.1 Inleiding

Artrosis deformans wordt gedefinieerd als een chronische irreversibele degeneratie van het gewrichtskraakbeen. Artrose ontstaat doordat er meer gewrichtskraakbeen (= hyalien kraakbeen) verloren gaat dan het lichaam kan produceren. Gevolg daarvan is dat de schokdempende laag in een gewricht (grotendeels) verdwijnt. Dit leidt tot steeds meer toenemende aantasting van het bot, dat net onder of naast het aangetaste hyaliene kraakbeen ligt: het subchondrale bot. Door de toenemende belasting op dit bot, zonder de bescherming van het hyaliene kraakbeen, wordt het subchondrale bot dikker; op een röntgenfoto is dat zichtbaar als een dikke witte rand.

Op oudere leeftijd kan artrose geleidelijk op gaan treden zonder een duidelijke oorzaak, als een gevolg van de veroudering. In deze fase is de ziekte meestal mono-articulair (= één gewricht) of oligo-articulair (= het betreft slechts twee tot vier gewrichten), maar het kan ook gegeneraliseerd (= in bijna alle gewrichten) voorkomen (= poly-articulair). Dit wordt primaire of idiopathische (= oorzaak is onbekend) artrose genoemd.

Artrose komt in minder dan 5 % van de gevallen voor bij jongere personen. Dat kan als gevolg van een predisponerende aandoening zijn (= een bestaande aandoening die maakt dat iemand eerder artrose krijgt dan normaal), zoals beschadiging van het gewricht door een trauma (bijvoorbeeld na een ongeluk, waarbij een gewricht ernstig beschadigd is), door een aangeboren ontwikkelingsstoornis van een gewricht (bijvoorbeeld heupdysplasie) of door een onderliggende systemische ziekte, zoals reuma, obesitas of diabetes.

De noodzaak van vroegdiagnostiek van een veelvoorkomend reumatisch ziektebeeld als reumatoïde artritis is daarvoor van groot belang. Immers, tijdig starten met de juiste, gerichte medicatie geeft een verwachte daling van 40–50 % van gewrichtsschade ten opzichte van mensen die pas gediagnosticeerd worden in een (te) laat stadium. Met name artrose aan de kleine voetgewrichten (DIP-, PIP- en vooral MTP-gewrichten; ◘fig. 4.1) kan in hoge percentages voorkomen worden. Niet alleen medicatie is daar verantwoordelijk voor, ook vroegtijdige aandacht voor de voeten is belangrijk. Het voordeel van de juiste voetzorg en aandacht voor de juiste afwikkeling van de voeten door individueel aangepaste zolen is reeds vanaf 2007 meer dan voldoende wetenschappelijk onderbouwd. Toch hebben veel mensen met RA geen voetzorg gekregen.

Artrose op volwassen of middelbare leeftijd kan ook ontstaan als gevolg van zwaar fysiek werk of sportblessures in het verleden. In al deze gevallen spreken we van secundaire artrose. Soms begint secundaire artrose al op aanzienlijk jongere leeftijd, vooral ten gevolge van obesitas en sportletsels. Wetenschappers benadrukken dat het tegengaan van secundaire artrose op basis van een reumatische aandoening meer aandacht moet krijgen.

Artrose komt voornamelijk voor in de gewrichten van de handen, voeten, enkels, knieën, heupen, schouders en nek. Iedereen boven de zestig jaar heeft meestal wel een röntgenologisch waarneembare mate van primaire artrose (◘fig. 4.2). Daarbij is het van belang om te weten dat de schade soms op een röntgenfoto ernstiger lijkt dan er in werkelijkheid klachten zijn. Echter, het kan ook andersom zijn: de patiënt heeft veel pijnklachten terwijl de röntgenfoto niet heel erg afwijkend is.

Primaire artrose lijkt een erfelijke ziekte te zijn, maar de erfelijkheid varieert wel per gewricht. Zo lijkt heupartrose voor ongeveer 50 % erfelijk te zijn, maar van knieartrose is de erfelijkheid veel minder, namelijk 10–30 %. Gegeneraliseerde artrose (in vrijwel alle gewrichten) lijkt niet erfelijk te zijn.

4.1 · Inleiding

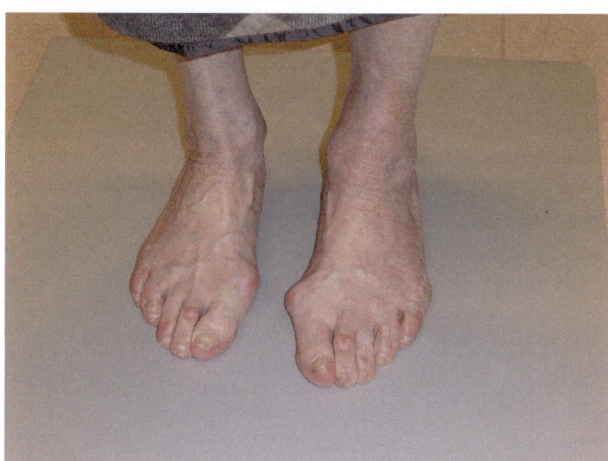

◘ **Figuur 4.1** Artrose van alle MTP-gewrichten en tenen

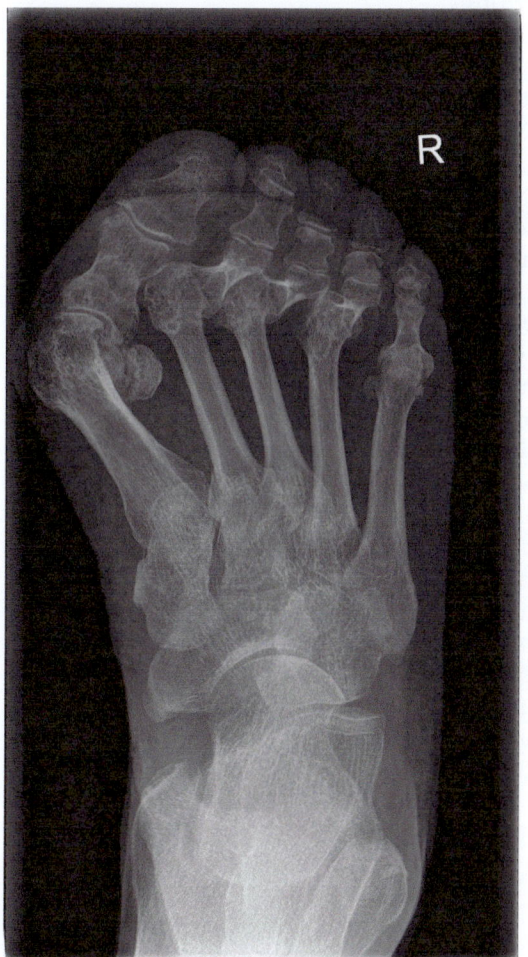

◘ **Figuur 4.2** Röntgenfoto met typische kenmerken van artrose

Op basis van gemeten huisartsenregistraties, kwam er in 2000 in Nederland bij ongeveer 257.400 personen boven de 55 jaar artrose van de heup voor. Artrose van de knie kwam in Nederland voor bij ongeveer 335.700 personen boven de 55 jaar. Het Rijksinstituut voor Volksgezondheid en Milieu (RIVM) verwacht dat het aantal personen met artrose in 2020 met ongeveer 38 % zal zijn toegenomen. Dit betekent dat artrose een voor de hele bevolking progressief ziektebeeld is en bedreigend voor een steeds groter aantal mensen. Een verkeerde leefstijl lijkt daar een belangrijke rol in te spelen. Gezonde voeding en regelmatig matig intensief bewegen worden gepropageerd als de beste preventie van het ontstaan van artrose.

4.2 Klachten en symptomen

Artrose wordt gekenmerkt door pijn tijdens beweging van het aangedane gewricht en door een stijf of stram gevoel. Het gewricht is vooral stijf na een tijdje niet bewegen, zoals 's ochtends. Deze ochtendstijfheid duurt veel korter, meestal maar enkele minuten, dan de ochtendstijfheid bij mensen met reumatoïde artritis.

Verder kunnen ernstig aangedane gewrichten een krakend gevoel geven (= crepitatie) dat we kunnen omschrijven als het knisperen van lopen in verse sneeuw. Crepitatie moeten we niet verwarren met het vacuüm trekken van gewrichten, wat een scherp knakkend geluid kan geven. Sommige mensen hebben dit als ze door de knieën zakken of met opzet hun vingers overstrekken. Het 'knakkende geluid' is overigens in de meeste gevallen volstrekt onschuldig.

Een ander symptoom van artrose is de groei van osteofyten (= puntvormige 'haakjes' van botweefsel) op de grens van het aangetaste bot en kraakbeen. Soms is dit zelfs zichtbaar, zoals op de voetrug ter hoogte van het grote teengewricht (= MTP1-gewricht). Dergelijke osteofyten geven een bewegingsbeperking van het betreffende gewricht. In het geval van het MTP1-gewricht spreken we dan van een hallux limitus (= gelimiteerde = beperkte beweeglijkheid in het grote teengewricht; ◘fig. 4.3). Een hallux limitus wil zeggen dat de gewenste 60 graden dorsaalflexie, om normaal te kunnen lopen, niet gehaald wordt. Zodra de beweeglijkheid in het MTP1-gewricht onder de 5 graden dorsaalflexie komt, is er vrijwel geen beweeglijkheid meer mogelijk en is de benaming hallux rigidus (= rigide = stijf gewricht; ◘fig. 4.4).

Een typisch symptoom van wat langer bestaande artrose in een gewricht is de vorming van kapselchondromen. Dit zijn bolletjes van kraakbeen, die zich hechten aan de binnenzijde van een gewrichtskapsel. Deze chondromen ontstaan door het slijten van het hyaliene kraakbeen. Afgestoten schilfers kraakbeen hechten zich aan de binnenzijde van het kapsel en ontwikkelen zich daar tot soms knikkergrote balletjes. Op zich zijn kapselchondromen niet pijnlijk, maar ze kunnen wel de beweeglijkheid van een gewricht beperken. Soms zitten ze gewoonweg letterlijk in de weg. Kapselchondromen komen vooral voor in grote gewrichten, waar ruimte is om te groeien, bijvoorbeeld in het knie-, heup- of schoudergewricht.

4.2 · Klachten en symptomen

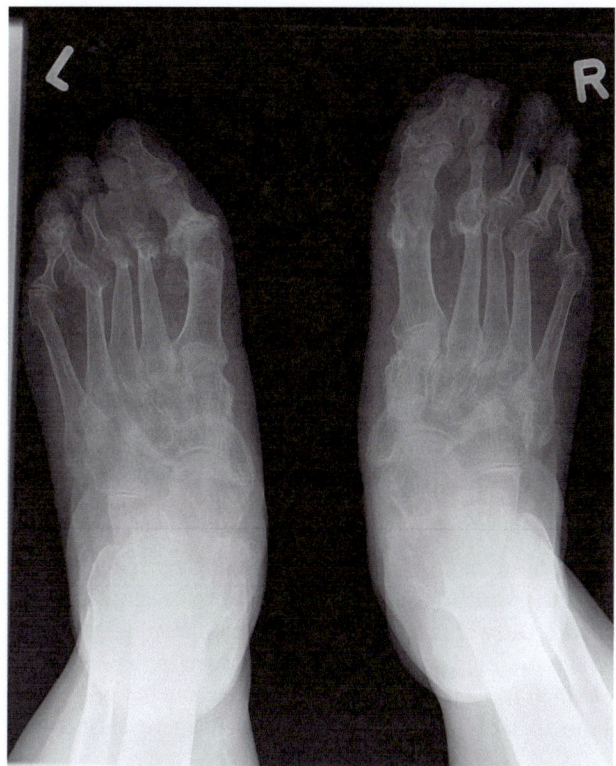

■ **Figuur 4.3** Hallux limitus

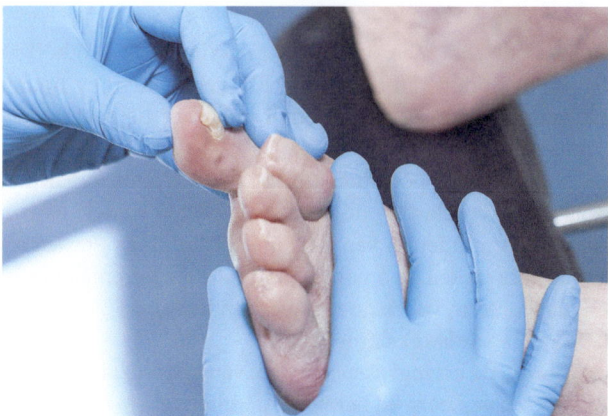

■ **Figuur 4.4** Hallux rigidus

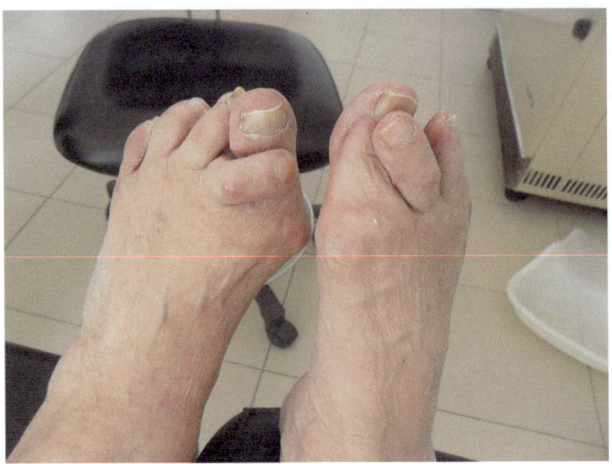

Figuur 4.5 Standsafwijkingen ten gevolge van RA en artrose

Door het verlies van hyalien kraakbeen en de toenemende belasting op botweefsel en weke delen kan rondom het aangedane gewricht een ontstekingsbeeld ontstaan. Naast pijn kan zwelling in het gewricht ontstaan. Dit wordt hydrops ofwel vochtophoping genoemd. Hierdoor neemt de pijn in het gewricht toe, omdat de vrije zenuwuiteinden in de weke delen rondom het gewricht onder druk komen te staan. Gevolg is dat de normale beweeglijkheid van het gewricht afneemt, ook wel functio laesa genoemd (= verminderde gewrichtsbeweeglijkheid).

Ten gevolge van artrose ontstaat er naast de bewegingsbeperking soms een standsverandering van het gewricht (fig. 4.5). Dit tast niet alleen de beweeglijkheid in het gewricht aan, maar ook neemt de artrose toe vanwege de verkeerde en toenemende belasting in het gewricht.

Bij artrose van de handen en voeten ontstaan hierdoor vaak verdikkingen (= noduli) in de PIP- en DIP-gewrichten, dit worden de noduli van Bouchard (PIP-gewrichten) en noduli van Heberden. (DIP-gewrichten). Overigens komen beide noduli ook voor bij reumatoïde artritis zonder dat sprake is van artrose.

Een typische vorm van artrose, die vaker bij pedicures optreedt, is de artrose van het basisgewricht van de duim als gevolg van overbelasting door het eelt snijden en vele frezen. Door de pijn gebruikt de pedicure de duim minder en kan de duimmuis dunner worden als gevolg van spieratrofie. Afwisselen van technieken, een goede handvaardigheid en aandacht voor de juiste werkhouding kunnen dit probleem voorkomen of verminderen.

Risicofactoren voor het ontstaan van (secundaire) artrose zijn:
- verkeerde leefstijl; dit lijkt tegenwoordig de belangrijkste oorzaak van artroseklachten, die op steeds jongere leeftijd speelt. We eten verkeerd en bewegen te weinig.
- ontstaan van beschadigde gewrichten door bijvoorbeeld sportletsels;
- overgewicht speelt een belangrijke rol bij artrose van knieën, heupen en enkels;
- chronische overbelasting of verkeerde belasting door verkeerde houding; daarbij gaat het om belastingen waarbij iemand snel geneigd is om bepaalde delen van het lichaam vast te zetten, zoals bij fysiek zware arbeid of intensief sporten.
- het vrouwelijk geslacht; vrouwen ontwikkelen tweemaal zo vaak artrose als mannen.

- erfelijkheid; artrose treedt bij iedereen in meer of mindere mate op, maar de snelheid waarmee dat gebeurt, is in een bepaalde mate erfelijk. In zeldzame gevallen is vroegtijdige artrose een ziekte die dominant overerft. Dominante overerving wil zeggen, dat maar een van de twee ouders een genetische aanleg voor artrose hoeft te hebben om dit door te geven aan de kinderen.
- ontstekingsreactie; artrose ontstaat ook door ontstekingsreacties van het lichaam. Een ontstekingsreactie versnelt de afbraak van gewrichtskraakbeen. De meest voorkomende ontstekingsziekte is reumatoïde artritis.

4.3 Diagnostiek

Artrose wordt in eerste instantie gediagnosticeerd aan de hand van het klinische beeld. Dit betekent dat een goede anamnese moet worden afgenomen met daarna een onderzoek naar de functie van het pijnlijke gewricht. In het klinisch onderzoek is aandacht voor:
- anamnese: gericht op uitvragen van de pijnklachten en andere klachten van artrose, zoals bewegingsbeperking;
- inspectie: zijn er veranderingen zichtbaar aan het gewricht;
- palpatie: voelen naar zwelling, warmte en pijn;
- het grote belang van functieonderzoek: zijn er beperkte bewegingsuitslagen?
- ganganalyse: hoe loopt de patiënt? Wordt het aangedane been of de aangedane voet symmetrisch belast of is sprake van een kortere belasting? Meestal zal pijn een verkorte belasting geven, wat leidt tot een antalgische gang (= pijnontwijkend lopen);
- extra onderzoeken als drukmetingen tijdens het gaan of specifieke testen zoals pijnmeting.

Voor het volledig klinisch onderzoek van de voeten wordt verwezen naar ►H. 7.
Bij twijfel kunnen extra beeldvormende onderzoeken worden uitgevoerd:
A. Een röntgenfoto maken om de diagnose artrose te bevestigen. Op de röntgenfoto is de verminderde kraakbeendikte indirect af te leiden uit de botuiteinden die te dicht opeen liggen; het kraakbeen zelf is op een röntgenfoto niet te zien. Daarnaast kunnen door artrose osteofyten ontstaan, botuitsteeksels en -haken aan de randen van de gewrichtsvlakken. Deze zijn op een röntgenfoto wel te zien. Er zal doorgaans een foto onder belasting worden gemaakt, dus bij artrose aan de knieën en bij artrose van de heup, zal een foto worden gemaakt van een staande patiënt. Een bijzondere vorm van röntgendiagnostiek is de CT-scan (CT = computer tomografie), waarbij de gewrichtsschade in 'plakjes' bekeken kan worden. Deze vorm van röntgenonderzoek is gedetailleerder, maar ook veel duurder dan de gewone röntgenfoto.
B. Soms wordt een MRI-scan gemaakt. MRI staat voor Magnetic Resonance Imaging oftewel beeldvorming door magnetische resonantie. Dit is een gedetailleerdere vorm van beeldvorming dan de röntgenfoto. Met een MRI kan de radioloog figuurlijk een gewricht in plakjes snijden en zo de schade aan kraakbeen in detail bekijken. Deze vorm van onderzoek is wel erg duur en zal alleen ingezet worden bij grote twijfel over de röntgenfoto.
C. In de grote gewrichten (enkel, knie, heup) kan een kijkoperatie of artroscopie worden uitgevoerd om het kraakbeen van dichtbij te bekijken. Een artroscopie is een vorm van minimale chirurgie, waarbij een artroscoop of kijkbuis in het gewricht wordt gebracht

via een kleine incisie (= sneetje) door het gewrichtskapsel naar de gewrichtsholte. Via een tweede incisie wordt nog een klein instrument ingebracht, met een lampje aan het einde om voldoende zicht te kunnen hebben in het gewricht. Tevens kan hierdoor lucht of vloeistof worden ingespoten, om meer ruimte te creëren voor de chirurg om in het gewricht 'rond te kijken'. Nadeel daarvan is wel dat het gewrichtskapsel daardoor enigszins opgerekt wordt. Dit heeft tijd nodig om te herstellen na deze operatie. Door de artroscoop kunnen eventueel losliggende deeltjes of flarden van kapot kraakbeen worden weggezogen uit het gewricht.

Wetenschappelijk onderzoeker Outerbridge heeft vastgesteld dat er vier stadia van artrose te onderscheiden zijn, vast te stellen via een artroscopie (zie ◘tab. 4.1)

4.4 Behandeling van artrose

De behandeling van artrose is onder te verdelen in conservatieve en operatieve behandeling. Vrijwel altijd wordt eerst gestart met conservatieve maatregelen. Als die na enige tijd onvoldoende helpen, zal gekeken worden of een invasieve of chirurgische behandeling ingezet kan worden.

Genezing van artrose bestaat niet.

4.4.1 Conservatieve behandeling

De niet-operatieve of conservatieve behandeling van artrose heeft twee belangrijke hoofddoelen: pijn verlichten en bestrijden pijn en de functie van gewrichten behouden. Conservatieve behandeling richt zich ook op leefstijlverbetering, in de vorm van meer bewegen en gezonder eten. Immers, hoe sterker de botten en spieren en hoe gezonder het gewricht is, hoe minder kans op artrose.

Bewegingsadvies

Rust roest en dat geldt zeker voor mensen met artroseklachten. Omdat artrose niet te genezen is en steeds vaker bij relatief jonge mensen optreedt, is het belangrijk om in beweging te blijven. Inactiviteit van het aangedane gewricht resulteert in meer stijfheid en meer pijn, bovendien kan atrofie van de betrokken spiergroepen ontstaan. Ook van belang is het feit dat kraakbeen gevoed wordt door de stroming van de gewrichtssmeer of synovia. Door de druk van het bewegen in een gewricht, kunnen voedingsstoffen en zuurstof doordringen in de kraakbeencellen. Bij een zittend leven schiet deze normale voeding tekort en zal kraakbeen eerder degenereren en artrose veroorzaken.

In beweging blijven is dan ook van groot belang, vooral door fysieke activiteiten met een lage explosiviteit en daarmee een lage piekbelasting van het aangedane gewricht. Bijvoorbeeld zwemmen, wandelen of fietsen bij artrose van de voeten, heup of knie. Bij ernstige stijfheid, bewegingsbeperking of spieratrofie kan fysiotherapie of oefentherapie Cesar of Mensendieck zinvol zijn.

In 2017 zijn Beweegrichtlijnen vastgesteld om het risico op artrose, maar ook op chronische ziekten als diabetes, hart- en vaatziekten, en depressieve symptomen en, vooral bij ouderen, botbreuken te verlagen.

4.4 · Behandeling van artrose

Tabel 4.1 Stadia van kraakbeenschade volgens Outerbridge (fig. 4.6a–d)

stadium	wat is er zichtbaar
0	Dit is normaal kraakbeen: mooi glanzend, melkwit en glad hyalien kraakbeen.
1	Dit is de eerste fase van artrose: kraakbeen wordt zacht en begint minder schokdemping te geven. Typisch is de zichtbare zwelling op de aangetaste plekken in het kraakbeen.
2	In deze fase treden de eerste zichtbare scheurtjes op, kleiner dan 1,5 cm. De scheurtjes lopen nog niet door tot op het subchondrale bot.
3	De scheurtjes worden grotere scheuren, in ieder geval groter dan 1,5 cm. De scheuren lopen door tot op het subchondrale bot.
4	De scheuren zijn dusdanig groot in deze fase, dat het subchondrale bot op die plaatsen volledig zichtbaar wordt. Er vormen zich gaten in het kraakbeen.

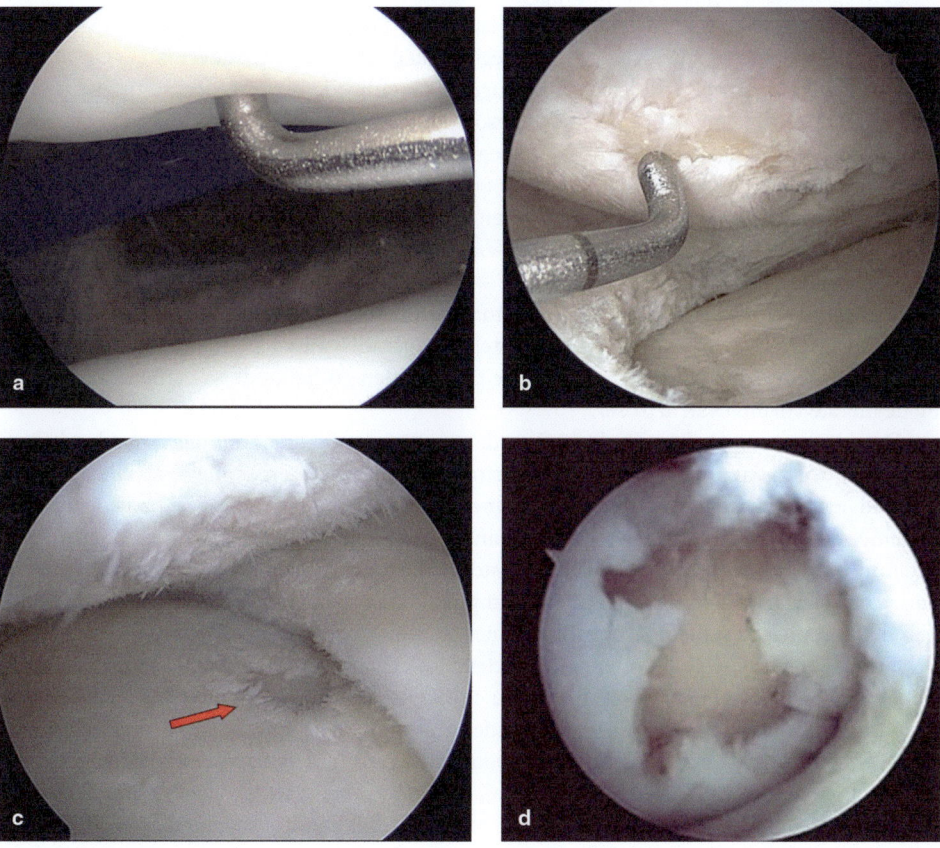

Figuur 4.6 (a) t/m (d): de vier stadia van Outerbridge in beeld

De beweegrichtlijn voor volwassenen en ouderen is als volgt:
- Bewegen is goed, meer bewegen is beter.
- Doe minstens 150 minuten per week aan matig intensieve inspanning, verspreid over diverse dagen. Langer, vaker en intensiever bewegen geeft extra gezondheidsvoordeel.
- Doe minstens tweemaal per week spier- en botversterkende activiteiten, voor ouderen gecombineerd met balansoefeningen.
- En: voorkom veel stilzitten.

Voor kinderen van vier tot achttien jaar geldt de volgende beweegrichtlijn:
- Bewegen is goed, meer bewegen is beter.
- Doe minstens elke dag een uur aan matig intensieve inspanning. Langer, vaker en intensiever bewegen geeft extra gezondheidsvoordeel.
- Doe minstens driemaal per week spier- en botversterkende activiteiten.
- En: voorkom veel stilzitten.

De beweegrichtlijnen geven aan hoeveel minimaal bewogen moet worden. De positieve effecten van bewegen werken volgens een stijgende lijn. Dat betekent dat meer bewegen altijd beter is. Het maakt niet uit of dat meer bewegen vaker, langer of intensiever is.

Een advies dat voor iedereen geldt, ongeacht leeftijd, is om minder te zitten. Veel en langdurig zitten lijkt namelijk negatieve gezondheidseffecten te hebben. Deze effecten worden minder zwaar naarmate je meer beweegt, maar je moet heel veel boven het minimum bewegen als je de effecten echt teniet wilt doen. Daarom adviseren de beweegrichtlijnen ieder mens zich bewust te zijn van zijn zitgedrag en stilzitten te verminderen of te minimaliseren.

Voedingsadviezen

Overgewicht is een beïnvloedbare risicofactor voor artrose en geeft vergrote belasting op het gewricht. Daarom wordt bij overgewicht sterk aangeraden naast bewegen ook af te vallen. Deze gecombineerde aanpak vermindert de pijnklachten en behoudt en verbetert de functie bij de meeste vormen van artrose.

De meningen zijn echter verdeeld over de vraag of voeding kan bijdragen aan het behandelen van een ziekte in het algemeen en artrose in het bijzonder. Immers, afvallen lijkt een goed advies. Het is echter ook bekend dat mensen in 95 % van de gevallen na een succesvol lijkende gewichtsvermindering, toch weer aankomen.

Anderzijds is er in de laatste jaren wel steeds meer aandacht voor de rol van voeding bij gewrichtsklachten. Voeding hebben we nodig als brandstof. Vooral koolhydraten en vetten zijn de leveranciers voor deze onmisbare energie. Maar voor het goed functioneren van het lichaam, zijn allerlei stoffen nodig die het lichaam niet zelf aanmaakt. Stoffen zoals vitaminen, mineralen, essentiële vetzuren en essentiële aminozuren. Het voedingspatroon is in de loop der jaren sterk veranderd. We krijgen minder eiwitten, vezels en vitamines binnen en juist veel meer suiker en vet. Het Rijksinstituut voor Volksgezondheid en Milieu (RIVM) geeft aan dat voeding een duidelijke rol kan spelen bij het voorkomen van (ernstige) chronische aandoeningen. Inmiddels zijn veel artsen het ermee eens dat een uitgebalanceerd en gevarieerd dieet belangrijk is voor een algehele goede conditie. Specifiek om artrose te voorkomen, geeft een gezonde voeding een verminderde kans op het achteruitgaan van het kraakbeen en pijn in de gewrichten.

Kort samengevat is gezonde voeding en een gezonde leefstijl een sterke aanbeveling om artrose te voorkomen of langdurig uit te stellen.

Medicatie

De meest gebruikte vorm van conservatief behandelen van artrose bestaat uit pijnbestrijding met behulp van geneesmiddelen. Doorgaans wordt met paracetamol begonnen, tot een maximumdosering van 4 gram per dag voor volwassenen. Wanneer dat niet volstaat dan wordt een pijnstiller in combinatie met een ontstekingsremmer (= NSAID = Non Steroid Anti Inflammatoir Drug) voorgeschreven zoals ibuprofen of diclofenac. De ontstekingsremmende werking van NSAID's is gunstig als sprake is van irritatie of ontsteking van en rond het gewricht. Let wel: NSAID's hebben soms heftige bijwerkingen (maag- en darmproblemen) en kunnen ook de werking van bloedverdunners verstoren. NSAID's zouden dan ook alleen op advies van een arts moeten worden ingenomen.

Voor sterkere pijnmedicatie is de huisarts verantwoordelijk. Eventueel kan de huisarts verwijzen naar de pijnpolikliniek in het ziekenhuis. Op deze pijnpoli's werken pijnspecialisten (anesthesisten) en andere professionals, zoals psychologen, arbeidsdeskundigen en paramedici samen om een zo goed mogelijke pijnbehandeling voor mensen met chronische pijn te kunnen realiseren.

Er is steeds meer bewijs dat vitamine D een gunstige werking op de gevolgen van artrose heeft, met name bij overgewicht. Vitamine D vermindert de pijn, waardoor bewegen 'gemakkelijker' wordt. Dit heeft niet alleen een gunstig effect op artrose, maar werkt ook mee aan het voorkomen van osteoporose. Echter, alleen als er een door de (huis)arts vastgesteld tekort is aan vitamine D zal dit werken.

Naast de reguliere medicijnen worden er ook vaker alternatieven voor pijnmedicatie gepropageerd. Meest bekend en gebruikt zijn glucosamine en chondroïtine:

Glucosamine is sinds 2005 in Nederland geregistreerd als niet-receptplichtig geneesmiddel ter verlichting van pijnklachten bij artrose van de knie, dit ondanks de zwakke wetenschappelijke bewijsvoering. Aangezien glucosamine in principe een lichaamsbekende stof is treden er zelden bijwerkingen op bij het gebruik ervan. Glucosamine is een natuurlijke stof in ons lichaam. Het is een combinatie van een eiwit met een suiker, genaamd aminosuiker, dat in hoge concentraties voorkomt in de structuren van onze gewrichten. Het menselijk lichaam produceert glucosamine-6-fosfaat en gebruikt dit voor de opbouw van het kraakbeen. Het stimuleert de vorming en het herstel van gewrichtskraakbeen. Op deze basis wordt verondersteld dat toediening van glucosamine helpt bij het herstel van kraakbeen en de behandeling van gewrichtsslijtage (artrose). Echter, tot op heden is er geen bewijs dat dit middel werkzaam zou zijn. Aangezien het hier gaat om een in principe lichaamseigen stof én omdat er toch mensen zijn die menen baat te hebben bij deze tabletten, geldt hier: 'baat het niet, dan schaadt het ook niet'.

Dit geldt min of meer ook voor het middel chondroïtine. Chondroïtine is een meervoudige suiker (= polysacharide), die van nature voorkomt in verschillende typen bindweefsel, zoals kraakbeen, bot, huid, pezen, en ligamenten. Het speelt ook een rol bij de stevigheid van het kraakbeen.

Niet vergeten mag worden dat in het alternatieve circuit, of liever gezegd het meer natuurlijke circuit, ook andere middelen naar voren komen als natuurlijke ontstekingsremmers en pijnstillers. Wetenschappers zijn erg enthousiast over de vloeibare vorm van de groenlipmossel, dit lijkt de krachtigste en veiligste natuurlijke ontstekingsremmer die we nu kennen. De groenlipmossel wordt in een speciale grot in Nieuw-Zeeland gekweekt. Hier wordt veel onderzoek naar gedaan en de resultaten zijn hoopgevend voor de toekomst. Dit geldt ook voor het Oosterse (verse) kruid curcumine (in de Nederlandse keuken beter bekend als kurkuma) en het zwartebesblad. Tevens zijn de pijnstillende en ontstekingsremmende eigenschappen van visoliesupplementen in onderzoek.

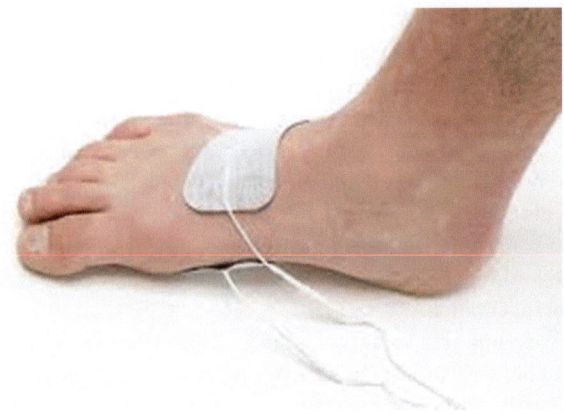

□ **Figuur 4.7** Toepassing van TENS-therapie op de voet

De tijd zal leren of deze middelen een goede vervanging kunnen worden van medicatie bij artrose, waardoor er veel minder of zelfs geen bijwerkingen meer te verwachten zijn.

TENS

Een bij pijnlijke gewrichten veelgebruikte, niet-invasieve en niet schadelijke therapie is de TENS. TENS is een afkorting voor de term Transcutane Electro Neuro Stimulatie. Hierbij worden zwakke elektrische stroompjes door de huid heen (transcutaan) gegeven, die de zenuwen (neuro) kunnen beïnvloeden of stimuleren, om de pijn te verminderen. TENS kan de pijn verminderen, maar neemt de oorzaak van pijn niet weg. Voordeel van dit apparaatje is dat mensen dit thuis zelf kunnen toepassen (□fig. 4.7).

4.4.2 Operatieve therapieën

Veel mensen met artrose worden toch uiteindelijk geopereerd. Daarvoor heeft de orthopedisch chirurg verschillende opties. De meest voorkomende ingrepen bij mensen met pijnlijke artrose zijn het vastzetten van het artrotische gewricht (= artrodese) of het vervangen van het aangedane gewricht door een kunstgewricht (= artroplastiek).

Een artrodese aan reumatische voeten wordt meestal uitgevoerd bij ofwel het MTP1-gewricht (□fig. 4.8), ofwel het onderste spronggewricht of bij meerdere gewrichten in de achtervoet. Dit laatste wordt een triple-artrodese genoemd. Voordeel van een artrodese is dat de pijn, na genezing van de operatie, verdwenen is. Nadeel is dat de beweeglijkheid in het vastgezette gewricht nul graden zal zijn. Dit betekent dat een compensatie gemaakt moet worden onder de schoen om alsnog te kunnen afwikkelen in de voorvoet. Dit is een afwikkelbalk. Voor nadere informatie over schoenen en schoenaanpassingen verwijzen we naar ►H. 8.

Bij een aantal gewrichten is het inmiddels mogelijk een ernstig aangetast gewricht dat veel pijnklachten geeft te vervangen door een kunstgewricht (= artroplastiek). Dit gebeurt vooral bij de knie en de heup, maar tegenwoordig kunnen ook MTP-gewrichten worden vervangen. Het MTP1-gewricht vervangen is in die zin lastiger dan een knie of heup vervangen, dat er in het MRP1-gewricht ook altijd een vorm van torsie (= draaiing van de voet) wordt

4.4 · Behandeling van artrose

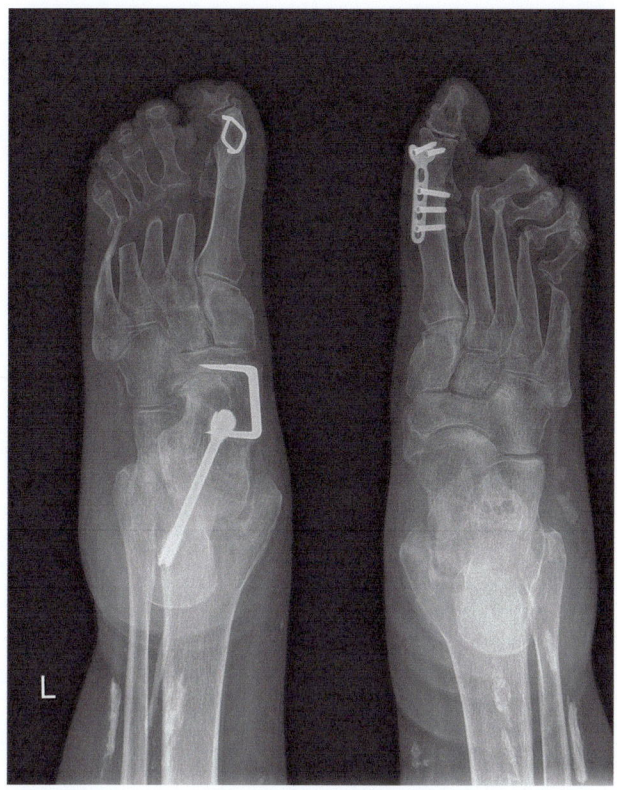

Figuur 4.8 Artrodese in zowel achtervoet als MTP1-gewricht

uitgevoerd, waardoor het kunstgewricht zich in de loop van de tijd gemakkelijker loswrikt. Bij een knie of heup is dat niet zo, waardoor deze kunstgewrichten vaak langdurig heel goed functioneren

De slagingskans van een dergelijke operatie is zeer groot (in de orde van 99 %) maar de complicaties, die gelukkig zelden voorkomen, kunnen soms ernstig zijn. Daarbij komt dat een kunstgewricht een gemiddelde levensduur heeft van vijftien jaar, waarna het moet worden vervangen. Een kunstgewricht vervangen kan soms wel, maar vindt dan wel plaats in een ongunstigere uitgangssituatie. Daarom wordt het plaatsen van een kunstgewricht bij voorkeur uitgesteld tot na het 65^e levensjaar.

Nieuwe techniek: gewrichtsdistractie

Het Universitair Medisch Centrum Utrecht doet onderzoek naar gewrichtsdistractie van de knie als nieuwe methode om artrose te behandelen. De botuiteinden uit het kniegewricht worden zes weken lang uit elkaar gehouden. De resultaten zijn hoopgevend, het kraakbeen herstelt zich en houdt zich goed gedurende een korte termijn (tot twee jaar). De langetermijneffecten worden nu onderzocht.

Leesadvies

Bijlsma JWJ, Lems WF, Wildervanck-Dekker CMJ. Reumatologie. 2ᵉ geheel herziene druk. Uitgeverij Bohn Stafleu van Loghum; 2015. ISBN 978-90-368-0611-4.

Websites
- www.reumanederland.nl.
- www.artrosezorg.nl.
- www.poly-artrose.nl.
- www.zorgkaartnederland.nl.
- www.reade.nl.

Reuma maar dan anders...

Margreet van Putten

Samenvatting

In dit hoofdstuk bespreken we enkele reumatische ziektebeelden die wel belangrijk zijn voor de voetzorgprofessionals, maar niet in ▶H. 1 t/m 4 uitgebreid aan de orde zijn gekomen. Het gaat om de volgende ziektebeelden: acuut reuma, jicht, pseudojicht, osteoporose en reactieve artritis.

5.1 Acuut reuma – 67
5.1.1 Wat is acuut reuma? – 67
5.1.2 Wat zijn de klachten en symptomen? – 67
5.1.3 Wie krijgt acuut reuma? – 67
5.1.4 Behandeling en prognose – 67

5.2 Jicht – 68
5.2.1 Wat is jicht? – 68
5.2.2 Wie krijgt er jicht? – 68
5.2.3 Klachten en symptomen van jicht – 70
5.2.4 Behandeling van jicht – 71

5.3 Pseudojicht – 72
5.3.1 Wat is pseudojicht? – 72
5.3.2 Klachten en symptomen – 73
5.3.3 Behandeling en prognose – 73

5.4 Osteoporose – 73
5.4.1 Wat is osteoporose? – 73
5.4.2 Klachten, symptomen en diagnose – 75
5.4.3 Behandeling en prognose – 76

© Bohn Stafleu van Loghum is een imprint van Springer Media B.V., onderdeel van Springer Nature 2020
M. van Putten en E. Huijbrechts, *Voeten en reuma*, https://doi.org/10.1007/978-90-368-2378-4_5

5.5	**Reactieve artritis** – 77	
5.5.1	Wat is reactieve artritis? – 77	
5.5.2	Klachten en symptomen – 77	
5.5.3	Behandeling en prognose – 78	

Leesadvies – 79

5.1 Acuut reuma

Acuut reuma valt onder de auto-immuun ziekten: het immuunsysteem valt de eigen lichaamscellen aan.

5.1.1 Wat is acuut reuma?

Een heel ander ziektebeeld dan reumatoïde artritis is acuut reuma. Zoals de naam al zegt is dit een acute aanval van gewrichtsontstekingen als gevolg van een bepaalde bacterie. Meestal is dit een bacterie uit de streptokokkengroep A. Deze bacterie komt vaak voor en veroorzaakt bijvoorbeeld keelinfecties.

5.1.2 Wat zijn de klachten en symptomen?

Mensen met acuut reuma voelen zich erg ziek. Ze hebben hoge koorts en hebben acute gewrichtsklachten van de grote gewrichten (enkel – knie – schouder). Opvallend daarvan is dat de gewrichtsklachten verspringen: bijvoorbeeld eerst een acute ontsteking, met zwelling en roodheid van de enkel rechts, daarna de linker elleboog, gevolgd door de rechterknie. Daar zit geen vast patroon in, behalve dat de ontstekingen verspringen van gewricht naar gewricht.
Er kunnen complicaties optreden van acuut reuma:
- hartklachten, met name ontsteking van een hartklep of van het hartzakje;
- complicaties van het zenuwstelsel met spierverzwakking en verminderde coördinatie van armen en benen.

5.1.3 Wie krijgt acuut reuma?

Door de goede antibiotica en goede hygiëne komt acuut reuma steeds minder vaak voor in Nederland. Wel is dit onder vluchtelingen en asielzoekers een ziektebeeld dat regelmatig nog voorkomt en acuut reuma is daarmee terug in ons land.
Acuut reuma is typisch een kinderziekte: het komt het meeste voor tussen de vier en achttien jaar met een piek rond het achtste jaar.

5.1.4 Behandeling en prognose

De behandeling van de keelontsteking bestaat uit de juiste antibiotica. Voor de gewrichtsklachten worden meestal NSAID's voorgeschreven. Mocht er sprake zijn van complicaties, dan zal de huisarts de reumatoloog of cardioloog inschakelen bij de behandeling. Zo zal een beschadigde hartklep op oudere leeftijd hartproblemen kunnen geven, waarvoor een hartoperatie nodig is. Dan wordt een nieuwe hartklep in het hart gezet.
Acuut reuma verloopt in aanvallen en iemand kan meerdere keren een aanval van acuut reuma krijgen. Uiteindelijk genezen de gewrichtsproblemen over het algemeen zonder restverschijnselen. Ook als dit niet goed gediagnosticeerd wordt, zullen de gewrichtsklachten na ongeveer vijf tot zes maanden spontaan genezen.

Nadat iemand gediagnosticeerd is met acuut reuma, zal er gedurende langere tijd (maanden) antibiotica worden voorgeschreven, om herhalen van een aanval van acuut reuma te voorkomen. Ook zal later, bij grotere ingrepen bij de tandarts of operaties een nieuwe kuur antibiotica gestart worden om een nieuwe aanval van acuut reuma te voorkomen.

De rol van voetprofessionals bij mensen met acuut reuma is beperkt. Wel zullen zij dit beeld moeten herkennen, om daarna direct door te sturen naar de huisarts voor nader onderzoek.

5.2 Jicht

Jicht is een pijnlijke ontsteking als gevolg van een opeenhoping van gekristalliseerd urinezuur in een gewricht. In Nederland en België lijden ongeveer 350.000 mensen aan jicht. Ieder jaar komen er duizenden jichtpatiënten bij. Jicht is een reumatische aandoening, maar de klachten en symptomen lijken erg op artrose. Jicht wordt dan ook wel verward met artrose. Toch is er een groot verschil tussen jicht en artrose.

Bij jicht is sprake van een ontstekingsreactie op de plaatselijke opeenhoping van urinezuurkristallen in de gewrichten. Terwijl artrose een degeneratieve (= afbrekende) ziekte van het kraakbeen is.

5.2.1 Wat is jicht?

Jicht is een ontstekingsziekte die wordt veroorzaakt door een te hoge urinezuurspiegel. Urinezuur is een normaal afvalproduct van de eiwitstofwisseling. Het wordt gemaakt door purine, dat normaal in ons lichaam aanwezig is. Urinezuur wordt verhoogd door het eten van eiwitrijk voedsel ((orgaan)vlees, bepaalde vissoorten en peulvruchten). Het urinezuur hoopt zich op doordat de purinestofwisseling niet optimaal verloopt. Normaal gesproken lost urinezuur op in het bloed en wordt het verwerkt door de nieren. Het teveel aan urinezuur gaat op plekken in ons lichaam, waar het wat kouder en zuurder is, kristalliseren en gaat dan over van vloeibare naar vaste vorm. Bij het overgaan van vloeibare naar vaste vorm vormt urinezuur heel scherpe, naaldvormige kristallen van natriumuraat. Deze kristallen hechten zich in een gewricht of langs pezen. Dit worden jichttophi genoemd (◘ fig. 5.1). Hier reageert het immuunsysteem heel sterk op, waardoor er heel acuut een ontstekingsreactie ontstaat. Dit kan leiden tot plotselinge en heftige aanvallen van gewrichtsontstekingen. Per direct, soms letterlijk van de ene minuut op de andere, geeft dit veel pijn en de aangedane plek is gezwollen en ziet rood.

5.2.2 Wie krijgt er jicht?

Jicht komt vaker voor bij mannen dan bij vrouwen en ontstaat meestal na het veertigste levensjaar. Na het veertigste levensjaar verzuurt het lichaam in toenemende mate waardoor zuren, zoals urinezuren, steeds minder goed uit het bloed worden afgevoerd. Bij vrouwen treedt jicht vaker op na de overgang. Na de overgang kan het lichaam zich niet meer maandelijks via de menstruatie ontdoen van zure afvalstoffen en verloopt het afvoerproces van zuren op dezelfde wijze als bij mannen.

5.2 · Jicht

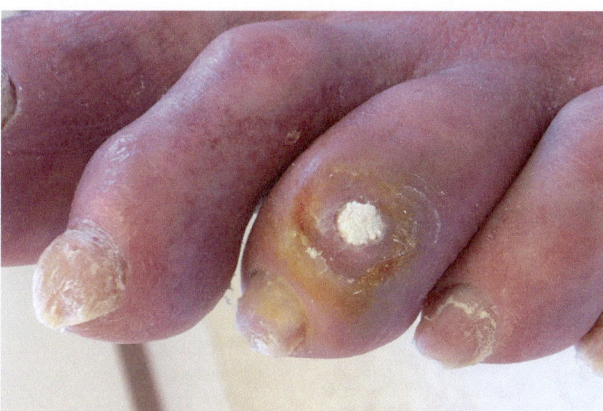

Figuur 5.1 Zichtbare jichttophi

Er zijn verschillende oorzaken van verhoging van de urinezuurspiegel:
1. verminderde nierfunctie; dit kan allerlei oorzaken hebben en is aan de specialist om dit uit te zoeken.
2. actieve psoriasis;
3. oncologische aandoeningen;
4. chemotherapie;
5. overgewicht;
6. stress;
7. alcoholgebruik;
8. aangeboren afwijking in de aanmaak van urinezuur (zeldzaam);
9. medicatie, met name plastabletten;
10. purinerijk voedsel.

Het is niet juist dat jicht alleen maar een welvaartsziekte is en voorkomt bij mensen die veel alcohol drinken en veel eten. Wel kan overmatig eten en drinken van alcohol een jichtaanval uitlokken, evenals stress. Soms is een operatie (wat altijd stress met zich meebrengt) of een andere verwonding de trigger die een jichtaanval uitlokt. Deze factoren kunnen een jichtaanval in gang zetten, maar ze zijn níet de eigenlijke oorzaak. De oorzaak is te vinden in de nieren, die het uraat (= zouten van urinezuur) vasthouden waardoor de afvoer van urinezuur niet goed verloopt.

Chronisch jicht komt voor bij drie groepen mensen:
1. Mensen die op jonge leeftijd jicht kregen en die een te hoog urinezuurgehalte in het bloed blijven houden:
   - door de nieren die te veel uraat vasthouden;
   - soms door voeding die een hoge hoeveelheid uraat/purine bevat;
   - door medicijnen zoals plaspillen;
   - door overmatig alcoholgebruik.

Vaak hebben deze mensen een hoge bloeddruk of overgewicht. Bij deze groep begint jicht meestal met acute aanvallen. Later wordt het chronisch en gaat de jicht in meerdere gewrichten zitten;

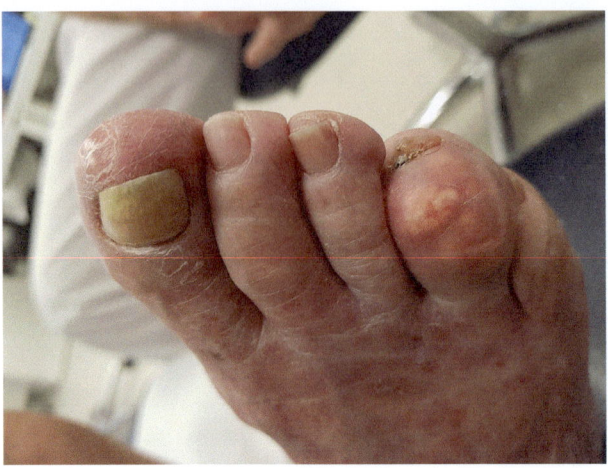
Figuur 5.2 Jichtaanval in een oudere voet

2. Ouderen die plaspillen of aspirine gebruiken en bij wie de nieren minder goed werken. De klachten ontstaan vaak geleidelijk in meerdere gewrichten. Aanvankelijk vooral in gewrichten die aangetast zijn door artrose, zoals de teengewrichten (PIP- en DIP-gewrichten = proximale en distale interphalangeale gewrichten; fig. 5.2). Daarnaast kunnen er af en toe acute jichtaanvallen optreden in één of meerdere gewrichten.
3. Een kleine groep mensen die een orgaantransplantatie hebben ondergaan en ciclosporine gebruiken. Er is een grotere kans op jicht in meerdere gewrichten als ook de nieren minder goed werken of bij gebruik van plaspillen.

Bij twee derde van de mensen met jicht gaat een eerste aanval van jicht over in een chronische vorm. Bij chronische jicht komen de ontstekingen vaker voor en in meerdere gewrichten.

Jicht lijkt soms erfelijk te zijn: in sommige families krijgen ze al rond het twintigste levensjaar jicht.

Ongeveer 30 % van alle patiënten met jicht heeft meer mensen in de familie met dit probleem. Echter, er krijgen ook mensen jicht die niet een te hoog gehalte urinezuur in hun bloed hebben.

5.2.3 Klachten en symptomen van jicht

Belangrijke voorkeursplek waar een jichtaanval als eerste ontstaat is het MTP1-gewricht van de voeten, soms op de wreef van de voet. In 75 % van alle gevallen ontstaat de eerste jichtaanval in het MTP1-gewricht (fig. 5.3). De pijn komt heel acuut op en is vaak zo heftig dat er geen sok of schoen verdragen wordt op de aangedane voet. Zelfs een laken in bed kan dan te veel pijn geven.

De jichtontstekingen kunnen zich in alle gewrichten als eerste presenteren, of na een eerste aanval zich uitbreiden naar andere gewrichten, bijvoorbeeld van de enkel, knie, vingers of pols. Ook pezen of slijmbeurzen kunnen getroffen worden door een jichtaanval.

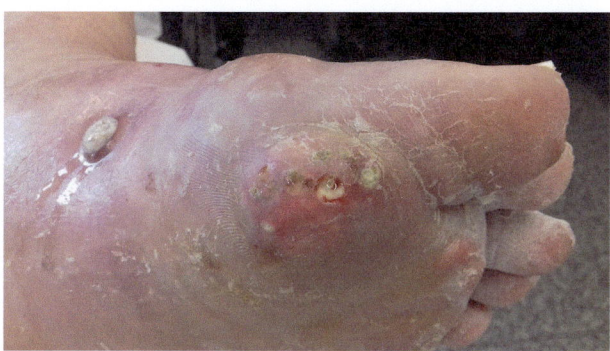

◘ **Figuur 5.3** Heftige jichtaanval rond het MTP1-gewricht

De uraatkristallen kunnen zich onder de huid ophopen tot jichtknobbels of tophi. Soms ontstaan wondjes, omdat de scherpe kristallen door de huid heen prikken. Wanneer een wondje ontstaat, worden de uraatkristallen zichtbaar en komen ze soms naar buiten als een wat dikke, krijtachtige massa. Dit is geen pus! Soms zijn bij mensen met chronisch jicht ook tofi te zien in de randen van de oorschelpen.

Mensen met jicht hebben 30 % meer kans op hart- en vaatziekten dan mensen van dezelfde leedtijd die geen jicht hebben. Dit komt deels omdat de oorzaak van jicht meestal in de nieren ligt en nierproblemen vaak gepaard gaan met hoge bloeddruk. Hoge bloeddruk geeft op zich, ongeacht de oorzaak, een verhoogd risico op hart- en vaatziekten. Echter, uit wetenschappelijk onderzoek blijkt dat ook zonder verhoogde bloeddruk mensen met jicht een verhoogd risico hebben op hart- en vaatziekten. Daarbij lijkt een stofje van het immuunsysteem, het interleukine-1 dat sterk kan toenemen bij jicht, een rol te spelen. Mensen met jicht krijgen dan ook vaak medicijnen om dit stofje te remmen.

Een andere complicatie van jicht is dat door de verminderde werking van de nieren nierstenen kunnen ontstaan, waar ook uraatkristallen inzitten.

5.2.4 Behandeling van jicht

Jicht wordt behandeld met medicijnen die de urinezuurconcentratie verminderen (bijvoorbeeld colchicine of allopurinol). Bij een acute aanval zal de pijn worden bestreden met NSAID's. Aangezien plastabletten of diuretica het urinezuur kunnen verhogen zal bekeken moeten worden of andere medicatie mogelijk is om een aangetoonde te hoge bloeddruk te laten dalen.

De behandeling van de voeten met jicht beperkt zich in de acute fase tot het beschermen van de huid, eventueel drukvrij leggen van onderhuidse tophi met als doel dat er geen wondje ontstaat. Als er een wondje is, dan zal de podotherapeut in overleg met de behandelend arts een adequate wondverzorging kunnen uitvoeren. Belangrijk is wel dat een wond als gevolg van jicht zonder behandeling van de jicht niet of heel moeizaam zal genezen. Er dient dus altijd een arts geraadpleegd te worden!

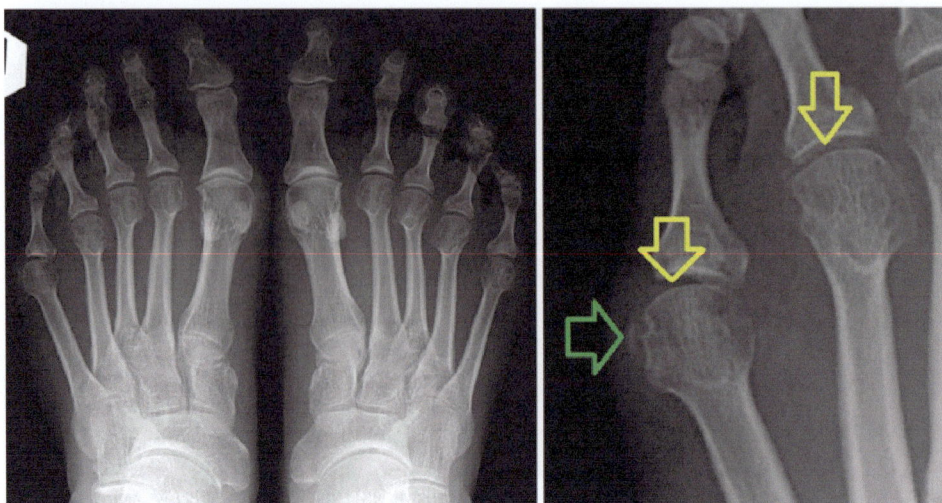

Figuur 5.4 Zichtbare chondrocalcinosis op een röntgenfoto

5.3 Pseudojicht

De naam doet vermoeden dat het hier gaat om 'nepjicht', maar dat klopt niet: pseudojicht lijkt weliswaar op jicht, maar is een totaal ander ziektebeeld.

5.3.1 Wat is pseudojicht?

De medische naam voor pseudojicht is chondrocalcinosis. Het is een aandoening van kalkrijke pyrofosfaat kristallen (= calcium pyrofosfaat = calcinosis) in gewrichten. Pyrofosfaat is een afvalproduct van kraakbeen, vandaar de naam *chondro*calcinosis. Vaak is het pyrofosfaat al jaren aanwezig en merkt de patiënt er niets van.

Op basis van een acute stress, bijvoorbeeld een heftige griepaanval of een operatie of een andere stressvolle gebeurtenis, kunnen heel acuut gewrichtsontstekingen ontstaan. Vandaar de naam pseudojicht: het acute van de aanvallen komt overeen. Het lichaam probeert ineens de kalkkristallen op te ruimen en dat veroorzaakt een heftige ontstekingsreactie. In feite is de term pseudojicht dus niet juist en wetenschappers willen hier vanaf. Toch blijft deze naam nog steeds opduiken, ook in wetenschappelijke literatuur.

De chronische vorm van chondrocalcinosis wordt veroorzaakt door langzame opeenstapeling van calciumfosfaat. Dit is niet te genezen, maar medicijnen kunnen deze stapeling wel vertragen. Chronische chondrocalcinosis komt het meest voor in de knie en de pols. Pyrofosfaat kristallen komen vooral vrij door zware belasting van het kraakbeen, omdat hierdoor de stofwisseling van kraakbeen toeneemt. Ouderen hebben vaak meer pyrofosfaatkristallen dan jongere mensen. Chronische chondrocalcinosis is daarmee een typische ouderdomsziekte (fig. 5.4).

Chondrocalcinosis kan ook ontstaan door:
- een te snel werkende bijschildklier;
- ijzerstapelingsziekte;
- een tekort aan magnesium in het bloed.

5.3.2 Klachten en symptomen

De acute chondrocalcinosis geeft klachten en symptomen van een acute ontsteking:
- veel pijn (= dolor);
- gezwollen, soms rood en vaak warm gewricht (= tumor, rubor en calor);
- minder goed kunnen bewegen (= functio laesa);
- treedt meestal op in grote gewrichten zoals de knie.

De aanval is in de eerste anderhalve dag het ergst qua klachten, maar het duurt vaak weken voordat de klachten en symptomen helemaal weg zijn. Meestal is maar één gewricht aangedaan. Soms is er kortdurend koorts.

Bij een acute aanval raken gewrichten niet aangetast. Dat is anders als vaker aanvallen van ontstoken gewrichten ontstaan. Deze zijn dan vaak minder heftig dan de acute aanval, maar er kunnen dan wel meerdere gewrichten aangedaan zijn. Bij deze chronische vorm van chondrocalcinosis kunnen gewrichten wél aangetast raken en treedt artrose op.

5.3.3 Behandeling en prognose

De behandeling van chondrocalcinosis is medicamenteus. De huisarts, of anders de reumatoloog zullen de medicijnen afstemmen op de ernst van de aandoening en de pijnklachten. Zeker bij chronische calcinosis is het verstandig om bij de reumatoloog onder behandeling te gaan.

Evenals bij jicht zullen voetzorgprofessionals een marginale rol hebben bij de behandeling van dit soort patiënten. Het is wel van belang kennis te hebben van dit soort ziektebeelden en patiënten goed te kunnen adviseren.

5.4 Osteoporose

Osteoporose is het gevolg van afgenomen botmassa en verstoring van de botmatrix, hierdoor is de botdichtheid verlaagd. Dit leidt tot een afname van de sterkte van de botten en een verhoogd risico op botbreuken met name de wervelkolom, pols, bovenarm en het bekken. Net als bij artrose is er discussie of osteoporose wel een reumatische aandoening is. Feit is wel, dat osteoporose bij mensen met een reumatische aandoening vaak op jongere leeftijd voorkomt dan bij mensen die geen vorm van reuma hebben. Mensen met een reumatische aandoening slikken vaker langdurig het medicijn prednison. Dit medicijn heeft als bijwerking dat osteoporose kan ontstaan. In dat kader wordt osteoporose in dit boek daarom toch behandeld.

5.4.1 Wat is osteoporose?

Osteoporose is een chronische aandoening van de botten. De structuur van de botten wordt poreus, het volume van de botcellen neemt af en daarmee wordt het bot minder sterk (zie ◘ fig. 5.5). Medisch gezien gaat niet alleen het aantal botcellen omlaag, maar ook de structuur van het bot wordt aangetast. Er zijn twee soorten botcellen: de osteoblasten (= botopbouwers) en de osteoclasten (= de botafbrekers). Bij gezonde mensen zijn deze cellen in

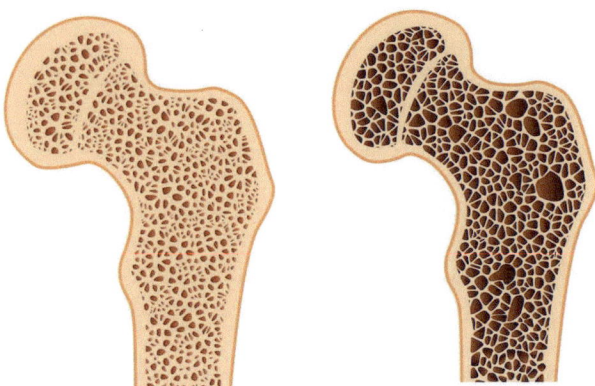

◘ **Figuur 5.5** Botdichtheid: links normaal botweefsel, rechts osteoporotisch botweefsel

evenwicht: er zijn net zoveel osteoblasten als osteoclasten actief, wat ervoor zorgt dat botten sterk zijn. Bij osteoporose is het evenwicht tussen deze cellen verstoord en nemen de osteoclasten de overhand. Tevens is het raamwerk waarin deze botcellen opgebouwd zijn minder stevig, waardoor botten sneller breken.

Tussen het twintigste en dertigste levensjaar bereiken de botten hun maximale massa (= piek-botmassa), daarna wordt de botopbouw al minder. Voor een goede botopbouw is de juiste voeding (niet te veel eiwit en suiker) met voldoende vitamine D, magnesium en calcium van belang. Ook lichaamsbeweging en sport en bij voorkeur ten minste een kwartier per dag blootstelling aan zonlicht zijn belangrijk. Tussen het veertigste en zestigste levensjaar begint de botmassa sneller af te nemen. Dit is het gevolg van toegenomen afbraak van bot door osteoclasten en verminderde botvorming door osteoblasten.

Leeftijdgebonden veranderingen in de hormoonhuishouding van mensen zijn de belangrijkste oorzaak van osteoporose. De afgenomen hoeveelheid oestrogenen na de menopauze verhoogt het risico op botverlies bij vrouwen. Botverlies bij mannen treedt vooral op vanaf het zeventigste levensjaar en komt vaker voor bij mannen met tekorten in de productie van de hormonen testosteron en oestrogeen. Een tekort aan vitamine D en een te snel werkende schildklier (= hyperthyreoïdie) komen relatief veel voor bij ouderen en kunnen bijdragen aan het ontstaan van osteoporose.

Andere zaken die kunnen bijdragen zijn verminderde lichaamsbeweging, roken, meer dan drie glazen alcoholhoudende drank per dag, langdurig gebruik van orale (= via de mond ingenomen) glucocorticoïden (bijvoorbeeld prednison, hydrocortison) en een afgenomen productie van een belangrijke groeifactor: het IGF-1 (= insuline-like growth factor).

Een van de belangrijkste oorzaken van het ontstaan van osteoporose is gebrek aan belasting: bot groeit juist goed en wordt sterk tegen verdrukking in. Langdurige bedlegerigheid vergroot de kans op osteoporose, veel zitten ook. Astronauten hebben na verblijf in de ruimte allemaal last van osteoporose. Zij moeten dan ook langzaam hun belasting weer opbouwen door een strak geprogrammeerd trainingsprogramma met toenemende belasting en oefeningen met gewichten.

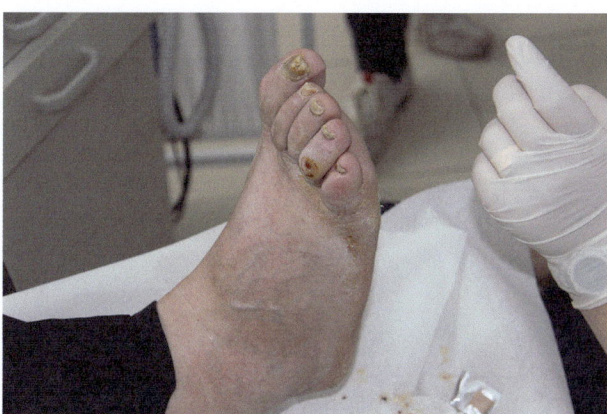

Figuur 5.6 Osteoporose en ernstige nagelafwijkingen

5.4.2 Klachten, symptomen en diagnose

Het lastige van osteoporose is dat het totaal geen klachten geeft. Iemand merkt pas dat er iets niet goed is als hij een botbreuk oploopt of als bijvoorbeeld een wervel gaat inzakken, wat rugklachten zal geven.

Deze vijf 'waarschuwingssignalen' kunnen duiden op osteoporose:
1. terugwijkend tandvlees;
   Dit veelvoorkomende verschijnsel kan meerdere oorzaken hebben. Eén daarvan is botontkalking. Zodra de kaak botweefsel begint te verliezen, kan het tandvlees gaan terugwijken.
2. zwakke en broze nagels;
   Er bestaat een verband tussen botontkalking en een slechte nagelgezondheid (fig. 5.6). Echter, er zijn meer oorzaken van broze nagels, zoals veel zwemmen, agressieve schoonmaakmiddelen of werken in de tuin.
3. krampen, spierpijn en botpijn;
   Ouderen accepteren soms te gemakkelijk dat ze lastige 'kleine' kwaaltjes hebben. Soms is dat niet terecht: spier- en botpijn wijzen vaak op een tekort aan vitamine D in het lichaam. Vitamine D is essentieel voor de opname van calcium in het botweefsel. Ook nachtelijke spierkrampen in de benen en voeten kunnen wijzen op een tekort aan magnesium en calcium: beide zijn belangrijk zijn voor de botopbouw.
4. krimpen;
   Mensen krimpen iets naarmate ze ouder worden. Dit kan een gevolg zijn van osteoporose. Met name de ruggenwervels zakken langzaam in. Dit wordt niet altijd door artsen ontdekt.
5. slechte conditie.
   Osteoporose wordt in verband gebracht met een achteruitgang van lichamelijke fitheid, spierkracht en lichaamsbalans. Ook ouderen moeten werken aan hun botgezondheid.

De symptomen van osteoporose zijn soms te zien op een röntgenfoto. Het bot toont zich 'doorzichtiger' dan normaal, gezond botweefsel, maar dit is niet altijd direct duidelijk. Osteoporose wordt daarom vastgesteld op basis van botmineraaldichtheid (= BMD) van het bot van de wervelkolom en bovenste deel van het dijbeen. Deze wordt gemeten met een speciaal röntgenonderzoek: röntgenabsorptie (Dual Energy X-ray Absorptiometry of DEXA-meting, ook als DXA afgekort). Als een BMD wordt gemeten die 2,5 keer minder is dan de gemiddelde piek-botmassa van een gezond persoon van dezelfde leeftijd en sekses, dan is dit osteoporose. Zit de meting tussen de −1 en −2,5 dan is er sprake van een voorstadium van osteoporose: osteopenie.

In Nederland is afgesproken dat iedereen boven de 55 jaar die een botbreuk oploopt, gescreend gaat worden op osteoporose.

5.4.3 Behandeling en prognose

Preventieve behandeling van osteoporose is mogelijk, maar behandeling als er al osteoporose is ontstaan bestaat niet. Voor osteoporose geldt op dit moment: *eens osteoporose = altijd osteoporose*. Dat is belangrijk, want osteoporose is erger dan het lijkt.

Bij mensen boven de 65 jaar is osteoporose de belangrijkste oorzaak van botbreuken. Bij vrouwen van 75 jaar is de hoeveelheid botmineraal gemiddeld met de helft afgenomen en heeft de helft ooit al een botbreuk gehad.

Broze botten die snel breken is geen normaal verouderingsverschijnsel. Osteoporose is een aandoening die bovendien goed te voorkomen is: voorkomen is beter dan breken! Regelmatig bewegen waarbij de botten belast worden, zoals stevig doorwandelen of op leeftijd aangepaste krachttraining op een sportschool, kunnen osteoporose tegengaan. Preventie is dan ook wel degelijk mogelijk.

Viermaal per dag calciumhoudende voeding innemen, zoals melk- en andere zuivelproducten, draagt bij aan een vertraagde botontkalking.

Bij vastgestelde osteoporose zijn er twee vormen van behandeling:
1. niet-medicamenteus;
    - Vallen draagt in belangrijke mate mee aan het veroorzaken van breuken, met name bij verzwakte, oudere personen. Verschillende maatregelen kunnen vallen verminderen, bijvoorbeeld door minder slaapmiddelen en kalmeringsmiddelen te gebruiken.
    - Zorg voor voldoende vitamine D, calcium en magnesium in de voeding, eventueel als supplement.
    - Sporten c.q. oefeningen doen is aan te moedigen, en roken en (overmatig) alcoholgebruik is af te raden.
    - Fysiotherapie en verlichting van pijn zijn aanvullende behandelvormen.
    - Hulpmiddelen zijn er in de vorm van een rollator of heupbeschermers.
    - Een analyse van de woonomgeving kan ervoor zorgen dat het risico om in huis te struikelen minimaal is.
2. medicamenteus;
    Om verdere botontkalking tegen te gaan kunnen de volgende medicamenten worden voorgeschreven:
    - Bij een hoog fractuurrisico kan behandeling met een bisfosfonaat geïndiceerd zijn. Dit middel draagt bij aan de verharding van de botten, maar kan osteoporose niet genezen.
    - Bij onvoldoende inname van zuivelproducten is het advies om 1.000 mg extra calcium/dag in tabletvorm in te nemen.
    - Bij één tot drie porties zuivelproducten/dag is het advies om 500 mg extra calcium/dag in tabletvorm in te nemen.

> **Tabel 5.1** Verschillen tussen artrose en osteoporose

artrose	osteoporose
kraakbeenletsel	botletsel
gevolg: artritis met ontstekingsverschijnselen	gevolg: botontkalking, broze botten. Geen ontstekingsverschijnselen
pijn	geen pijn
zichtbare afwijkingen rondom aangedane gewrichten	geen zichtbare afwijkingen, alleen op een speciale röntgenfoto

– Bij matig en hoog fractuurrisico: adviseer 800 IE (20 µg = 20 microgram) vitamine D per dag.
– Bij indicatie voor vitamine D en calcium: geef een combinatiepreparaat met 500 mg calcium en 880 of 800 IE vitamine D.

Tot slot, ter verduidelijking, een vergelijking tussen de typische kenmerken van artrose en osteoporose, omdat deze ziektebeelden ten onrechte vaak door elkaar worden gebruikt (zie ▶ tab. 5.1)

5.5 Reactieve artritis

Reactieve artritis is een vorm van reuma waarbij gewrichtsontstekingen ontstaan als gevolg van een infectie elders in het lichaam.

5.5.1 Wat is reactieve artritis?

Deze gewrichtsontstekingen ontstaan met name als reactie op een infectie in de darmen, urinewegen of geslachtsorganen. Soms ontstaat er huiduitslag. Na de infectie van de darmen, urinewegen of geslachtsorganen duurt het gemiddeld twee tot vier weken voordat gewrichten ontstoken raken. Meestal gaat het om de grote gewrichten zoals knieën, polsen of enkels. Een reactieve artritis kan echter in elk gewricht ontstaan (▶ fig. 5.7).

5.5.2 Klachten en symptomen

Waarom de ene persoon een reactieve artritis krijgt en de andere niet, is onbekend. Onderzoek heeft wel aangetoond dat 70–80 % van de mensen met reactieve artritis drager van het HLA-B27-gen is. Bij gezonde mensen is dit circa 8 %. Het lijkt erop dat mensen met HLA-B27 in hun bloed gevoeliger zijn om na een infectie reactieve artritis te ontwikkelen.

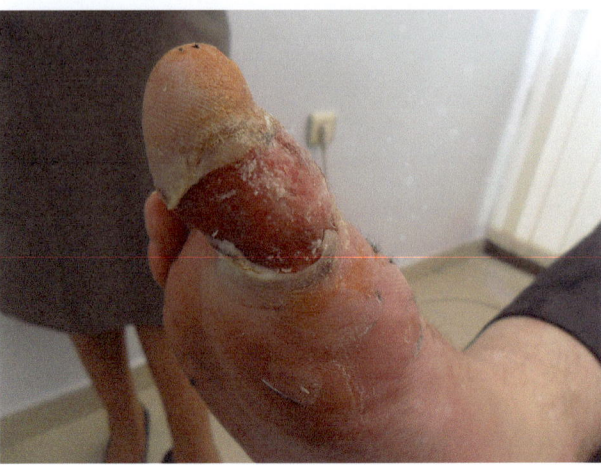

Figuur 5.7 Forse reactieve artritis ten gevolge van een urineweginfectie

Besmettelijkheid

Reactieve artritis zelf is niet besmettelijk. De bacteriën die een infectie in de darmen en urinewegen veroorzaken zijn dat wel. Ook de Chlamydia trachomatis-bacterie, die een ontsteking aan de geslachtsorganen veroorzaakt waardoor reactieve artritis kan ontstaan, is besmettelijk. Deze bacterie is seksueel overdraagbaar (SOA).

Naast de klachten passend bij de primaire infectie (darmen – urinewegen – geslachtsorganen), kent reactieve artritis de volgende kenmerken:
- koorts;
- vermoeidheid;
- pijnlijke, gezwollen gewrichten die moeilijk te bewegen zijn;
- soms rode, ontstoken ogen;
- soms een chronische schilferige huiduitslag met rode vlekken.

5.5.3 Behandeling en prognose

De behandeling van reactieve artritis is primair gericht op het bestrijden van de infectie. Daarnaast richt de medicamenteuze behandeling zich op verminderen van de ontstekingsverschijnselen en pijnstilling. De arts zal deze volgorde aanhouden:
1. gerichte medicatie tegen de infectie;
2. NSAID's tegen de pijn en ter vermindering van de ontstekingen;
3. DMARD's als de NSAID's onvoldoende helpen;
4. injectie met bijnierschorshormonen (corticosteroïden). Dit zijn krachtige ontstekingsremmers, maar hebben als nadeel dat ook gezonde cellen worden gedood. Dit geeft verzwakking van weefsel. Deze injecties worden bij voorkeur alleen in afgesloten holtes gebruikt, bijvoorbeeld als er een ontstoken slijmbeurs (= bursitis) is.

Andere vormen van therapie:
- oogdruppels bij oogontsteking;
- de huid herstelt meestal vanzelf. Soms wordt een zalf met corticosteroïden kortdurend voorgeschreven. Langdurig smeren met dit soort zalven geeft een sterke verdunning van de huid (= atrofie) met als risico het ontstaan van wondjes die slecht genezen;
- gedoseerde rust wordt aangeraden om het aangedane gewricht tijd te geven om te herstellen. Strikte bedrust wordt juist afgeraden om ervoor te zorgen dat er geen verminderde kracht in de spieren (= spieratrofie) ontstaat.

Leesadvies

Bijlsma JWJ, Lems WF, Wildervanck-Dekker CMJ. Reumatologie. 2^e geheel herziene druk. Houten: Bohn Stafleu van Loghum; 2015. ISBN 978-90-368-0611-4.

Websites
▶ www.reumanederland.nl.
▶ www.zorgkaartnederland.nl.
▶ www.reade.nl.

Huid- en nagelafwijkingen

Elleke Huijbrechts

Samenvatting

Huid- en nagelafwijkingen komen bij reumatische aandoeningen veel voor. De meest voorkomende huidafwijkingen zijn overmatige eeltvorming en likdoorns. Beide ontstaan als gevolg van druk en wrijving op de huid. Een pedicure kan deze symptomatisch behandelen, maar om herhaling te voorkomen is het essentieel de oorzaak aan te pakken. Naast overmatige eeltvorming en likdoorns kan iemand met een reumatische aandoening ook andere huid- en nagelafwijkingen hebben. In dit hoofdstuk beschrijven we huid- en nagelafwijkingen per reumatische aandoening. Wanneer specifieke adviezen of behandeling in de zorg voor de voeten nodig is, hebben we dat beschreven.

6.1 Inleiding – 83

6.2 Overmatig eelt en likdoorns – 83

6.3 Overmatige eelt- en likdoornvorming bij mensen met een reumatische aandoening – 84

6.4 Behandeling van overmatige eelt- en likdoornvorming bij mensen met een reumatische aandoening – 85

6.5 Specifieke dermatologische afwijkingen bij reumatoïde artritis – 87
6.5.1 Reumaknobbels – 87
6.5.2 Vasculitis – 88
6.5.3 Erythema plantare – 88
6.5.4 Hyperhydrose – 89
6.5.5 Sensibiliteitsstoornissen – 89

© Bohn Stafleu van Loghum is een imprint van Springer Media B.V., onderdeel van Springer Nature 2020
M. van Putten en E. Huijbrechts, *Voeten en reuma*, https://doi.org/10.1007/978-90-368-2378-4_6

6.6	Specifieke dermatologische afwijkingen bij andere reumatische aandoeningen – 89	
6.6.1	Artrose – 89	
6.6.2	Spondyloartritis – 90	
6.6.3	Ziekte van Reiter – 91	
6.6.4	Fenomeen van Raynaud – 91	
6.6.5	Sclerodermie – 92	
6.6.6	Syndroom van Sjögren – 92	
6.6.7	Systemische lupus erythemadoses – 92	
6.6.8	(Pseudo)jicht – 93	
6.7	Dermatologische afwijkingen als gevolg van medicatie – 93	

Leesadvies – 94

6.1 Inleiding

De huid is het grootste orgaan van het menselijk lichaam en heeft verschillende functies. Een van die functies is het beschermen van het lichaam tegen invloeden van buitenaf. Beschermen tegen invloeden van buitenaf doet de huid onder andere met de vorming van eelt. Eelt (callus) is een verdikking van de hoornlaag (stratum corneum) van de opperhuid (epidermis), de buitenste laag van de huid. Op een aantal plekken is de hoornlaag van nature dikker, zoals op de hand- en voetpalmen. Callus kan worden aangemaakt als een beschermende reactie op herhaaldelijke, overmatige, mechanische belasting zoals wrijving en druk.

6.2 Overmatig eelt en likdoorns

Er is sprake van afwijkende (pathologische) eeltvorming wanneer de aanmaak van hoorncellen (keratinocyten) niet meer in balans is met de afbraak. Pathologische eeltvorming noemen we ook wel hyperkeratose, versterkte verhoorning van de huid (◘ fig. 6.1).

Herhaaldelijke, overmatige, mechanische belasting (zoals druk en wrijving) kan ontstaan door het contact dat de voet met de grond maakt. Een keratoom of clavus (likdoorn) is een naar binnen gedrukte, verdikking van de huid. Keratoma of clavi worden net als hyperkeratose veroorzaakt door herhaaldelijke, druk of wrijving. Er bestaan verschillende keratoma of clavi zoals:

- hard keratoom (ook wel heloma durum): donkere, gelige, harde verdikking met scherpe punt in de huid, soms met een laag hyperkeratose (overmatige eeltvorming) bedekt. Bevindt zich meestal op benige uitsteeksels zoals onder de voorvoet;
- zacht keratoom (ook wel heloma molle): witte, weke verdikking. Bevindt zich meestal tussen de digiti (interdigitaal = tussen de tenen), vooral wanneer het er vochtig is. Het keratoom heeft het interdigitale vocht opgenomen en daardoor is maceratie (verweking) ontstaan;
- gierstkorrel keratoom (ook wel heloma milliaire): kleine verdikking of soms clusters van kleine verdikkingen. Bevindt zich meestal op gewicht dragende vlakken;
- fibreus keratoom (keratoom van fibreusweefsel ofwel bindweefsel): keratoom dat meestal langer aanwezig is en een verbinding maakt naar onderliggende weefsels. Bevindt zich op plekken met hoge druk;
- vasculair of neurovasculair keratoom: keratoom dat een 'zichtbare' verbinding maakt met bloedvat of zenuw in de huid. Het betreft een zeer pijnlijk keratoom bij directe loodrechte druk dat zich meestal bevindt op plekken met een hoge druk.

Keratoma of clavi ontstaan ten gevolge van herhaaldelijke, overmatige, druk of wrijving op de huid van de voet. Dit kan te maken hebben met de voetvorm, de voetfunctie (bijvoorbeeld stijfheid van de gewrichten in de voet), maar ook door een afwikkeling van de voet die niet normaal verloopt. Ook de schoen kan een overbelasting veroorzaken met hyperkeratose als gevolg. Het aanmaken van deze overmatige eeltvorming is een beschermingsreactie van het lichaam. Echter, deze beschermingsreactie heeft zelf ook gevolgen. Door het verdikken van de huid neemt namelijk de druk toe en daardoor ook de eeltvorming. Dat kan pijnklachten geven en een verandering van het looppatroon tot gevolg hebben. Hierdoor kunnen andere delen van het lichaam overbelast raken en ook daar kunnen dan drukplekken met eelt en eventuele keratoma of clavi ontstaan.

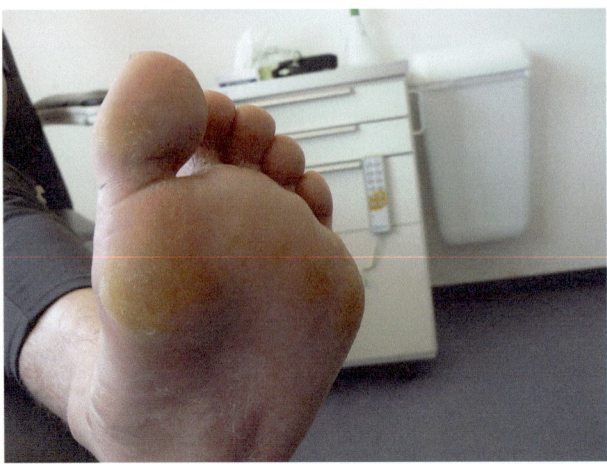

Figuur 6.1 Hyperkeratose onder de voorvoet, vooral onder MTP1, 4 en 5

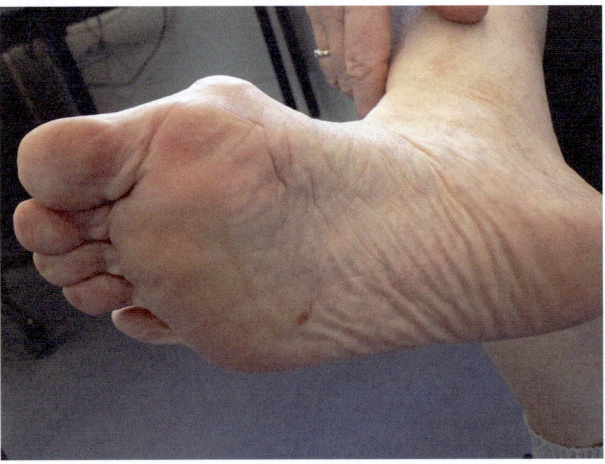

Figuur 6.2 Hyperkeratose aan de plantaire, mediale zijde van het MTP1-gewricht als gevolg van een afwijkende voetvorm (een hallux abducto valgus ofwel HAV)

6.3 Overmatige eelt- en likdoornvorming bij mensen met een reumatische aandoening

Bij mensen met een reumatische aandoening komen hyperkeratose en keratoma of clavi met regelmaat voor. Mogelijke oorzaken zijn:
- afwijkende voetvorm en voetfunctie(s) (fig. 6.2);
  - Wanneer de voet niet goed afwikkelt, wordt de voet vlak op de grond gezet. Soms wikkelt de voet niet goed af doordat er onvoldoende beweeglijkheid in de voeten is. Dat kan bijvoorbeeld door ankylosering (verstijving) die ontstaat als gevolg van een ontsteking of artrose. Ook kan het zijn dat iemand anders gaat afwikkelen vanwege

pijn tijdens het lopen. Wanneer de voeten niet goed afwikkelen zal een schuifelend looppatroon ontstaan met verhoogde druk of wrijving van de huid ten opzichte van het grondoppervlak.
- dermatologische afwijking(en);
  - Het plantaire fat pad (het vetpolster aan de onderzijde van de voet) kan zich verplaatsen richting de digiti (tenen). Bijvoorbeeld door trek van de tenen bij een klauwstand, waardoor de dikkere laag vet van onder de kopjes van de middenvoetsbeentjes (de MTP-gewrichten = metatarsophalangeale gewrichten) voor de kopjes komt te liggen. Het verplaatsen van het fat pad naar distaal (richting de tenen) geeft een hogere belasting onder de kopjes van de middenvoetsbeentjes (er is immers minder demping).
  - Bij mensen met een reumatische aandoening treedt vaker een atrofische huid (verdunning van de huid) op. Dit kan bijvoorbeeld ontstaan door langdurig gebruik van corticosteroïden. Wanneer de huid aan de plantaire zijde (onderzijde van de voet) dunner is, neemt de belasting op de middenvoetsbeentjes toe en ontstaat verhoogde druk.
- inadequaat schoeisel (slecht passend schoeisel).
  - Wanneer schoeisel te groot is of niet goed gesloten kan worden, schuift de voet in de schoenen en dat geeft wrijving met hyperkeratose (overmatige eeltvorming) en keratoma of clavi (likdoorns) tot gevolg. Een te kleine schoen knelt en oefent daarmee druk uit. Onder de voet neemt de druk toe wanneer slap schoeisel wordt gedragen.

6.4 Behandeling van overmatige eelt- en likdoornvorming bij mensen met een reumatische aandoening

Een succesvolle behandeling bestaat uit het verwijderen van de hyperkeratose en keratoma of clavi en weghalen van de veroorzaker(s). Verwijderen van de hyperkeratose en keratoma of clavi is een symptomatische behandeling. Het symptoom wordt behandeld. Het haalt niet de oorzaak weg, maar kan wel de pijn verlichten. De hyperkeratose dient zoveel mogelijk met een mesje (nr. 15 of 10) verwijderd te worden. Probeer de randen van het eelt zo vlak mogelijk te maken. Het liefst op dezelfde hoogte als de gezonde huid. Eeltranden zorgen voor een verhoogde druk, wat onprettig is met lopen en ook de huid kan stimuleren om meer eelt aan te maken.

De kern van het keratoom (likdoorn) kan met een scherpgetand bolkopfreesje worden behandeld. Met een excavator kan de huid rondom de kern worden betast om te beoordelen of de likdoorn voldoende verwijderd is. Met een fijnkorrelige bolkopdiamantfrees kan de uitgefreesde kern worden afgewerkt. Belangrijk is om altijd te werken met een 'nattechniek'. Het ronddraaien van een frees geeft wrijving met de huid en er ontstaat dan warmte. Die warmte kan hoog oplopen en zo brandwonden veroorzaken, maar kan anderzijds ook de huid stimuleren om extra eelt aan te maken.

Om recidiveren (terugkeren) van hyperkeratose (overmatige eeltvorming) en keratoma (likdoorns) te voorkomen is het essentieel de veroorzaker(s) weg te halen. Als sprake is van een afwijkende voetvorm of voetfunctie, kan een siliconen teenorthese, zooltherapie, oefentherapie, orthopedische voorziening of een orthopedische ingreep uitkomst bieden. Zie ook ▶H. 10 voor de behandeling van voetklachten bij reumatische aandoeningen. Is sprake van inadequaat (slecht passend) schoeisel dan kan een schoenadvies wellicht uitkomst bieden zodat de cliënt ander schoeisel kan aanschaffen. Of wanneer confectieschoeisel niet meer mogelijk is, orthopedisch schoeisel laten aanmeten. In tab. 6.1 zijn een aantal behandelopties weergegeven, afhankelijk van de oorzaak.

Tabel 6.1 Behandelopties voor hyperkeratose (overmatige eeltvorming) en keratoma (likdoorns) afhankelijk van de oorzaak

	afwijkende voetvorm en/- functie(s)	dermatologische afwijking(en)	inadequaat schoeisel
schoenadvies	- wreefsluiting - voldoende teenbox - stijve loopzool met afwikkeling - verhoogd, verstevigd en gepolsterd contrefort - buigpunt ter hoogte van kopjes van de middenvoetsbeentjes - goede pasvorm - uitneembaar voetbed	- voldoende teenbox - verstelbare sluiting op de wreef - verhoogd, verstevigd en gepolsterd contrefort - buigpunt ter hoogte van kopjes van de middenvoetsbeentjes - goede pasvorm - uitneembaar voetbed - geen naden of stiksels aan de binnenzijde	- voldoende teenbox - verstelbare sluiting op de wreef - verhoogd, verstevigd en gepolsterd contrefort - verstevigd cambreur - goede pasvorm
instrumentele behandeling	symptomatisch verwijderen hyperkeratose (overmatige eeltvorming) en keratoma (likdoorns)	symptomatisch verwijderen hyperkeratose (overmatige eeltvorming) en keratoma (likdoorns)	symptomatisch verwijderen hyperkeratose (overmatige eeltvorming) en keratoma (likdoorns)
voorlopige therapie	symptomatische ontlasting	symptomatische ontlasting	
siliconen teenorthese	Bij een afwijkende teenstand met hoge druk. Let op! Alleen mogelijk wanneer er geen sensibiliteitsstoornissen zijn en er voldoende ruimte is in de schoen!	Om drukken te verlagen. Let op! Alleen mogelijk wanneer er geen sensibiliteitsstoornissen zijn en er voldoende ruimte is in de schoen!	
zooltherapie	ter drukverdeling en faciliteren van de voetfunctie	ter vermindering van pijn en ter drukverdeling	
oefentherapie	verbeteren van functioneren		
orthopedisch schoeisel	ter drukverdeling en faciliteren van de voetfunctie	ter drukverdeling en faciliteren van de voetfunctie	

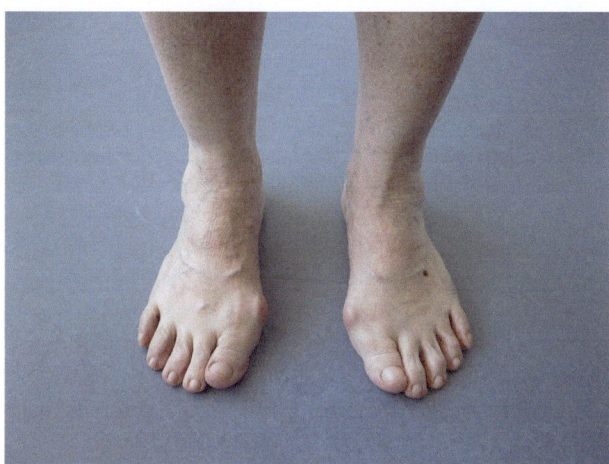

Figuur 6.3 Exostose van de mediale zijde van MTP1 bij beide voeten

6.5 Specifieke dermatologische afwijkingen bij reumatoïde artritis

Bij reumatoïde artritis (RA) wordt de huid vaak dunner, bleker en doorschijnend (atrofisch). Dit is vaak het best zichtbaar op de scheenbenen en vingers. De huid is dan minder elastisch waardoor de kans op huidbeschadigingen groter is.

6.5.1 Reumaknobbels

Er bestaan verschillende knobbels die kunnen ontstaan bij reumatoïde artritis, zoals:
- exostose (extra botvorming) (fig. 6.3); bij palpatie voelt een exostose hard en niet verschuifbaar. Een exostose is niet specifiek voor reumatoïde artritis, maar komt in het metatarsophalangeale-1-gewricht (MTP1 ofwel groteteengewricht) wel vaker voor bij reumatoïde artritis.
- bursa (slijmbeurs); in ons lichaam komen van nature een aantal bursa voor, zoals bij de achillespees. Een bursa is een zakje met vocht dat tussen pezen en onderliggende botstructuren ligt om wrijving tijdens het bewegen van een gewricht te voorkomen. Deze kan ook ontstaan wanneer op een plek veel wrijving is. Als de bursa ontsteekt, spreken we van een bursitis (slijmbeursontsteking). Een bursitis is een indrukbare, zachte verhevenheid. De huid is dan rood en voelt warm aan.
- noduli rheumatica (reumaknobbels); deze knobbels voelen vast aan en zijn niet pijnlijk. Een reuma nodulus is meestal 1–3 cm groot. In de loop van de tijd kunnen ze veranderen van grootte en in plaats. Soms verdwijnen ze en komen ze later weer terug. Het zijn onderhuidse knobbels die meestal voorkomen op plaatsen van lokale druk zoals bij gewrichten. Noduli rheumatica lijken erg op de noduli van Bouchard en noduli van Heberden maar zijn wel degelijk verschillend. De noduli van Bouchard en noduli van Heberden die voor kunnen komen bij artrose, zijn kleiner en als ze eenmaal aanwezig zijn, verdwijnen ze ook niet meer. Dit in tegenstelling tot de noduli rheumatica.

6.5.2 Vasculitis

Vasculitis (ontsteking van de bloedvaten) is een verzamelnaam voor een groep aandoeningen die ontstekingen van de (slag)aderen veroorzaken. Vasculitis is zeldzaam, maar kan bij reumatische aandoeningen zoals reumatoïde artritis en systemische lupus erythematodes vaker voorkomen. Het is een auto-immuun aandoening waarbij het lichaam de eigen bloedvaten aanvalt. Hierdoor raken de wanden van de bloedvaten ontstoken. Verschillende aandoeningen vallen onder de term vasculitis. Denk hierbij aan arteritis (aandoening waarbij de slagaderen zijn aangedaan) of flebitis (aandoening waarbij de aderen ofwel venen zijn aangedaan). Vasculitis geeft een verminderde doorbloeding van de huid in het gebied van de ontsteking. Mensen met vasculitis kunnen tal van klachten ervaren zoals koorts, gewichtsverlies, buikklachten met zwarte verkleuring van de ontlasting, neusbloedingen, ophoesten van bloed, hartklachten, hoge bloeddruk, spierpijn, gewrichtsontstekingen, nierafwijkingen en huidafwijkingen. De huidafwijkingen die kunnen ontstaan bij vasculitis zijn:
1. atrofische huid (dunner worden van de huid);
2. verminderde haargroei;
3. de huid kan koud aanvoelen;
4. er kunnen wondjes ontstaan.

Hoe groter het bloedvat dat is aangedaan, hoe ernstiger het klachtenbeeld. We maken onderscheid tussen:
- vasculitis van de kleine bloedvaten; dit geeft kleine bruinrode of paarse plekjes van 1–2 mm zonder ernstige gevolgen.
- vasculitis van de kleine tot middelgrote bloedvaten; er zijn rode of paarse verkleuringen zichtbaar die niet verdwijnen bij pressie (druk) op de huid. De verkleuringen worden veroorzaakt door bloedingen onder de huid en zijn meestal tussen de 0,3–1,0 cm groot. Bij vasculitis van de kleine tot middelgrote arteriën kunnen wondjes ontstaan. Factoren die de kans hierop verhogen zijn:
  - chronisch gebruik van corticosteroïden, geeft een atrofische huid (dunner worden van de huid);
  - veneuze insufficiëntie, hierbij kan het bloed uit de aders onvoldoende naar het hart stromen;
  - oedeem vorming: door het overmatige vocht ontstaat een grote spanning op de huid;
  - herhaaldelijke verwondingen.
- vasculitis van de grote bloedvaten; dit kan perifeer (aan het uiteinde) tot gangreen leiden.

6.5.3 Erythema plantare

Bij erythema plantare is er een rode verkleuring van de voetzolen. Door het verwijden van de bloedvaten ontstaat een rode verkleuring van de huid. Hoe roder de kleur, hoe sterker de doorbloeding. Erythema plantare komt bij reumatoïde artritis vaker voor.

6.5.4 Hyperhydrose

Hyperhydrose is een overmatige transpiratie die vaker voorkomt bij reumatoïde artritis. Er is medicatie voor, maar gebruik daarvan is niet altijd wenselijk. Dagelijks wassen van de voeten zonder zeep en katoenen of wollen sokken dragen is gewenst. Bovendien is regelmatig wisselen (dagelijks of om de dag) en luchten van de schoenen wenselijk. Hierdoor krijgt het binnenwerk van de schoen de kans om te drogen. Geurvreters kunnen ook helpen om vocht op te nemen en geurtjes te verminderen.

6.5.5 Sensibiliteitsstoornissen

Sensibiliteitsstoornissen zijn gevoelsstoornissen. De sokneuropathie (gevoelsstoornis in het gebied van de sok) komt relatief vaak voor bij reumatoïde artritis. Dit kan veroorzaakt worden door een afwijkende stand van de gewrichten, waardoor zenuwen worden ingeklemd, maar ook door medicatie. Het gevolg is een ongevoeligheid of overgevoeligheid van de voet. Bij overgevoeligheid kan sprake zijn van een brandende pijn tot aan de tenen. Druk bij de enkel (in het gebied van de nervus tibialis posterior ofwel het tarsaletunnelsyndroom) kan pijnscheuten in de voetzool geven. Wanneer de inklemming langdurig is, kunnen gevoelsstoornissen optreden (ongevoeligheid). Gevoelsstoornissen kunnen worden onderzocht met behulp van een 10 gram Semmes Weinstein monofilament. Door het nylondraadje loodrecht op de huid te drukken totdat het buigt wordt een druk van 10 gram op de huid uitgeoefend. Wordt dit niet gevoeld, dan is sprake van een sensibiliteitsstoornis zie bijlage 2, testen voor de protectieve sensibiliteit met het monofilament.

6.6 Specifieke dermatologische afwijkingen bij andere reumatische aandoeningen

Verschillende dermatologische afwijkingen komen voor bij verschillende reumatische aandoeningen. In deze paragraaf besteden we aandacht aan deze vaker voorkomende huidafwijkingen.

6.6.1 Artrose

Bij artrose zien we geen specifieke huid- en nagelafwijkingen aan de voeten. Er komen wel afwijkingen aan de vingers voor (fig. 6.4):
- noduli van Bouchard; dit betreffen stevige, erwtachtige osteofyten (botuitsteeksels). Ze bevinden zich op de dorsale zijde (bovenzijde) van de distale phalanx of het distale interphalangeale gewricht (DIP-gewricht of eindgewricht) van de vingers.
- noduli van Heberden; dit betreffen stevige, erwtachtige osteofyten (botuitsteeksels), die zich bevinden op de dorsale zijde (bovenzijde) van de proximale phalanx of proximale interphalangeale gewricht (PIP-gewricht of begingewricht) van de vingers.

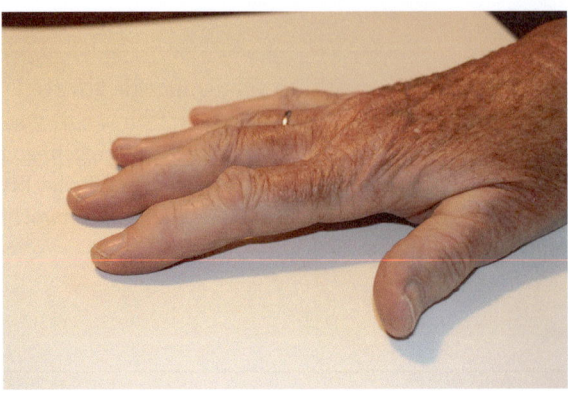

Figuur 6.4 Noduli van Bouchard en noduli van Heberden aan de wijsvinger als gevolg van artrose

6.6.2 Spondyloartritis

Met name bij perifere spondyloartritis (SpA) komen huid- en nagelafwijkingen voor. Deze afwijkingen kunnen voor, tijdens of na gewrichtsklachten optreden. Het betreft veelal jeukende plekken met verdikte, geschubde, rode huid.

Artritis psoriatica kenmerkt zich door een ontstekingsbeeld met de huidaandoening psoriasis. Psoriasis komt in verschillende vormen voor. Guttate psoriasis (druppelvormige psoriasis) kenmerkt zich door meerdere kleine plekjes die ontstaan na een doorgemaakte infectie met streptokokken. Bij psoriasis erythodermie is meer dan 80 % van de huid bedekt met rode ontstoken plekken. Dit is zeer zeldzaam. Psoriasis pustulosa is een variant van psoriasis waarbij met pus gevulde blaasjes voorkomen. Vaak is er een combinatie van huid- en nagelafwijkingen aanwezig. De nagels kunnen tal van afwijkingen vertonen, zoals onyxis (ontsteking van het nagelbed), dyschromia (olievlekken), onycholysis (loslaten van de nagels), trachyonychia (schuurpapiernagels), gele/bruine verkleuring, eeltvorming onder de nagels en onycho punctata (putjesnagels).

Huid en nagels zijn vaak gevoelig bij behandeling. Gebruik daarom bij voorkeur de 'nattechniek' bij het frezen. Dit geeft verkoeling en vermindert de pijn. Tegelijkertijd worden huidschilfers met het water afgevoerd en komen die in de voetentray terecht. Afhankelijk van de dikte van de nagel (◘fig. 6.5) kan een keuze worden gemaakt uit diverse soorten frezen zoals staal- en diamantfrezen en verschillende vormen frezen zoals bol- of peervormig. Voor het dunner maken van de nagel is een peervormige stalenfrees geschikt. Hoe dikker de nagel, des te grover de frees. Wanneer de huid erg gevoelig is kan gekozen worden voor een fijnkorrelige diamantfrees.

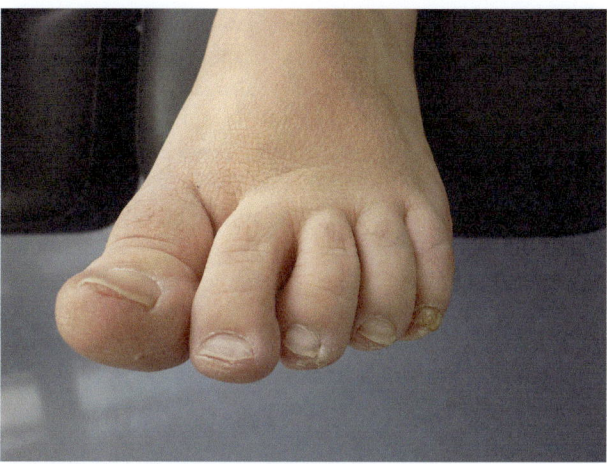

Figuur 6.5 Verdikte nagel van digitus 5

6.6.3 Ziekte van Reiter

Bij de ziekte van Reiter kan keratoderma blenorrhagicum (plaatselijke of gegeneraliseerde verharding van de huid door afwijkingen in de hoornlaag met een ontsteking met pus) voorkomen. Het geeft een psoriasisachtig beeld dat met name de voetzolen treft. Het begint met een dof, rood blaasje dat zich vult met pus en vervolgens gaat verharden. Na verloop van tijd drogen en verharden de blaasjes en verdwijnen ze uiteindelijk vanzelf. Soms ontstaan de huidafwijkingen pas enkele maanden na de eerste artritisverschijnselen. Wanneer de ziekte erg actief is worden DMARD's (disease modifying anti-rheumatic drugs ofwel immunosuppressiva) voorgeschreven. Deze medicatie helpt de ontstekingsactiviteit en de huidafwijkingen te verminderen.

Bij de ziekte van Reiter kan sprake zijn van een dikke hyperkeratose die vaal geel van kleur is. Een eeltverweker kan helpen om het eelt gemakkelijker met een mesje te verwijderen. Dagelijks gebruik van een vette crème kan ook helpen om het regelmatige verwijderen van eelt gemakkelijker te maken. Wanneer er veel etterige blaasjes zijn, is het verstandig de voet goed te ontsmetten en na de behandeling in te pakken met een gaasje en verband.

6.6.4 Fenomeen van Raynaud

Het fenomeen van Raynaud komt bij ongeveer 5-10 % van bevolking voor, ook zonder reumatische aandoening. Daarnaast wordt het syndroom van Raynaud geassocieerd met bepaalde reumatische aandoeningen zoals sclerodermie, systemische lupus erythematodes (zie ▶par. 6.6.7) en mixed connective tissue disease (MCTD, een zeldzame gemengde bindweefselaandoening als gevolg van een auto-immuunreactie). Als gevolg van temperatuurverschillen, treden kleurveranderingen aan vingers en tenen op, in drie achtereenvolgende fasen:
1. wit met een doof gevoel;
2. cyanose (blauw, paarse verkleuring);
3. helderrood als gevolg van hyperemie (toename doorbloeding).

Vaak gaan deze kleurveranderingen gepaard met pijnlijke tintelingen of een brandend gevoel, af en toe ook met zwelling. Op de teentoppen kunnen wondjes ontstaan. Het advies is om te stoppen met roken, aangezien dat de doorbloeding verslechtert. Daarnaast is het verstandig om abrupte temperatuurveranderingen in de omgeving te vermijden. Denk bijvoorbeeld ook aan de temperatuur in de behandelruimte. De cliënt dient alert te zijn op het ontstaan van wondjes. Wanneer er wondjes zijn, is het raadzaam een arts te contacteren. De arts kan medicatie voorschrijven om de symptomen van het syndroom van Raynaud te behandelen. Denk hierbij aan vaatverwijdende middelen.

6.6.5 Sclerodermie

Sclerodermie is een zeldzame aandoening waarbij sprake is van een fibrosering (toename van bindweefsel). Gewrichten, spieren, organen en de huid verharden. Door de fibrosering trekt het weefsel samen en kunnen vingers en tenen gaan krommen. Sclerodermie is in te delen in lokaal en systemisch. Bij de systemische variant zijn ook de organen aangedaan. Er kan een verscheidenheid aan dermatologische afwijkingen bij sclerodermie aanwezig zijn zoals:

- sclerodactylie (stijve verdikking van de tenen en vingers);
- teleangiëctasieën (als gevolg van het verwijden van de haarvaten ontstaan rode plekjes op de huid);
- droge huid met een wasachtig glad beeld;
- wondjes: als gevolg van het syndroom van Raynaud kunnen bij mensen met sclerodermie wondjes ontstaan met name aan de vinger- en teentoppen;
- calcinose (kalk): onderhuids kunnen knobbels ontstaan in het bindweefsel van de spieren en gewrichten. Meestal bevinden de knobbels zich dan ook rond de gewrichten. De knobbels lijken erg op de tophi (jichtknobbels) die bij pseudojicht en jicht ontstaan. Belangrijk is dat de knobbels niet mogen worden verwijderd, omdat dit een heftige ontsteking tot gevolg heeft.

6.6.6 Syndroom van Sjögren

Het syndroom van Sjögren kenmerkt zich vooral door oog-, mond- en speekselsymptomen. Daarnaast komt bij een kleine groep mensen ook aantasting van de zenuwen voor met sensibiliteitsstoornissen (gevoelsstoornissen). Doordat de huid droger is, kan er eerder een beschadiging optreden. Behandeling van de huid bestaat vooral uit adviseren. Het advies is om niet te lang en niet te heet te douchen. Regelmatige insmeren met crème of olie kan helpen om de huid soepel te houden. Bijvoorbeeld door na het douchen de nog natte huid in te smeren met een vette crème en die tien minuten te laten intrekken.

6.6.7 Systemische lupus erythemadoses

Systemische lupus erythematodes (SLE) komt betrekkelijk weinig voor en kenmerkt zich door de typische vlindervormige verkleuring in het gezicht. Als gevolg van discoïde (schijfvormige) huidlaesies ontstaan rode, schilferende plekken op de huid, met name op plekken die veel zon zien. Deze plekken jeuken ook. Soms raakt de huid ook ontstoken. In een later stadium kan dit verkleuring van de huid geven (licht of donker) met verharding van de huid, atrofie (dunner worden van de huid) en cicatrix (littekenweefsel) als gevolg van de huidafwijkingen.

6.6.8 (Pseudo)jicht

Wanneer sprake is van een acute (pseudo)jicht aanval, zal de huid opzwellen, glanzen en wijnrood verkleuren. Dit gaat gepaard met een heftige pijn. Na de aanval vertoont de huid squama (huidschilfers) en kunnen ragaden (kloven) ontstaan. Ook kan de nagel van de aangedane teen gaan verdikken, afbrokkelen en streepvorming geven. Bij een chronische jicht of pseudojicht kunnen tophi (jichtknobbels) ontstaan. Dit zijn opeenhopingen van urinezuurkristallen onder de huid (jicht) of een opeenhoping van calciumpyrofosfaat (pseudojicht). Tophi zijn door de huid zichtbaar wit van kleur en kunnen zelfs door de huid breken met een tophisch ulcus (slecht genezende wond) tot gevolg.

6.7 Dermatologische afwijkingen als gevolg van medicatie

Het gebruik van bepaalde medicatie kan dermatologische afwijkingen tot gevolg hebben. Gebruik van corticosteroïden (injecties, maar ook tabletten en zalf), disease modifying anti-rheumatic drugs (DMARD's) en biologicals zijn een risico voor:

- het ontwikkelen van een ulcus (zweer, slecht genezende wond). Een ulcus dient altijd behandeld te worden door een deskundige met een (para)medische opleiding zoals een arts of podotherapeut. Een ontlastende voorlopige therapie zoals vilt kan toegepast worden. Het vilt wordt niet op de wond maar ernaast geplaatst om zo druk te verminderen. De buitenzijde van het vilt moeten afgeschalmd (schuin afgeknipt) worden, met uitzondering van het gedeelte met de uitsparing voor de wond.
- het ontstaan van huidinfecties zoals verrucae (wratten) (◐ fig. 6.6), schimmelinfecties (tinea pedis) en bacterieel zoals erysipelas (wondroos). Wees hierop extra alert wanneer iemand een kunstgewricht heeft. Een infectie kan namelijk via de bloedbaan bij het kunstgewricht komen en afstoting van het gewricht veroorzaken. Dit moet te allen tijde voorkomen worden!
- een slechtere wondgenezing.

Daarnaast kan gebruik van corticosteroïden atrofie van de huid (verdunning van de huid) veroorzaken waardoor ook eerder hematoma (blauwe plekken) ontstaan.

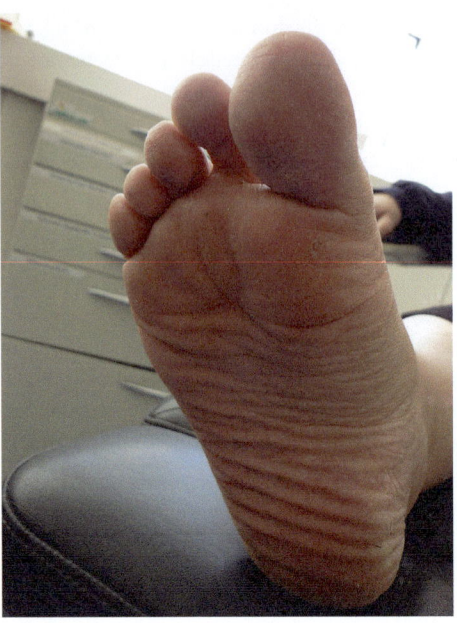

◘ **Figuur 6.6** Verruca net mediaal, distaal van het MTP1-gewricht van de rechter voet

Leesadvies

Bijlsma JWJ, Lems WF, Wildervanck-Dekker CMJ. Reumatologie: praktische huisartsgeneeskunde. Houten: Springer Science and Business Media; 2015.

Drossaers-Bakker K, Boerrigter M. Praktijkboek reumatische voeten. Houten: Springer Media; 2014.

Frowen P, O'Donnell M, Lorimer D, Burrow JG. Neale's disorders of the foot. 6th ed. Elsevier Health Sciences: Churchill Livingstone; 2010.

Genta RM, Genta MS, Gabay C. Systemic rheumatoid vasculitis: a review. Seminars in Arthritis and Rheumatism. 2006;36(2):88–98.

Helliwell P, Woodburn J, Redmond A, Turner D, Davys H. The foot and ankle in rheumatoid arthritis: a comprehensive guide. London: Elsevier Health Sciences; 2007.

Lam G, Ross FL, Chiu ES. Nonhealing ulcers in patients with tophaceous gout: a systematic review. Advances in Skin & Wound Care. 2017;30(5):230–7.

Munneke M, Verhoef J, Pelt R. Paramedische zorg bij reumatische aandoeningen: onder red. van M. Munneke, J. Verhoef; met medew. van R.A.G.B. Pelt. Maarssen: Elsevier gezondheidszorg; 2003.

Patel GK, Davies WL, Price PP, Harding KG. Ulcerated tophaceous gout. International Wound Journal. 2010;7(5):423–7.

Voetproblemen bij reumatische aandoeningen

Elleke Huijbrechts

Samenvatting
Hoewel de handen vaak de eerste tekenen laten zien van een reumatische aandoening, komen voetafwijkingen misschien nog wel vaker voor. In dit hoofdstuk lichten we veelvoorkomende voetproblemen bij reumatische aandoeningen toe. Eerst beschrijven we welke afwijkingen allemaal bestaan, om vervolgens in de overige paragrafen per reumatische aandoening toe te lichten. Aan het einde van dit hoofdstuk verduidelijken we met behulp van casuïstiek een aantal voetproblemen.

7.1 Inleiding – 97

7.2 Standsafwijkingen bij reumatische aandoeningen – 97

7.3 Specifieke voetproblemen bij reumatoïde artritis – 100

7.4 Specifieke voetproblemen bij artrose – 101

7.5 Specifieke voetproblemen bij spondyloartritis – 102

7.6 Specifieke voetproblemen bij ziekte van Reiter – 102

7.7 Specifieke voetproblemen bij sclerodermie – 103

7.8 Specifieke voetproblemen bij syndroom van Sjögren – 103

7.9 Specifieke voetproblemen bij systemische lupus erythematodes – 103

Met medewerking van dr. Marike van der Leeden – senior onderzoeker Amsterdam UMC|VU Universitair Medisch Centrum|Afdeling revalidatiegeneeskunde, Amsterdam Public Health research institute (APH) en senior onderzoeker Reade|centrum voor revalidatiegeneeskunde en reumatologie.

© Bohn Stafleu van Loghum is een imprint van Springer Media B.V., onderdeel van Springer Nature 2020
M. van Putten en E. Huijbrechts, *Voeten en reuma*, https://doi.org/10.1007/978-90-368-2378-4_7

7.10	Specifieke voetproblemen bij (pseudo)jicht – 103	
7.11	Casusbespreking – 104	
7.12	**Antwoorden casuïstiek – 106**	
7.12.1	Antwoorden casus 1 – 106	
7.12.2	Antwoorden casus 2 – 106	
7.12.3	Antwoorden casus 3 – 106	
7.12.4	Antwoorden casus 4 – 107	
7.12.5	Antwoorden casus 5 – 107	

Leesadvies – 107

7.1 Inleiding

Bij reumatische aandoeningen komen voetklachten veel voor. Ongeveer 90 % van alle mensen met reumatoïde artritis (RA) krijgt ergens in de loop van de ziekte voetklachten. Voor artrose is dat één op de zes mensen. Jicht treft in 73 % van de gevallen MTP1 (metatarsophalangeale-1-gewricht ofwel groteteengewricht). Ook bij spondyloartritis komen voetklachten veelvuldig voor. Reumatische aandoeningen en voetklachten hebben een negatief effect op de kwaliteit van leven.

7.2 Standsafwijkingen bij reumatische aandoeningen

Bij reumatische aandoeningen komen tal van standsafwijkingen voor. Hier wordt in algemene termen besproken welke afwijkingen er zijn en wat deze betekenen. In de volgende paragrafen benoemen we per reumatische aandoening de specifieke voetproblemen en standsafwijkingen.

- klauwstand (◘fig. 7.1); er is sprake van een klauwstand als er een dorsaalflexie van het metatarsophalangeale (MTP-)gewricht is (ofwel een overstrekking van het gewricht van het middenvoetsbeentje met de teen) en een plantairflexie van het proximale interphalangeale (PIP-)gewricht (ofwel buiging van het gewricht van het beginkootje van de teen en het middelste kootje van de teen). Kenmerkend is dat het topje van de teen de grond niet raakt. De klauwstand kan verschillende oorzaken hebben. Denk hierbij aan een instabiliteit van de voet waarbij de tenen klauwen om stabiliteit te zoeken. Ook kan de klauwstand veroorzaakt worden door een diepstand van de voorvoeten waardoor de werklijn van teenspieren verandert. Ook kan een (sub)luxatie (gedeeltelijke of volledige ontwrichting van de teen) een klauwstand veroorzaken.
Een klauwstand kan drukplekken geven, plantair (aan de onderzijde) ter hoogte van het MTP-gewricht en dorsaal (aan de bovenzijde) van het PIP-gewricht (proximale interphalangeale gewricht).
- hamerstand; er is sprake van een hamerstand als er een dorsaalflexie is van het MTP-gewricht (overstrekking van het MTP) en een plantairflexie van het PIP- of DIP-(distale interphalangeale)gewricht. Kenmerkend is dat het topje van de teen de grond raakt. Een hamerstand kan drukplekken geven plantair ter hoogte van het MTP-gewricht, dorsaal van het PIP-gewricht, dorsaal van het DIP-gewricht en op de apex (top) van de digiti. Het is belangrijk om de nagel van een hamerteen niet te lang te laten worden. Deze raakt immers de grond als gevolg van de afwijkende stand. Dit kan pijnklachten veroorzaken.
- windswept positie; een windswept positie is een deviatie (zijdelingse standsafwijking). Deze afwijking komt vooral in de handen voor, maar kan ook in de voeten optreden. De tenen gaan scheef staan alsof zij door de wind opzij geblazen zijn, vandaar de naam 'windswept'. Als gevolg van een ontsteking van het synoviale weefsel aan de binnenzijde van het gewricht ontstaat pannus (een soort ontstekingsmassa). Hierdoor wordt het gewrichtskapsel uit elkaar geduwd. De tenen zoeken zich een weg, de weg van de minste weerstand, en verplaatsen zich naar de buitenzijde.
- supraductusstand; van een supraductusstand (er boven staande) is sprake als de teen boven de andere tenen komt te staan. De term 'supra' betekent boven. Door deze afwijkende stand komt de teen niet meer op de grond en kan de voorvoet overbelast raken.

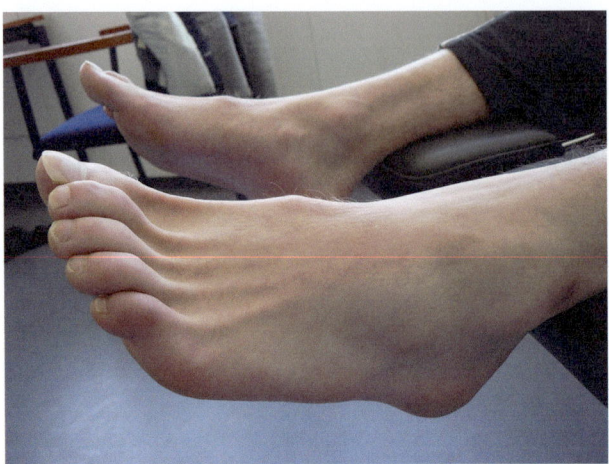

Figuur 7.1 Klauwstand van digitus 2 t/m 5

De druk wordt immers niet meer verdeeld over de voorvoet én de teen, maar alleen over de voorvoet. Op drukmetingen zal dan ook een hyperpressie (overmatige druk) van de voorvoet zichtbaar worden.
Een supraductusstand kan ontstaan wanneer sprake is van instabiliteit, door afname van de elasticiteit van de gewrichtsbanden of door langdurig oprekken van het gewrichtskapsel als gevolg van zwelling. Een supraductusstand kan ook ontstaan als sprake is van een (sub)luxatie (gedeeltelijke of volledige ontwrichting van de teen) van het gewricht.

- infraductusstand; van een infraductusstand is sprake wanneer de teen in verhouding lager staat dan de andere teen. Daarbij staat de teen naar lateraal of mediaal en 'duikt' daarbij als het ware onder de andere tenen. Ook deze stand kan veroorzaakt worden door een instabiliteit van het gewricht als gevolg van een afname van de elasticiteit van de gewrichtsbanden of door het langdurig oprekken van het gewrichtskapsel als gevolg van zwelling door vorming van pannus.
- knoopsgatdeformatie of boutonnière deformiteit; bij een knoopsgatdeformatie is sprake van een dorsaalflexie van het MTP-gewricht (overstrekking van het MTP) en een plantairflexie van het PIP-gewricht en een dorsaalflexie van het DIP-gewricht. De top van de teen kan hierbij de grond raken maar dat hoeft niet.
Een knoopsgatdeformatie dankt zijn naam aan de vorm van de teen, deze lijkt zich namelijk door een knoopsgat te willen drukken. Er kunnen drukplekken ontstaan plantair ter hoogte van het MTP-gewricht en dorsaal (bovenzijde) van het PIP-gewricht.
De knoopsgatdeformatie is een tegenovergestelde afwijking van de zwanenhalsdeformiteit. De zwanenhalsdeformiteit zien we echter niet specifiek bij reumatische aandoeningen aan de voeten.
- hallux rigidus; een hallux rigidus is een onbeweeglijke grote teen. Dat wil zeggen, het MTP1-gewricht kan niet meer dorsaalflecteren. Het gewricht zelf zal dan geen pijn meer geven maar het gebied daaromheen wel. De afwikkeling van de voet kan nu niet meer over MTP1 en verplaatst zich naar het IP-gewricht (interphalangeale gewricht) en MTP2-5 gewrichten. Op die plekken zal de druk toenemen en kan pijn ontstaan.

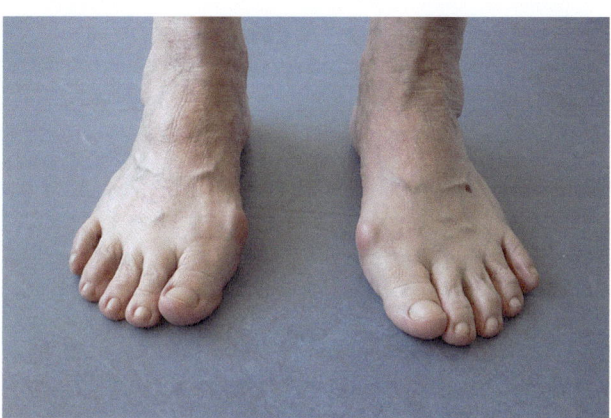

◘ **Figuur 7.2** Een hallux abducto valgus stand van de beide grote tenen en een hamerstand van digitus 3 van de linker voet

- hallux limitus; een hallux limitus heeft nog wel beweging, maar is beperkt. Voor een normale afwikkeling moet het MTP1-gewricht ongeveer 60 graden dorsaalflexie kunnen maken. Er is sprake van een hallux limitus wanneer de 60 graden niet meer gehaald worden. Ook deze afwijking veroorzaakt een andere afwikkeling. Het grote verschil met een hallux rigidus is echter dat een hallux limitus wel pijn geeft in het gewricht zelf. Het forceren van een beweging die het gewricht niet meer kan maken veroorzaakt een exostose aan de dorsale zijde van het gewricht en kan ook veel pijn geven. Door de pijn ontstaat ook een antalgisch (afwijkend) gangpatroon. Ook bij deze afwijking zal de druk onder de voet in het gebied rondom het gewricht toenemen, zoals ter hoogte van het IP-gewricht en MTP2-5.
- hallux abducto valgus (HAV) (◘fig. 7.2); een HAV is een scheefstaande grote teen. De hallux staat in abductie (naar binnen) met soms een rotatie (draaiing naar valgus). In de praktijk wordt de term HAV voor alle scheefstaande grote tenen gebruikt, maar vaak is alleen sprake van een abductiestand. Ook wordt in de praktijk de term hallux valgus gebruikt zonder de abductiestand te benoemen. Ook dit is feitelijk niet juist, hallux valgus betekent namelijk een rotatie van de hallux en ontstaat pas in de latere fase als gevolg van de abductiestand. Naar verloop van tijd ontstaat door de standsafwijking een exostose (benige verdikking) ter hoogte van de mediale zijde van het MTP1. Een te krappe schoen op deze plek kan roodheid en een bursa (slijmbeurs)/bursitis (slijmbeursontsteking) geven. Een schoenadvies geven is daarom extra belangrijk. Hoewel een ontstekingsactiviteit door reuma in het MTP1-gewricht deze afwijking kan veroorzaken, wordt deze aandoening ook veel gezien bij mensen zonder reumatische aandoening. In sommige families komt de HAV-afwijking vaker voor, te krap of puntig schoeisel kan de afwijkende stand veroorzaken en een afwijkende voetfunctie waarbij de voeten erg naar binnen kantelen kan de HAV veroorzaken. Om de afwijkende stand goed te kunnen behandelen is het dus goed om alle veroorzakers in beeld te hebben.
- (sub)luxaties van de MTP's; een (sub)luxatie is een (gedeeltelijke) ontwrichting van een gewricht. Als gevolg van een ontsteking in het gewricht zwelt het kapsel op en worden de ligamenten (gewrichtsbanden) opgerekt. Hierdoor kan een (sub)luxatie ontstaan.

Dit komt vooral voor in de kleinere gewrichten van de handen en voeten, zoals van de vingers en tenen. Bij de tenen zal dan veelal een klauwstand ontstaan omdat de teen de weg van de minste weerstand kiest.

7.3 Specifieke voetproblemen bij reumatoïde artritis

Bij reumatoïde artritis (RA) treden gewrichtsontstekingen op die leiden tot gewrichtsbeschadigingen. Vaak zijn deze gewrichtsontstekingen symmetrisch. Opvallend is dat de gewrichtsontstekingen in de voet vaak beginnen in MTP5. Daar is op röntgenfoto's vaak ook de eerste en de meeste erosie (gewrichtsschade) te zien. Erosie ontstaat bij mensen met RA door het ontstaan van pannus. Synovitis is de ontsteking van het binnenste vlies van het gewrichtskapsel, het membrana synovialis. Door de auto-immuunreactie (het immuunsysteem valt de lichaamseigen cellen aan) ontstaat dik ontstekingsweefsel. Dit verdikte ontstekingsweefsel van het synovium noemen we ook wel pannus. De ontsteking tast het kraakbeen aan en ook het bot. Dit laatste is te zien op een röntgenfoto als erosie. Erosie is dan ook aangetast botweefsel.

Door de ontstekingsactiviteit in MTP5 kan een bursa (slijmbeurs)/bursitis (slijmbeursontsteking) ontstaan lateraal. Dit noemen we ook wel een bunionette of tailor's bunion. De naam komt van de kleermakershouding waarbij druk van de vloer op MTP5 komt te staan met een bursa/bursitis als gevolg. Een aandoening die vroeger veel bij kleermakers voorkwam.

Ook MTP1 is een veel aangedane plek voor ontstekingsactiviteit in de voeten. Net als in de handen zullen gewrichtsontstekingen zich voordoen in de MTP's en de PIP-gewrichten. Zelden is er ontstekingsactiviteit van de DIP-gewrichten.

Als gevolg van ontstekingsactiviteit in de voorvoet kan een spreiding ontstaan van de metatarsalia en digiti. De zwelling in het gewrichtskapsel zal deze stand forceren. Als het gewrichtskapsel eenmaal fors is opgerekt zal het altijd te ruim blijven. Er kunnen daardoor allerlei teenafwijkingen ontstaan. Denk hierbij aan (sub)luxaties, een HAV en een windswept positie.

Ook kunnen bij RA hamertenen en klauwtenen ontstaan. Dit heeft verschillende oorzaken. Wanneer sprake is van een diepstand van de voorvoet (verticalisatie van de metatarsalia) als gevolg van ontstekingsactiviteit in de voet, verandert de trekrichting van de extensoren en kan een klauw- of hamerstand ontstaan. Ook een HAV kan een klauw- of hamerstand veroorzaken. Door de scheve hallux komen andere tenen in het schoeisel in de verdrukking en ontstaat een klauw- of hamerstand. Uiteraard zijn er oorzaken die helemaal los staan van de reumatische aandoening. Denk hierbij aan te krap schoeisel, instabiliteit van de voet of een holle of platte voet.

In de achter- en middenvoet kunnen ook veranderingen ontstaan als gevolg van de RA. Zo zal het talonaviculair gewricht langzaam gaan inzakken waardoor de voetboog afvlakt. Ook in het onderste spronggewricht zullen veranderingen optreden met valgisatie van de voeten als gevolg (◘fig. 7.3).

Neurovasculaire afwijkingen komen vaker voor bij mensen met RA. Denk hierbij aan neuropathie (zenuwaandoening) en perifeer arterieel vaatlijden (PAV)(verminderde doorbloeding in de benen als gevolg van een vernauwde of verstopte slagader). Neuropathie bij RA kan door gebruik van medicatie ontstaan maar ook als gevolg van ontstekingsactiviteit.

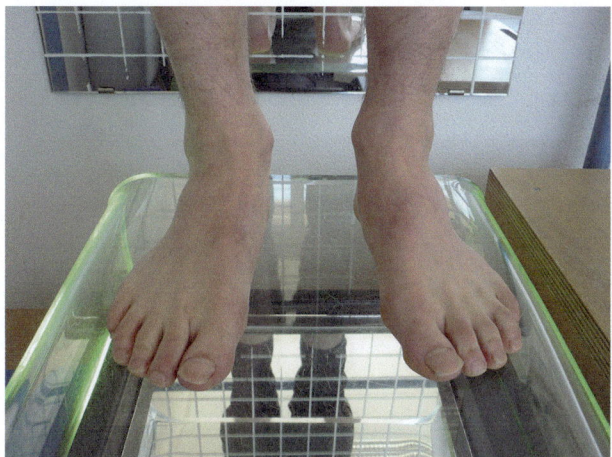

Figuur 7.3 Valgisatie van de achter- en middenvoeten

Vasculaire afwijkingen bij RA worden enerzijds veroorzaakt door traditionele risicofactoren, risicofactoren die ook bij de rest van de bevolking kunnen voorkomen. Denk hierbij aan hypertensie (verhoogde bloeddruk), roken en een dyslipidemie (verhoogd cholesterol). Anderzijds speelt ook de ontstekingsactiviteit een rol bij het ontstaan van vasculaire afwijkingen bij RA.

7.4 Specifieke voetproblemen bij artrose

Hoewel artrose in de voet nog niet zo uitgebreid is onderzocht als artrose van de knie of heup, is wel bekend dat voetklachten bij artrose veelvuldig voorkomen. Artrose van de voet komt het meest voor in MTP1, maar ook andere gewrichten in de voet kunnen aangedaan zijn. Zoals de gewrichten bij de basis van de middenvoetsbeentjes, de tarsometatarsale gewrichten, het tarsometatarsale-1-gewricht en de enkel. Artrose kan een afwijkende voet- of teenstand veroorzaken, maar artrose kan ook het gevolg zijn van een afwijkende voet- of teenstand. Wanneer bijvoorbeeld sprake is van een HAV kan als gevolg van de scheefstand een artrose van het MTP1 ontstaan. Andersom kan artrose van MTP1 ook een HAV veroorzaken. Voor een hallux limitus en hallux rigidus geldt hetzelfde. Deze afwijkingen kunnen een artrose van MTP1 veroorzaken, maar ook het gevolg zijn van de artrose. Andere veelvoorkomende voetproblemen bij artrose zijn klauw- en hamertenen. Bij artrose in de handen komen de noduli van Heberden (artrotische osteofyten, benige verdikking van de DIP-gewrichten) en noduli van Bouchard (artrotische osteofyten, benige verdikking PIP-gewrichten) voor. Zie ook ▶ H. 6. In theorie kan dit ook aan de tenen voorkomen.

Enkelartrose is vaak het gevolg van een trauma en niet van een standsafwijking. Echter, als gevolg van de enkelartrose ontstaat wel een afwijkende stand. Die afwijkende stand kan een valgus (naar binnen gekantelde) of varus (naar buiten gekantelde) stand zijn. Door de artrose zal beweeglijkheid van het gewricht afnemen waardoor een antalgisch (afwijkend) looppatroon ontstaat. De pijn bevindt zich vaak aan de ventrale zijde (voorzijde).

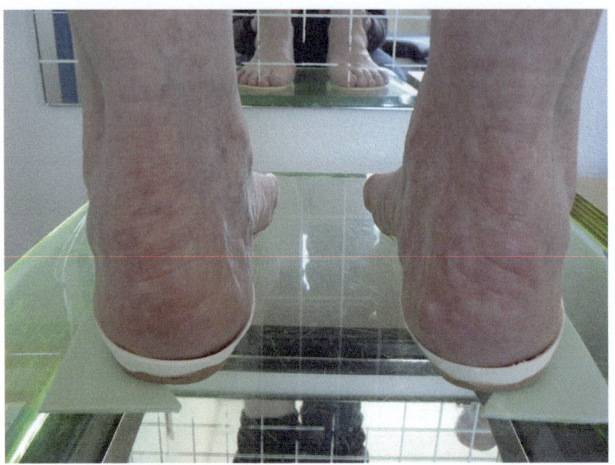

■ Figuur 7.4 Ontlasting van de achtervoet met behulp van een zooltherapie

7.5 Specifieke voetproblemen bij spondyloartritis

Spondyloartritis (SpA) kan zowel perifeer als axiaal voorkomen, waardoor verschillende aandoeningen onder deze naam vallen, die ieder specifiek voetproblemen kunnen geven. Zo komen bij de perifere SpA veel voetproblemen voor met vooral huid- en nagelafwijkingen (zie ook ▶H. 6), terwijl bij de axiale SpA veel minder voetafwijkingen voorkomen, maar de problemen vooral in de rug en het bekken zitten.

SpA treft vooral de DIP-gewrichten. Hierdoor kan een windswept positie ontstaan, alhoewel dit veel minder voorkomt dan bij RA. Heel typerend voor SpA is de dactylitis (worstteen of 'sausage toe'), die erg pijnlijk kan zijn. Zowel klauwtenen, hamertenen, supraductusstand, infraductusstand als knoopsgatdeformatie kunnen voorkomen bij SpA. De ontstekingsactiviteit in de voeten uit zich bij perifere SpA vooral in erosies (gewrichtsschade) van de kleine gewrichten. Deze ontstekingsactiviteit komt niet symmetrisch voor zoals bij RA. Bij axiale SpA zijn de grote gewrichten aangedaan. Als gevolg van de ontstekingsactiviteit kunnen naast erosies ook secundaire artrose ontstaan.

SpA kenmerkt zich eveneens door de ontstekingen van pezen. Denk hierbij aan tendinitis, fasciitis maar vooral ook enthesitis (ontsteking van de enthese, de aanhechting van de pees op het bot). De voet ontlasten door middel van een schoen of zool is heel belangrijk (■fig. 7.4). Echter, de ontstekingsactiviteit is ook een uiting van het ziekteproces. Het is dan ook belangrijk dat wanneer hier sprake van is, er altijd ook overleg met de reumatoloog of behandelend arts is. Een lokale injectie of behandeling met medicatie kan helpend zijn om blijvende schade van de pezen te voorkomen. Daarnaast komt hielpijn bij SpA regelmatig voor, vooral bij axiale SpA. Net als bij RA kunnen er bij SpA ook neurovasculaire afwijkingen ontstaan zoals neuropathie en PAV.

7.6 Specifieke voetproblemen bij ziekte van Reiter

De ziekte van Reiter is een vorm van reactieve artritis waarbij ontstekingsbeelden ontstaan als gevolg van een bacteriële infectie van de geslachtsorganen. Denk hierbij aan een geslachtsziekte zoals chlamydia of gonorroe. Symptomen van de ziekte van Reiter zijn gewrichts-, oog- en urinebuisontstekingen. In de voet komen in beperkte mate gewrichtsontstekingen voor. Het betreft dan vooral dactylitis (worsttenen). De voetklachten van de ziekte van Reiter lijken erg op die van perifere SpA. In ▶H. 6 zijn de kenmerkende huid- en nagelafwijkingen bij deze aandoening beschreven.

7.7 Specifieke voetproblemen bij sclerodermie

Sclerodermie is een ziekte waarbij de aanmaak van normaal bindweefsel afwijkend is. Er wordt te veel collageen aangemaakt waardoor het bindweefsel stugger is. Ook komen gewrichtsontstekingen voor. Voetproblemen bij sclerodermie uiten zich vooral in dermatologische problemen. Zie hiervoor ▶H. 6.

Wanneer het bindweefsel van de gewrichten aangedaan raakt, komt de huid rondom het gewricht heel strak te staan. Dit veroorzaakt een onnatuurlijke positie van het gewricht met pijn en stijfheid als gevolg. Ontstekingen van de gewrichten komen vooral in de handen voor en in mindere mate in de voeten. Afwijkende teenstand die kan ontstaan is een klauwstand, hamerstand of knoopsgatdeformatie.

7.8 Specifieke voetproblemen bij syndroom van Sjögren

Het syndroom van Sjögren wordt vooral gekenmerkt door ontstekingen van de slijmvliezen. Zoals in de mond en ogen. Toch kunnen er bij Sjögren ook voetproblemen zijn, omdat het syndroom van Sjögren ook secundair kan voorkomen. Dat wil zeggen dat het syndroom van Sjögren gepaard gaat met een andere reumatische aandoening zoals RA en SLE (systemische lupus erythematodes). De voetproblemen ontstaan op basis van artralgie (gewrichtspijn), artritis (gewrichtsontsteking) of spierpijnen.

Neuropathische klachten komen bij het syndroom van Sjögren ook vaker voor doordat de zenuwuiteinden aangetast worden door het ziektebeeld.

7.9 Specifieke voetproblemen bij systemische lupus erythematodes

Systemische lupus erythematodes (SLE) wordt ook wel huidlupus genoemd en kenmerkt zich vooral door dermatologische afwijkingen, zie hiervoor ook ▶H. 6. Naast huidklachten kunnen bij SLE ook voetproblemen voorkomen. Deze klachten bevinden zich vooral in de gewrichten. Er kan sprake zijn van gewrichtsontstekingen maar ook van ontstekingen van de peesschede. In tegenstelling tot RA en SpA leiden deze ontstekingen gelukkig zelden tot erosies of secundaire artrose.

7.10 Specifieke voetproblemen bij (pseudo)jicht

Jicht treft vooral het MTP1-gewricht, maar kan ook andere voetgewrichten treffen. De ontstekingsreactie veroorzaakt forse erosies en kristalvorming in het gewricht. Deze kristallen zijn scherp en haakvormig. De schade wordt vooral veroorzaakt door het neerslaan van urinezuurkristallen (jicht) en calciumpyrofosfaat (pseudojicht). Deze scherpe kristallen hebben 'puntige naalden' en die beschadigen het gewricht. Ze zorgen voor een bewegingsbeperking en ook secundaire artrose. In MTP1 veroorzaakt dit een hallux rigidus en soms ook een HAV en een beperking van de beweeglijkheid van de eerste straal. Soms heeft de ontsteking het gewrichtskapsel zodanig opgerekt dat een (sub)luxatie van de digiti kan ontstaan.

7.11 Casusbespreking

Hier worden vijf casussen besproken. De antwoorden van deze casussen vermelden we aan het einde van dit hoofdstuk. Dit geeft de lezer de gelegenheid om eerst zelf na te denken over de antwoorden.

Casus 1

Een vrouw van 60 jaar met de diagnose RA is onder behandeling van de huisarts. In het verleden heeft de reumatoloog de diagnose gesteld en gelukkig is haar ziekte al enige jaren in remissie. Sinds enkele maanden ervaart mevrouw veel pijnklachten van haar vierde teen aan de linkervoet. De teen voelt doof en pijnlijk aan. Schoenen zijn onprettig en geven het gevoel dat de teen wordt afgekneld. Een brede schoen voelt prettiger aan. Wanneer mevrouw de schoenen uittrekt lijkt de teen in zijn geheel ook wat dik. Lopen geeft verergering van klachten, ook zonder schoeisel. Mevrouw wandelt iedere week met een vriendin. Ze lopen dan twee uur en mevrouw draagt daarbij lage wandelschoenen. Verder werkt zij 24 uur per week en heeft zij een zittend beroep. Zij sport niet en heeft hier ook geen behoefte aan.
1. Van welke voetproblemen zou hier sprake kunnen zijn?
2. Bij welke reumatische aandoening zouden deze klachten kunnen passen?

Casus 2

Een meneer van 45 jaar heeft veel klachten van zijn rechterenkel. De klachten zijn al een aantal jaren aan de gang, maar in de loop van de tijd zijn de klachten steeds erger geworden. Tegenwoordig heeft hij ook onbelast pijn, die soms uitstraalt naar de middenvoet. De pijn is stekend van aard en wanneer meneer veel belast wordt de enkel ook dik. Meneer liep altijd tweemaal per week een half uur hard maar dat lukt sinds vorige maand niet meer vanwege de pijn. Hij heeft al meerdere hardloopschoenen geprobeerd maar dat maakte in zijn klachten geen verschil uit. Bij het opstaan 's ochtends ervaart meneer een stijf en pijnlijk gevoel in de enkel. Na ongeveer 15-20 minuten verdwijnt dit gevoel. Aan het einde van de dag is de stijfheid echter weer terug. In het dagelijks leven is meneer leraar aan een basisschool. Hij loopt en staat hierbij veel.
1. Bij welke reumatische aandoening past dit voetprobleem?
2. Hoe kan het onderscheid tussen de verschillende mogelijke reumatische aandoeningen gemaakt worden?

7.11 · Casusbespreking

Casus 3

Sinds enkele dagen heeft een meneer van 67 jaar heftige pijnklachten in zijn grote teen. De klachten zijn zonder duidelijke aanleiding ontstaan en meneer baalt flink van zijn klachten. Sinds hij gepensioneerd is heeft hij steeds allerlei kwaaltjes terwijl hij juist nu wil genieten van zijn vrijheid. In het verleden heeft meneer eerder deze pijn gehad, maar die verdween toen weer met een week. Sindsdien heeft meneer van de huisarts tabletjes voor zijn jicht. Toch heeft hij nu weer net zo veel pijn als toen hij volgens de huisarts een jichtaanval had. Meneer kan nu alleen nog maar op slippers lopen en wikkelt daarbij de voet niet af, dat is te pijnlijk.
1. Bij welke reumatische aandoening past dit voetprobleem?
2. Hoe kan het onderscheid tussen de verschillende mogelijke reumatische aandoeningen gemaakt worden?

Casus 4

Een man van 32 jaar oud is sinds twee jaar bekend met axiale spondyloarthritis. Met behulp van medicatie is de ziekteactiviteit veel verminderd. Ondanks dat de diagnose pas twee jaar geleden is gesteld, heeft meneer al ruim tien jaar klachten. Ontstekingsactiviteit zit vooral in zijn lage rug, heupen en achillespezen. Gelukkig zijn die klachten heel draaglijk op het moment. Waar hij vooral veel last van heeft is eeltvorming. Al van kleins af aan heeft hij forse eeltvorming onder beide voeten. Met name zijn hielen en voorvoeten zijn getroffen. Met een puimsteen en eeltschaaf vijlt hij iedere week het eelt weg maar het groeit als onkruid, zegt hij zelf. De eeltvorming is gelig van kleur en bevindt zich onder beide hielen en onder beide MTP1-gewrichten.
1. Bij welke reumatische aandoeningen komt overmatige eeltvorming voor?
2. Hoe kan een onderscheid gemaakt worden of de eeltvorming veroorzaakt wordt door een reumatische aandoening of niet?

Casus 5

Sinds enkele jaren heeft een vrouw van 45 problemen met haar nagels. Zij is niet bekend met een reumatische aandoening, maar heeft wel af en toe wat gewrichtsklachten. Deze gewrichtsklachten bestaan sinds kort (minder dan één jaar) en bevinden zich vooral aan de uiterste kootjes van de vingers en tenen. Soms zwellen die ook wat op en geven ze ook pijn. Bewegen van die gewrichten is op zo'n moment dan nauwelijks mogelijk. Gelukkig helpt het dan voldoende om een 'ibuprofennetje' te nemen om wel te kunnen werken. Mevrouw werkt namelijk als interieurverzorgster en staat en loopt daarbij veel. Voor mevrouw staan vooral de nagelproblemen op de voorgrond. Al jaren zien de nagels er anders uit en zijn ze erg pijnlijk bij het knippen of stoten. De nagels van de vingers en tenen hebben een donkere, olievlekachtige verkleuring gekregen (dyschromia). Het nagelbed van de hallux-nagel ziet er rood en gezwollen uit (onyxis). Ook lijkt er eeltvorming onder de nagels van de tenen te zitten.
1. Bij welke reumatische aandoeningen komen deze gewrichtsklachten voor?
2. Bij welke reumatische aandoeningen komen zowel de gewrichtsklachten als de nagelafwijkingen voor?

7.12 Antwoorden casuïstiek

7.12.1 Antwoorden casus 1

1. Mensen met een reumatische aandoening kunnen allerlei voetklachten hebben. Klachten kunnen gerelateerd zijn aan de reumatische aandoeningen maar er kan ook sprake zijn van klachten die iedereen kan krijgen. Denk hierbij aan Mortonse neuralgieklachten (klachten van een irritatie van de zenuw tussen het derde en vierde middenvoetsbeentje). Mogelijke oorzaken zouden kunnen zijn:
   - een ontsteking;
   - Mortonse neuralgie;
   - te krap schoeisel;
   - breukje of fissuur;
   - neuropathie.

2. Hoewel bij mevrouw in het verleden een reumatische diagnose RA gesteld is, hoeven huidige klachten zeker geen RA-gerelateerde klachten te zijn. Maar het kan wel. Dat de ziekte in remissie is, zegt *an sich* nog niet zo veel. De voeten worden namelijk niet bij iedere controle bekeken. Dat er in de rest van het lichaam geen ontstekingsactiviteit is wil dus niet zeggen dat er geen ontsteking in de voeten kan zijn.
   Een dikke pijnlijke teen die maar aan één zijde aanwezig is, past niet in het plaatje van RA. Let wel, dat wil niet zeggen dat het geen RA is! Er zijn altijd uitzonderingen. Een éénzijdige dikke en pijnlijke teen past meer bij SpA of de ziekte van Reiter dan bij RA.

7.12.2 Antwoorden casus 2

1. Er zijn verschillende mogelijkheden, zoals de ziekte van Reiter, SpA en artrose. Jicht is hier minder waarschijnlijk, omdat de pijn al jaren aanwezig is en niet afneemt. Zelfs onbehandelde jicht verdwijnt na een aantal weken. RA is ook minder waarschijnlijk, omdat de klacht maar aan één zijde voorkomt. Sluit beide ziektebeelden nooit helemaal uit, maar neem ze in het achterhoofd mee.
2. Een onderscheid kan gemaakt worden met een bloedbeeld. Zo is bij de ziekte van Reiter sprake van een bacteriële infectie van de geslachtsorganen en bij artrose zullen bloedwaarden niet afwijkend zijn. Daarnaast kan ook klinisch onderzoek duidelijkheid verschaffen.

7.12.3 Antwoorden casus 3

1. Dit voetprobleem past vooral bij (pseudo)jicht. Maar een RA of SpA zouden ook kunnen.
2. Bij klinisch onderzoek kunnen tophi zichtbaar zijn die kenmerkend zijn voor (pseudo)jicht. Bij het ontbreken daarvan zal een punctie de beste manier zijn om te onderscheiden van andere reumatische aandoeningen. Via diezelfde naald kan dan een corticosteroïd worden ingespoten om de pijn te verlichten en de ontsteking tot rust te brengen.

7.12.4 Antwoorden casus 4

1. Overmatige eeltvorming kan voorkomen bij perifere SpA en sclerodermie. SLE is in dit geval niet waarschijnlijk omdat SLE vooral gekenmerkt wordt door een huiduitslag en niet zo zeer eeltvorming.
2. Onderscheiden van overmatige eeltvorming door een reumatische aandoeningen of biomechanische factoren (zoals door overbelasting) is niet gemakkelijk. Maar er zijn wel indicaties die daarbij helpen. Zo heeft meneer al van kleins af aan een overmatige eeltvorming en niet sinds de diagnose. Daarnaast is de locatie van de eeltvorming ook een indicatie van de oorzaak. Alleen de onderzijde van het groteteengewricht is niet specifiek voor een reumatische aandoening. Het is dan ook waarschijnlijker dat de eeltvorming veroorzaakt wordt door belasting van de voeten. Helemaal uitsluiten van de reumatische aandoening kunnen we niet. Voor verdere uitleg over de mogelijke behandeling van de eeltvorming, zie ▶ H. 10.

7.12.5 Antwoorden casus 5

1. Verschillende reumatische aandoeningen geven gewrichtsklachten. Denk hierbij aan RA, SpA, artrose, (pseudo)jicht, SLE, Sjögren, Sclerodermie en Reiter. Dat de kootjes opzwellen maakt de mogelijkheden wel iets beperkter, dan valt RA namelijk af. RA bevindt zich meestal in de grotere gewrichten en niet in de eindkootjes. Ook (pseudo)jicht valt af. De hoeveelheid aangedane gewrichten maakt (pseudo)jicht onwaarschijnlijk, ook omdat (pseudo)jicht vooral grote gewrichten treft. Sclerodermie zal onwaarschijnlijk zijn, omdat we daarbij geen ontstekingsactiviteit in de gewrichten zien. Vooral het stijver worden van de gewrichten staat centraal. Sjögren kan gewrichtspijn geven, maar ontstekingsactiviteit bij Sjögren wordt veroorzaakt door de combinatie met een andere reumatische aandoening. Artrose, SpA, Reiter en SLE blijven over.
2. Deze specifieke nagelafwijkingen worden vooral gezien bij psoriasis. Het combinatiebeeld met gezwollen kootjes past dan ook bij de perifere spondyloarthritis (waar bijvoorbeeld artritis psoriatica onder valt). Dat ziektebeeld kan ook de zwelling en pijn in de kootjes verklaren.

Leesadvies

Bijlsma JWJ, Lems WF, Wildervanck-Dekker CMJ. Reumatologie: praktische huisartsgeneeskunde. Houten: Springer Science and Business Media; 2015.
Drossaers-Bakker K, Boerrigter M. Praktijkboek reumatische voeten. Houten: Springer Media; 2014.
Firth J, Waxman R, Law G, Nelson EA, Helliwell P, Siddle H, et al. The predictors of foot ulceration in patients with rheumatoid arthritis. Clin Rheumatol. 2014;33(5):615–21.
Frowen P, O'Donnell M, Lorimer D, Burrow JG. Neale's disorders of the foot. 6th ed. London: Churchill Livingstone, Elsevier Health Sciences; 2010.
Munneke M, Verhoef J, Pelt R. Paramedische zorg bij reumatische aandoeningen. Maarssen: Elsevier gezondheidszorg; 2003.
Polachek A, Li S, Chandran V, Gladman D. Clinical enthesitis in a prospective longitudinal psoriatic arthritis cohort: incidence, prevalence, characteristics and outcome: enthesitis in psoriatic arthritis. Arthritis Care Res. 2017;69(11):1685–91.

Onderzoek van de reumatische voet

Elleke Huijbrechts

Samenvatting

Om de voeten van mensen met een reumatische aandoening te behandelen of te verzorgen, is het nodig om eventuele aanwezige afwijkingen te kennen. Juist bij mensen met een reumatische aandoening is het van belang om bij het eerste bezoek een uitgebreid vraaggesprek te houden. Hiermee kan de behandelaar zich zo goed mogelijk voorbereiden op alles wat bij de reumatische aandoening speelt. In dit hoofdstuk lichten we het onderzoek van de voeten van iemand met een reumatische aandoening toe. Afhankelijk van de discipline zal de doelstelling van het voetonderzoek verschillen en zal ook het onderzoek beknopter of uitgebreider zijn. In dit hoofdstuk beschrijven we de meest uitgebreide vorm van het voetonderzoek. Bijlage 1 bevat twee onderzoekformulieren die gebruikt kunnen worden. In bijlage 2 zijn protocollen terug te vinden van de aanvullende testen. Bij het onderzoek van de reumavoet gaat het om het vaststellen van datgene wat relevant is om een juist behandelplan op te maken. Het is nadrukkelijk niet de bedoeling om een diagnose te stellen van de onderliggende aandoening. Dat ligt, uiteraard, in de handen van de behandelende arts(en).

8.1 Inleiding – 111

8.2 Disciplines betrokken in de voetzorg – 111

8.3 Het voetonderzoek – 112

8.4 Het voetonderzoek per onderdeel – 113
8.4.1 Anamnese – 113
8.4.2 Inspectie – 115

Met medewerking van Dr. Marike van der Leeden – senior onderzoeker Amsterdam UMC/VU Universitair Medisch Centrum, Afdeling revalidatiegeneeskunde, Amsterdam Public Health research institute (APH) en senior onderzoeker Reade|centrum voor revalidatiegeneeskunde en reumatologie.

© Bohn Stafleu van Loghum is een imprint van Springer Media B.V., onderdeel van Springer Nature 2020
M. van Putten en E. Huijbrechts, *Voeten en reuma*, https://doi.org/10.1007/978-90-368-2378-4_8

8.4.3	Palpatie – 117	
8.4.4	Functieonderzoek – 117	
8.4.5	Aanvullende testen – 118	
8.4.6	Ganganalyse – 120	
8.4.7	Drukmetingen – 121	
8.4.8	Schoeninspectie – 122	
8.4.9	Klinisch redeneren en 'stepped care' – 125	

Leesadvies – 125

8.1 Inleiding

Diagnostiek van de voeten is nodig wanneer: (1) er een vermoeden is voor reumatische aandoeningen in de voeten, (2) er voetklachten aanwezig zijn of (3) er in het verleden voetklachten zijn geweest. Het kan dus zowel mensen met een diagnose voor een reumatische aandoening betreffen als mensen bij wie het vermoeden bestaat dat zij een reumatische aandoening hebben. Wanneer iemand gediagnosticeerd is met een reumatische aandoening, is periodieke controle van de voeten geadviseerd. Hiermee kan ziekteactiviteit tijdig worden opgespoord, ook wanneer de reumatische aandoening in remissie is (vermindering van ziekteverschijnselen). Omdat zelfs in remissie pijn en zwelling in de voeten voor kunnen komen. Langer bestaande ontstekingsactiviteit in de voeten kan leiden tot erosies (gewrichtsschade) en deformiteit (misvorming).

8.2 Disciplines betrokken in de voetzorg

In 2017 zijn multidisciplinaire aanbevelingen ontwikkeld voor de diagnostiek en behandeling van voetklachten bij patiënten met reumatoïde artritis. Deze aanbevelingen vormen een mooie leidraad die ook voor andere reumatische aandoeningen bruikbaar lijkt. Er zijn verschillende rollen te onderscheiden in de voetzorg voor mensen met een reumatische aandoening:

- medisch specialist;
  Het behandelen van ontstekingsactiviteit zal door de reumatoloog gebeuren, met ondersteuning van de verpleegkundig reumaconsulent. De verpleegkundig specialist reumatologie en physician assistent reumatologie spelen een rol in de behandeling van ontstekingsactiviteiten. Revalidatiearts en orthopedisch chirurg kunnen een afwijkende voetfunctie en dermatologische afwijkingen diagnosticeren, monitoren en behandelen.
- podotherapeut;
  De podotherapeut behandelt personen met voetklachten of klachten aan het houdings- en bewegingssysteem, die voorvloeien uit een afwijkend functioneren of afwijkende stand van de voeten. Een podotherapeut is een paramedische professional die een hbo-opleiding met bachelor degree heeft afgerond. De podotherapeut heeft een beschermde titel die valt onder artikel 34 van de wet BIG. Podotherapeuten hebben een signalerende rol in de herkenning van voetsymptomen zoals actieve ontstekingen. Ook diagnosticeren en behandelen zij afwijkende voetvorm en- functies, dermatologische afwijkingen, perifere neurovasculaire afwijkingen, inadequaat schoeisel en andere opvattingen over de voetklachten of verwachtingen over de behandeling bij reumatische aandoeningen.
- (register)podoloog;
  Registerpodologen herkennen en behandelen klachten van voeten en houding die te maken hebben met de stand van de voeten. Daarnaast adviseren zij over schoeisel. Volgens de Stichting LOOP (brancheorganisatie van podologen) heeft een registerpodoloog naast een mbo-opleiding drie semesters scholing op hbo-niveau gevolgd.
- orthopedisch schoentechnoloog;
  Een orthopedisch schoentechnoloog is een functioneel ontwerper van allerlei voet- en schoenvoorzieningen. Een orthopedisch schoentechnoloog heeft een hbo-opleiding met bachelor degree afgerond.

– orthopedisch schoentechnicus;
De orthopedisch schoentechnicus helpt mee in het oplossen van voetproblemen door maatname, passing en begeleiding van het productieproces van schoeisel. Een orthopedisch schoentechnicus heeft een mbo-opleiding niveau 4 afgerond.
– (medisch) pedicure;
Een pedicure 'verzorgt nagels en de nagelomgeving, verwijdert overtollig eelt en likdoorns. Ook behandelt zij kloven, eeltranden, schimmelnagels en ingroeiende nagels. Naast behandeling van voetproblemen is het ook mogelijk om de voeten te laten verzorgen met een cosmetische behandeling'. Een pedicure is mbo-niveau 3 opgeleid.
Een medisch pedicure 'kan naast alle voeten van gezonde personen ook de voeten van personen met risicovoeten behandelen'. Zij heeft uitgebreide kennis en ervaring op het gebied van orthesiologie, nagelregulatie en –reparatie en drukverdelende technieken. (Beginnende) afwijkingen kan de medisch pedicure signaleren en doorverwijzen naar de behandelend arts of podotherapeut. Daarnaast kan een medisch pedicure een voet-, schoen- en sokonderzoek doen en adviezen geven. Een medisch pedicure is een mbo-niveau 4 opgeleide pedicure.
– overige disciplines;
De huisarts kan signaleren, diagnosticeren en monitoren. Meer hierover is in de Nederlands Huisartsen Genootschap (NHG) standaard Artritis terug te vinden. Andere disciplines zoals fysiotherapeuten en oefentherapeuten kunnen een rol vervullen in de diagnostiek en behandeling van voetklachten bij reumatische aandoeningen.

8.3 Het voetonderzoek

Er zijn verschillende factoren die een rol spelen bij reumatische voetklachten. Zo zijn er factoren die een rol spelen bij het ontstaan van voetklachten maar ook factoren die een rol spelen bij een ongunstig beloop van de voetklachten. Deze factoren zijn in te delen in zes zogenaamde 'diagnostische categorieën':
1. actieve ontsteking(en);
2. afwijkende voetvorm en -functie(s);
3. dermatologische afwijking(en);
4. perifere neurovasculaire afwijking(en);
5. inadequaat schoeisel;
6. andere opvatting(en) over de voetklachten of verwachting(en) over de behandeling.

In het voetonderzoek dient systematisch aandacht te worden besteed aan deze diagnostische categorieën. Het voetonderzoek bestaat uit:
– anamnese (vraaggesprek);
– inspectie;
– palpatie;
– functieonderzoek;
– aanvullende testen;
– ganganalyse;
– drukmetingen;
– schoeninspectie.

8.4 Het voetonderzoek per onderdeel

8.4.1 Anamnese

In de anamnese worden gestructureerd vragen gesteld om een zo compleet mogelijk beeld te vormen van de klachten. Wanneer u van tevoren al weet dat iemand een reumatische aandoening heeft, houd hier dan rekening mee tijdens het voorstellen. De hand schudden kan pijnlijk zijn. Probeer heftig op en neer schudden van de hand of hard in de hand knijpen te voorkomen. Alleen de hand omsluiten tijdens het voorstellen is voldoende. Bied vervolgens een stoel aan. Een hogere stoel kan voor knie- of heupklachten prettiger zijn. Leg dan de personalia vast voordat de daadwerkelijke anamnese begint. In het onderzoekformulier in bijlage 1 kunnen de bevindingen uit de anamnese beknopt worden weergegeven. Hier volgt een uitgebreide versie van de anamnese.

Anamnese

1. *Wanneer is bij u de diagnose reuma gesteld?*
   Dit is van belang te weten, om een inschatting te kunnen maken in hoeverre de patiënt/cliënt al 'vertrouwd' is met zijn aandoening.
2. *Door wie is deze diagnose gesteld?*
   Is dit de huisarts, de reumatoloog of een andere specialist geweest? Of heeft de cliënt wellicht iets 'opgepikt' en daar zelf het naambordje 'reuma' aan gehangen? Met de grote informatiestroom die ons via het internet bereikt, is 'zelfdiagnostiek' een steeds vaker voorkomend fenomeen.
3. *Wat waren uw klachten ten tijde van de diagnosestelling?*
   Maak een onderscheid in gewrichtsklachten, spier- en huidproblemen.
4. *Welke (huidige en eerdere) hulpverlening heeft u?*
   Medicatie, operaties of andere therapievormen geven inzicht in de behandeling die de cliënt tot nu toe heeft gehad.
   - De behandeling van de reumatische aandoeningen door de arts kan inzicht geven in de complexiteit en de ernst van de reumatische aandoening.
   - Gebruik van corticosteroïden en disease modifying anti-rheumatic drugs (DMARD's) verslechteren de wondgenezing en zijn een risico voor het ontwikkelen van ulcus en huidinfecties.
   - Ontstekingsactiviteit of gewrichtsschade vraagt vaak een aanpassing van de behandeling.
   - Kunstgewrichten, met name die van het metatarsophalangeale-1-gewricht (MTP1 of groteteengewricht), kunnen minder soepel functioneren dan de normale voetgewrichten. Hierdoor kan mechanische stress (druk of wrijving) op de huid ontstaan, waardoor op die plaatsen roodheid, hyperkeratose (overmatige eeltvorming) en ulcera (slecht genezende wonden) kunnen ontstaan.
5. *Hoe lang bestaan klachten of ontstekingen al?*
   Bepalen van acute, subacute of chronische klachten.
   - acuut: binnen 24 uur na het ontstaan bereiken de ontstekingsverschijnselen hun hoogtepunt;
   - subacuut: binnen 6 weken na het ontstaan zijn de gewrichtsontstekingen verbeterd;
   - chronisch: na 6 weken is er nog geen enkel herstel.

6. *Hoeveel gewrichten geven klachten?*
   Bepalen van mono-, oligo- of poly-articulaire klachten.
   – mono-articulair: slechts één gewricht is ontstoken of pijnlijk;
   – oligo-articulair: twee tot vier gewrichten zijn tegelijkertijd aangedaan;
   – poly-articulair: vijf of meer gewrichten zijn tegelijk aangedaan.
7. *Wat is de locatie van uw klachten?*
   Het duidelijkst en het snelst weet u dit wanneer de patiënt de plaats op de voet kan aanwijzen. Het kan gaan om pijnklachten of vermoeidheidsklachten.
8. *Wanneer treden deze klachten op?*
   – in rust;
   – tijdens het bewegen of bij belasting;
   – tijdens het dragen van schoenen.
9. *Wanneer de klachten optreden, is er dan ook een gevoel van krachtverlies?*
   – Wordt het aangedane gewricht ontzien? Hoe langer een gewricht gespaard wordt hoe zwakker dit zal worden.
   – Is er sprake van een spieraandoening?
10. *Hoe is de functie van de gewrichten? Treedt er stijfheid op?*
    – Is er bewegingsbeperking aanwezig?
    – Is er sprake van startstijfheid? Artrose laat met name na rust startstijfheid zien. Op gang komen kost enige moeite.
    – Is er sprake van ochtendstijfheid? Dan staat artritis op de voorgrond. Deze ochtendstijfheid duurt gewoonlijk meer dan een half uur.
11. *Hoe is het verloop in de tijd? Treedt er verergering op?*
    Veel reumatische aandoeningen gaan gepaard met rustige (weinig klachten) en actieve (veel klachten) perioden.
12. *Is het gewricht wel eens gezwollen, warm of rood?*
    Deze ontstekingsverschijnselen komen vooral naar voren in een periode van verergering van de aandoening.
13. *In hoeverre wordt u belemmerd in uw dagelijkse bezigheden?*
    – Met name is de vraag of de cliënt nog bij zijn eigen voeten kan en die zelf kan verzorgen. Ook vanwege problemen met de handen kan de eigen voetverzorging onmogelijk worden!
    – Wanneer de handfunctie beperkt is, kan dit gevolgen hebben voor de voetverzorging of het aantrekken van adequaat (geschikt) schoeisel.
    – Beperkingen in lopen en staan zijn een voorspeller voor een afwijkende voetfunctie.
14. *Hoeveel staat of loopt u gedurende de dag?*
    – Zowel onder- als overbelasting kan klachten veroorzaken. Ook kan de mate van belasting van invloed zijn op de materiaalkeuze bij een eventuele therapie.
    – Bij reumatische aandoeningen komen perifere neurovasculaire afwijkingen vaker voor, het is daarom belangrijk om te vragen naar aanwezigheid van etalageklachten.
    – Bepalen gewrichts-, pees-, spierklachten etc.

15. *Heeft u ook nog andere klachten?*
    Deze vraag geeft u een indruk of er nog andere klachten zijn waar u rekening mee kunt of moet houden.
    – huid- en nagelaandoeningen (aanwezigheid van ulcera of wondjes);
    – algehele vermoeidheid;
    – vermagering;
    – koorts.
16. *Zijn er ooit röntgenfoto's van uw voeten gemaakt? Zo ja, waren daar beschadigingen op zichtbaar?*
    Meestal weet de cliënt goed aan u te vertellen wat de uitslag was van röntgenfoto's. U krijgt daarmee informatie over de ernst van de beschadigingen en de ernst van de aandoening.

8.4.2 Inspectie

Afwijkingen aan de huid en vorm van het lichaam worden waargenomen tijdens de inspectie (fig. 8.1). Daarbij dient een relatie gelegd te worden met de klacht. Bij reumatische aandoeningen wordt gelet op:
- huidaspecten;
    - kleur en kleurverschillen; roodheid kan een teken zijn van ontstekingsactiviteit of van erythema plantare (rode verkleuring van de plantaire zijde van de voet). In het onderzoekformulier van bijlage 1 kan de precieze locatie met een R (de R van rubor of roodheid) worden weergegeven.
    - zwellingen of verdikkingen; een zwelling kan duiden op ontstekingsactiviteit, maar er kan ook sprake zijn van reumanoduli, noduli van Heberden, noduli van Bouchard, psoriasis pustulosa (psoriasis met daarbij met pus gevulde blaasjes) en infecties. Geef de precieze locatie van de zwellingen in het onderzoekformulier van bijlage 1 aan met een T (de T van tumor of zwelling).
    - beharing; een verminderde of afwezige beharing op de voeten of onderbenen kan duiden op perifeer arterieel vaatlijden (PAV).
    - transpiratie; hyperhydrose (overmatig zweten) kan in het onderzoekformulier in bijlage 1 worden weergegeven met HH (hyperhydrose). Squama (schilfering van de huid, geef dit in het formulier aan met de letter S) met ragaden (kloven, geef dit aan met de letter R van ragaden) kan ontstaan bij een acute jichtaanval. Een droge huid kan ook duiden op perifeer arterieel vaatlijden (PAV).
    - glanzen; bij een acute jichtaanval kan de huid gaan glanzen.
    - wonden, cicatrix (littekenweefsel) of keloïd (verdikt littekenweefsel); wonden komen bij reumatoïde artritis en jicht vaker voor. Geef wonden in het formulier aan met de letter U van ulcus en cicatrix met de letter C.
    - varices (spataderen) en vaatafwijkingen; cyanose (blauwe verkleuring) en pallor (bleekheid, geef dit aan in het formulier met de letter P) kunnen duiden op perifeer arterieel vaatlijden. Arteritis (ontsteking van de slagader) en vasculitis (ontsteking van de ader) geeft een paarsrode verkleuring in de huid en komt vaker voor bij reumatoïde artritis.

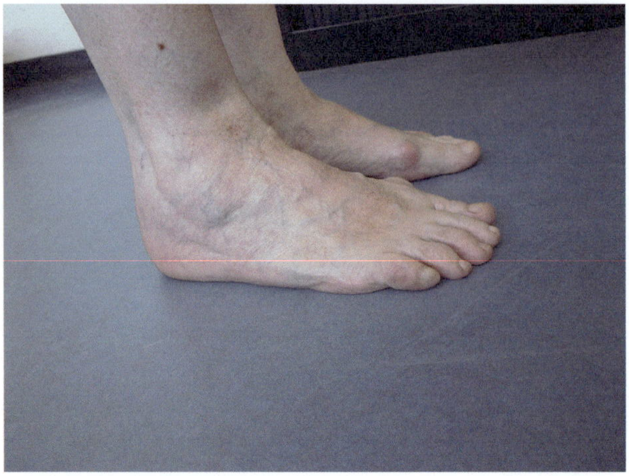

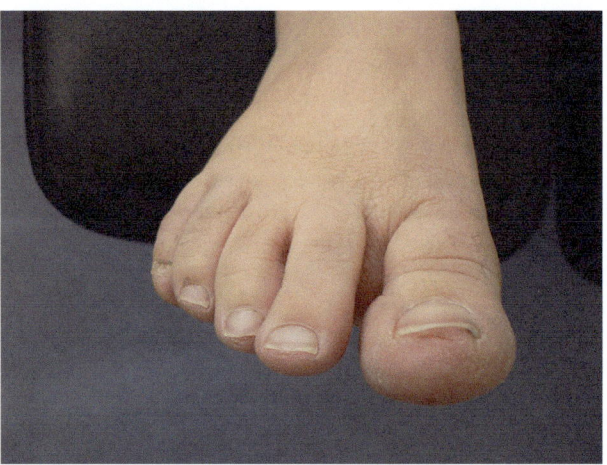

◘ **Figuur 8.1**   Inspectie van de voeten in stand

◘ **Figuur 8.2**   Afwijkende vorm van de nagel van de hallux, deze heeft de neiging tot ingroeien (unguis incarnatus)

— nagelaspecten; bij gebruik van immunosuppressiva komt vaker onychomycose (schimmelnagel) voor en dit verhoogt de kans op infectie bij een unguis incarnatus (ingegroeide nagel) (◘fig. 8.2). Subungeale hematoma (bloeduitstortingen onder de nagel) en nagelplaatgroeven komen vaker voor bij reumatoïde artritis. Spondyloartritis kan tal van nagelafwijkingen veroorzaken zoals: onyxis (ontsteking van het nagelbed, geef dit in het formulier aan met de letters ON), dyschromia (olievlekken, geef dit in het formulier aan met de letters DY), onycholyse (loslaten van de nagel, geef dit aan in het formulier met de letters YSE), trachyonychia (schuurpapiernagels, geef dit in het formulier aan met de letters TR), geelbruine verkleuring van de nagels (geef dit in het formulier aan met de letters GB) en eeltvorming onder de nagels. Broze, gelige en verdikte nagels kunnen een teken zijn van perifeer arterieel vaatlijden (PAV), geef dit in het formulier aan met de letters PAV (PAV van perifeer arterieel vaatlijden).

- keratose (eeltvorming); bij langdurig gebruik van corticosteroïden kan de huid atrofisch (verdunning van de huid) worden. Geef in het formulier met de letters HK (hyperkeratose) aan waar sprake is van overmatige eeltvorming en gebruik de letter A voor atrofie (verdunning van de huid). Het plantair capiton kan ook verplaatst zijn naar distaal.
- vormaspecten; denk hierbij aan afwijkingen aan de tenen (zoals: klauwtenen, hamertenen, windswept positie, HAV, (sub)luxaties, supraductus, infraductus, spatie en knoopsgatdeformaties) en voeten (talonavicualair inzakken etc.). De afwijkende bevindingen kunnen in het onderzoekformulier van bijlage 1 worden gescoord.

8.4.3 Palpatie

De palpatie geeft informatie over de aangedane structuur en bestaat uit de volgende onderdelen:
- temperatuur; met een infraroodthermometer kan de temperatuur van de huid nauwkeurig worden gemeten. Beoordeel altijd links en rechts. Warmte kan een teken zijn van een ontstekingsproces. In het onderzoekformulier van bijlage 1 kan dit worden aangegeven met een C (de C van calor ofwel warmte). In bijlage 2 is het protocol voor palperen van temperatuur te vinden.
- pulsaties arteriën (slagaderen); het palperen van de pulsaties geeft informatie over de mogelijke aanwezigheid van perifeer arterieel vaatlijden (PAV).
- zwelling; zwelling kan een teken zijn van een ontstekingsproces, zeker wanneer de zwelling ook pijnlijk is bij palpatie. Zwelling kan in het onderzoekformulier van bijlage 1 worden weergegeven met een T (de T van tumor of zwelling). Er zijn verschillen soorten zwellingen zoals oedeem, hydrops, tophi en bursitis.
  - Oedeem is een opeenhoping van extracellulair (buiten de cel gelegen) vocht. Er zijn veel verschillende oorzaken van oedeem, het kenmerkt zich vaak doordat de vingerafdruk in de zwelling blijft staan (noemen we ook wel pitting oedeem).
  - Hydrops is een vochtophoping in een holte zoals een gewricht.
  - Tophi (jichtknobbels) zijn herkenbaar aan de harde verdikkingen onder de huid die er vaak ook wit uitzien.
  - Een bursitis (slijmbeursontsteking) is herkenbaar aan een pijnlijke zwelling die net onder de huid zit en kan worden bewogen.
- pijn; een positieve squeeze test (samenknijpen van de middenvoetsbeentjes) duidt vaak op ontstekingsactiviteit maar kan ook positief zijn wanneer sprake is van een overbelasting van de zenuw in de voorvoet. De pijn is dan echter schietend en scherp. Pijn kan in het onderzoekformulier van bijlage 1 worden weergegeven met een D (de D van dolor of pijn).

8.4.4 Functieonderzoek

Om wekedelenletsels en gewrichtsaandoeningen te kunnen diagnosticeren is het functieonderzoek een belangrijk onderdeel. Het geeft ook informatie of eventuele correcties mogelijk zijn. In het onderzoekformulier van bijlage 1 kunnen de afwijkende bevindingen ten aanzien van het functieonderzoek worden weergegeven. Hierbij maken we een onderscheid tussen de verschillende onderdelen van het functieonderzoek.

- actief functieonderzoek (cliënt voert bewegingen zelf uit); hierbij wordt gelet op pijn, bewegingsuitslagen, bijkomende geluiden en bereidheid tot bewegen. Wanneer sprake is van ontstekingsactiviteit dan kan er soms een afwijkende coördinatie worden gevonden.
- weerstandsonderzoek (de bewegingen die de cliënt zelf uitvoert worden tegengehouden); wanneer de cliënt pijn ervaart tijdens het weerstandsonderzoek kan dat duiden op een aandoening van de spier, pees of peesaanhechting. Bij reumatische aandoeningen is het belangrijk om specifieke spieren te testen zoals:
    - triceps surae (kuitspieren);
    - peroneus brevis (korte kuitbeenspier);
    - peroneus longus (lange kuitbeenspier);
    - tibialis anterior (voorste scheenbeenspier);
    - extensor hallucis longus (lange groteteenstrekker);
    - extensor digitorum brevis en longus (korte en lange teenstrekkers);
    - tibialis posterior (achterste scheenbeenspier);
    - flexor hallucis longus (lange grote teenbuiger);
    - flexor digitorum longus (lange teenbuiger).
- passief functieonderzoek (de onderzoeker test de beweeglijkheid van de voet van de cliënt); er wordt gelet op de maximale bewegingsuitslagen van een gewricht. Het gevoel dat bij het bereiken van de maximale bewegingsuitslag wordt waargenomen, kan hard, verend of zacht zijn. Een verende beperking kan duiden op een gewrichtsontsteking of aandoening van de weke delen en bursa. De beweging kan dan ook pijnlijk zijn en crepitaties (knisperend, krakend geluid) geven. Een hard eindgevoel kan duiden op ankylose (verstijving). Dit komt vaker voor bij reumatoïde artritis, spondyloartritis (SpA) en artrose.

8.4.5 Aanvullende testen

Echografie

Echografie kan ondersteunend zijn in de diagnostiek. Sommige podotherapeuten kunnen een echografie maken maar echografie kan ook in het ziekenhuis plaatsvinden op verwijzing van een arts. Het synovium (gewrichtsvocht), pezen, spieren, kraakbeen en bot kunnen ermee worden beoordeeld. Daarnaast kunnen ook effusie (doorlekken van vloeistof naar ander weefsel), corpus liberum (los liggend weefsel), erosies, bursitis (slijmbeursontsteking), tophi en noduli worden beoordeeld. Omdat echografie een aanvullende test is die in de diagnostiek kan helpen, is er in het onderzoekformulier van bijlage 1 ruimte gelaten om de afwijkende bevindingen aan te geven.

Enkel-armindex (EAI)

Bij een reumatische aandoeningen komt perifeer arterieel vaatlijden (PAV) vaker voor. Daarom dient de podotherapeut altijd de enkel-armindex (EAI) te berekenen. Een normale EAI ligt tussen de 1.0 en 1.3. Wanneer de EAI > 1.3 kan dat duiden op een calcificatie (verharding) van de slagaderen. Dit wordt ook wel mediasclerose of Mönckebergsclerose (verharding van de middelste vaatwand) genoemd. Wanneer de EAI < 1.0 is kan dat duiden op PAV. Ook de vaattonen bij het meten van de EAI kunnen een indicatie zijn voor PAV. Afwezige vaattonen, monofasisch (eentonig) of bifasisch (tweetonig) zijn een aanwijzing voor PAV. Geef in het onderzoekformulier van bijlage 1 de score van de EAI aan. In bijlage 2 zijn protocollen te vinden voor het uitvoeren van de E.A.I.

Testen voor het oppervlakkige gevoel

Test altijd de sensibiliteit (gevoelsgewaarwording) bij mensen met een reumatische aandoening. Neuropathie (zenuwbeschadiging) komt vaker voor bij reumatische aandoeningen. De diagnose neuropathie wordt niet door voetzorgprofessionals gesteld maar door een arts. Wel kunnen voetzorgprofessionals signaleren dat er aanwijzingen zijn voor neuropathie. Geef in het onderzoekformulier van bijlage 1 de score van de sensibiliteit aan. In bijlage 2 zijn protocollen te vinden voor het uitvoeren van de sensibiliteitstesten.

- De betrouwbaarste test voor het oppervlakkige gevoel is de monofilamenttest met behulp van het Semmes Weinstein 10-grams-monofilament. De cliënt dient per plaats ten minste twee van de drie keer het juiste antwoord te geven. Het beschermende, oppervlakkige gevoel is dan normaal aanwezig. U plaatst een + in het geteste rondje op de voetfiguur. Wanneer slechts één goed antwoord is gegeven, of in het geheel geen antwoord, dan is het beschermende gevoel afwezig. Dit kan een indicatie zijn voor neuropathie.
- De kleine zenuwuiteinden kunnen worden beoordeeld met een neurotiptest. De neurotip heeft één scherpe kant en één stompe kant waarmee de scherp-stompgevoeligheid kan worden beoordeeld. Door het gebruik van een neuropen (waarin de neurotip geplaatst wordt) kan er met een kracht van 40 gram veilig op de huid getest worden. Dezelfde plekken worden getest als bij de monofilamenttest. Wanneer een cliënt geen onderscheid kan maken tussen scherp en stomp is er sprake van een verminderde scherptegevoeligheid. Dit kan een indicatie zijn voor neuropathie.
- Met de Tip Therm kunnen we de temperatuurgevoeligheid van de voeten beoordelen. Hij heeft één metalen zijde en één kunststof zijde. De metalen zijde voelt koud en de polymeren zijde voelt warm aan. Dezelfde plekken worden getest als bij het monofilament. Wanneer een cliënt geen onderscheid kan maken tussen de koude en niet-koude kant van de Tip Therm is er sprake van een verminderde temperatuurgevoeligheid. Dit kan een indicatie zijn voor neuropathie.

Testen voor het diepe gevoel

Aanvullend aan het testen van het oppervlakkige gevoel, kan ook het diepe gevoel getest worden. Geef in het onderzoekformulier van bijlage 1 de score van het diepe gevoel aan.

- Het diepe gevoel kan getest worden met behulp van een 128-Hertz-stemvork. In het onderzoekformulier in bijlage 1 vult u de score van de test in. Voelt de cliënt in het geheel geen trilling, dan noteert u 'ja'. Het diepe gevoel is dan immers op zijn minst verminderd, wellicht zelfs afwezig. Misschien is het diepe gevoel niet geheel afwezig en reageert de cliënt aanvankelijk goed op de trillende stemvork. Wanneer hij u *binnen 10 seconden* laat weten dat de trilling voorbij is terwijl u nog duidelijk een trilling voelt bij de controle, dan is er sprake van een *verminderd* diep gevoel. Dan is uw notitie dezelfde: u kruist 'ja' aan. Voelt de cliënt de trilling goed en is de stemvork inderdaad gestopt met trillen, dan zal de notitie 'nee' zijn. De vraag is immers: is er sprake van een verminderd diep gevoel? Het antwoord bij een normale test is dan 'nee'. In bijlage 2 is een protocol te vinden voor het uitvoeren van de diepe gevoelstesten.
- Ook kan de positiezin gebruikt worden als test voor het diepe gevoel. Hierbij wordt de hallux dorsaal geflecteerd (naar boven bewogen) of plantair geflecteerd (naar beneden bewogen). Wanneer de cliënt niet kan beoordelen welke kant de hallux op wordt bewogen is sprake van een verminderd diep gevoel. Dit kan duiden op een verminderde propriocepsis (positiezin).

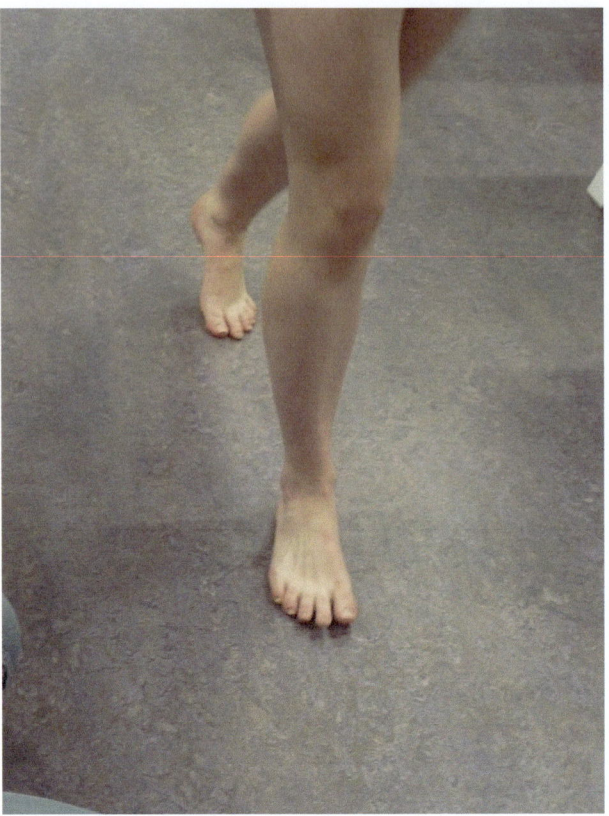

Figuur 8.3 Ganganalyse frontaal

8.4.6 Ganganalyse

Tijdens de ganganalyse wordt het looppatroon beoordeeld. Hierbij wordt gekeken vanaf frontaal (voor- en achterzijde; fig. 8.3) en sagittaal (zijkant).

Specifieke aandachtspunten in de ganganalyse voor reumatische aandoeningen zijn:
- het hielcontact; dit zou in lichte inversie (naar buiten gekanteld) moeten zijn. Reumatische aandoeningen kunnen instabiliteit van de achtervoet veroorzaken.
- het tarsale complex (voetwortel); bij reumatoïde artritis ontstaat vaak overpronatie (naar binnen zakken van de middenvoet) als gevolg van een draaiing in de heup of door het soepeler worden van de middenvoet als gevolg van ontstekingsactiviteit.
- rotatie van het femur; bij een normale afwikkeling is sprake van endorotatie (naar binnen draaien van de heup). Bij reumatoïde artritis is vaker sprake van een versterkte endorotatie van de heup.
- belastingduur; bij reumatische aandoeningen is de loopsnelheid vaak verlaagd. Ook kan een antalgisch looppatroon (looppatroon waarbij de pijn ontzien wordt) ontstaan als gevolg van de pijn waardoor hielcontact verlengd wordt en voorvoetcontact verkort.
- dorsaalflexie van metatarsophalangeale-1- (MTP-1- ofwel groteteen)gewricht; als gevolg van jicht, artritis of artrose kan het gewricht beperkt raken in beweeglijkheid en daardoor een verminderde dorsaalflexie (naar boven bewegen) geven tijdens het afwikkelen.

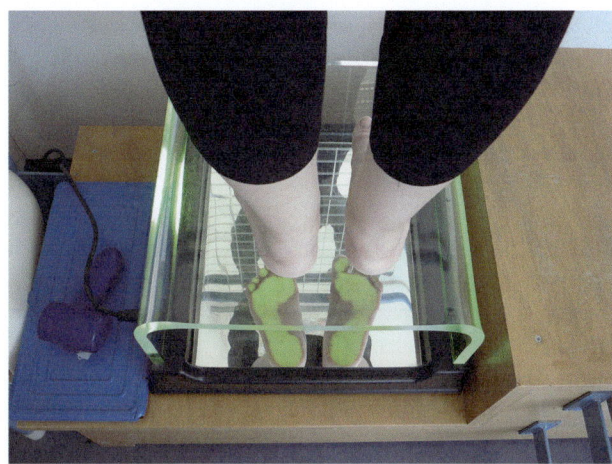

Figuur 8.4 Het beoordelen van de drukken onder de voet in het podoscopisch beeld

- dorsaalflexie (naar boven bewegen) van het bovenste spronggewricht (BSG ofwel enkel); bij reumatische aandoeningen is tijdens de afwikkeling van de voet vaker sprake van een plantairflexie (naar beneden kanteling) van het bovenste spronggewricht (enkel).
- flexie (buigen) en extensie (strekken) van de knie; wanneer het bovenste spronggewricht te weinig dorsaalflexie (naar boven bewegen) maakt, heeft dit invloed op de flexie en extensie van de knie.
- paslengte; bij jicht zien we vaker kortere passen, verminderde loopsnelheid en functionele beperkingen. Bij reumatoïde artritis is de staplengte verminderd, mogelijk als gevolg van instabiliteit en spierzwakte.

8.4.7 Drukmetingen

Om de belasting van de voet te kunnen beoordelen kunnen drukmetingen gedaan worden. Het heeft de voorkeur om zowel dynamisch als statisch drukmetingen te doen om verschillen daartussen in kaart te brengen. Er zijn verschillende methoden om drukmetingen te doen, zoals met een podoscoop, met een podobaroscoop, blauwdrukken of elektronische drukmetingen (fig. 8.4). Ongeacht de methode van het meten van de drukken, wordt gekeken naar de hoogte van druk bij verschillende aspecten van de voet.
- het anterior ovoïde (het beeld van de druk onder de voorvoet); hoge drukken onder de voorvoeten hebben een relatie met gewrichtsschade en standsafwijkingen bij reumatoïde artritis. Dit geeft meer pijn en stijfheid. Wanneer er ziekteactiviteit is in de voorvoeten kan de cliënt soms door pijn ter ontlasting een andere stand aannemen. Dit geeft lagere drukken onder de voorvoet.
- posterior ovoïde (het beeld van de druk onder de achtervoet); wanneer er ziekteactiviteit is in de achtervoet kan de cliënt soms door pijn ter ontlasting een andere stand aannemen. Dit geeft lagere drukken.

- lateraalisme (verbinding in druk tussen de voorvoet en achtervoet); een hoge druk van de middenvoet staat bij artrose in relatie tot meer pijnklachten. Hoge druk onder de middenvoet kan ook gerelateerd zijn aan een pes planovalgus bij reumatoïde artritis. Een chronische jicht geeft ook vaker een verhoogde druk onder de middenvoet.
- digiti (tenen); bij jicht komen vaker verlaagde drukken onder de tenen voor, met name bij de hallux (grote teen).

Naast het beoordelen van de drukken kunnen in deze fase van het voetonderzoek ook een aantal metingen verricht worden:
- de Hübschertest of halluxtest; de hallux wordt in stand dorsaal geflecteerd (omhoog bewogen). Deze test wordt gebruikt om te beoordelen of het 'windlass mechanism', ofwel windas mechanisme, intact is. Het windasmechanisme beschrijft de functie van de plantaire fascie (peesplaat onder de voet). Door het dorsaalflecteren van de hallux rekt de fascie op als het straktrekken van een touw. Hierdoor neemt de afstand tussen de metatarsale (het middenvoetsbeentje) en de calcaneus (hielbeen) af en wordt de voetboog omhoog gebracht. Wanneer bij het omhoog bewegen van de hallux ook de voetboog omhoog gaat is de test positief. Dit geeft aan dat de voetboog ten opzichte van de belaste stand kan corrigeren. Oftewel, in belaste stand is de voet ingezakt ten opzichte van zijn anatomische stand. Let op! Deze test is alleen mogelijk wanneer er voldoende beweeglijkheid is van het metatarsophalangeale-1-gewricht (MTP1- ofwel groteteengewricht).
- romprotatietest; hierbij draait het bovenlichaam naar links en naar rechts terwijl de voeten blijven staan. De test is positief als bij het naar links draaien een correctie te zien is van de linkervoetboog of bij het naar rechts draaien van de rechtervoetboog.
- unipodaalreactie (op één been staan); hierbij wordt naast balans van de staande voet ook gekeken naar de correctie van de voetboog van de staande voet.
- meten van de voetstand; er zijn verschillende manieren om de voetstand te meten, zoals:
  - een FPI (foot posture index); een score van +4 is licht pronerend (naar binnen gekanteld) en mag als normaal worden beoordeeld.
  - de calcaneusmeting; de calcaneus (hielbeen) meten kan bijvoorbeeld met een plurimeter. Een stand van meer dan 5° valgus (naar binnen kanteling van het hielbeen) of varus (naar buiten kanteling van het hielbeen) is afwijkend. Bij reumatoïde artritis heeft de voet de neiging om in valgus (naar binnen) te kantelen.
  - de navicular droptest (NDT); deze test wordt gebruikt om de mate van pronatie van de voet te beoordelen. De hoogte van het tuberositas os naviculare, ten opzichte van het grondoppervlak, bij een neutrale belaste positie van de talus, wordt vergeleken met een ontspannen positie van de talus. Een daling van 6–8 mm van neutrale naar ontspannen positie is normaal. Waardes van gelijk of meer dan 10–15 mm beschouwen we als afwijkend.

8.4.8 Schoeninspectie

De schoeninspectie geeft informatie die relevant kan zijn om de oorzaak van de klachten te achterhalen. Daarnaast is de schoeninspectie van belang voor het vervaardigen van een eventuele therapie. Tijdens de schoeninspectie wordt gekeken naar de volgende onderdelen:
- De schoen is voorzien van een vetersluiting op de wreef. Wanneer schoeisel geen verstelbare wreefsluiting heeft kan dit de voetfunctie verstoren. Soms is een vetersluiting niet wenselijk vanwege een beperkte handfunctie, elastische veters kunnen dan een alternatief bieden.

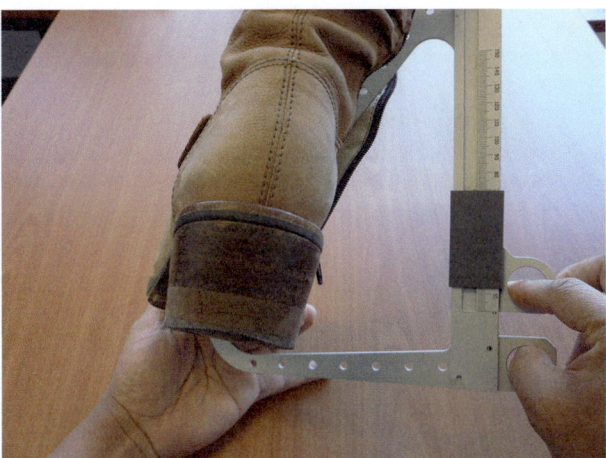

Figuur 8.5 Het meten van de hielheffing van de schoen

- Het contrefort (omsluiting van de hiel van de schoen) is stevig zodat de achtervoet stabiel wordt gehouden in de schoen. Wanneer het contrefort slap is, kan de voet gaan wankelen en verstoort het de voetfunctie.
- De hielheffing (verschil tussen de dikte van de zool bij de voorvoet en achtervoet) ligt tussen de 2–3 cm (fig. 8.5). Hoe hoger de hak, des te meer druk op de voorvoet. Dit geeft een overbelasting van de voorvoet en daarmee een grotere kans op artrose. Het materiaal van de hak moet niet te hard zijn, omdat er dan door het gebrek aan demping grote krachten op knie en heup komen. Een heel zachte hak kan net als een smalle hak instabiliteit geven tijdens het lopen.
- Het buigpunt van schoen moet ter hoogte van metatarsophalangeale-1 liggen (MTP1- ofwel het groteteengewricht), corresponderend met de ballijn van de voet. Wanneer het buigpunt op een andere plek ligt zal dit de druk onder de voet laten stijgen. Het geleng (verbinding van de schoen tussen voor- en achtervoet) zou verstevigd moeten zijn door een cambreur. Dit voorkomt dat de schoen buigt ter hoogte van het geleng. Wanneer er geen cambreur is kan dit de voetfunctie negatief beïnvloeden.
- De lengte van de schoen moet net iets groter zijn dan de voet (fig. 8.6). Een te kleine schoen geeft knelling van de digiti (tenen) en een te grote schoen zal de voeten laten schuiven en zo wrijving veroorzaken.
    - Meet de schoen die hoort bij de langste voet. Voor een platte schoen kan gebruik worden gemaakt van een binnenmaatstok of een grondzoolpatroon. Bij een schoen met een hakhoogte hoger dan 3 cm is de meting het beste uit te voeren met een grondzoolpatroon. Vergelijk de binnenmaatstok of het passende grondzoolpatroon met de maat op de voetlengtemeter. Zowel de binnenmaatstok (fig. 8.7) als het grondzoolpatroon moet ongeveer 1 cm langer zijn dan de voetlengte. De voet wordt namelijk tijdens het afwikkelen iets langer.
    - Als de schoen een losse binnenzool heeft kan deze er uitgehaald worden om te demonstreren of de lengte van de schoen goed is. Leg de losse binnenzool op de vloer en de laat de cliënt op de binnenzool staan. Als het goed is, is aan de voorzijde nog een stuk binnenzool te zien van ongeveer 1 cm. Is dat niet het geval dan is de schoen te klein.

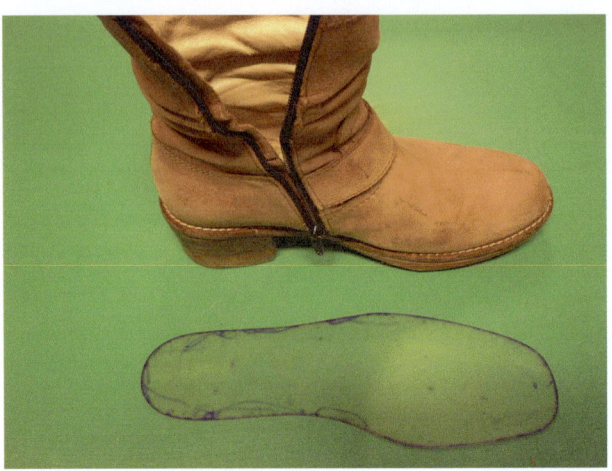

Figuur 8.6 Beoordelen van de lengte van de schoen met behulp van een grondzoolpatroon

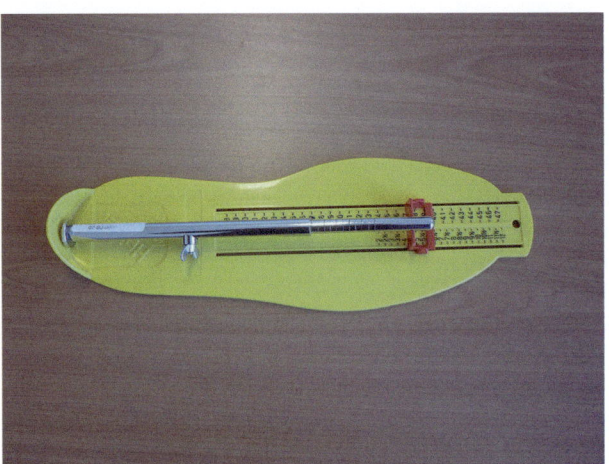

Figuur 8.7 Het beoordelen van de lengte van schoen met behulp van een binnenmaatstok. De binnenmaatstok wordt vervolgens op de voetlengtemeter gelegd om te controleren of de lengte van de schoen voldoende is ten opzichte van de lengte van de voet

- De breedte van de schoen moet overeenkomen met de voet. De calcaneus (hielbeen) moet precies passen, in de voorvoet mag de schoen ook iets breder zijn dan de voet. Wanneer schoeisel te smal is in de voorvoet zal dit drukplekken veroorzaken. Wanneer schoeisel in de achtervoet te breed is, zal dit wrijving veroorzaken.
  - Beoordeel de breedte van de schoen met de voet erin. Op de bovenzijde van de voorvoet moet het materiaal van de schoen voldoende ruimte hebben om een plooi te kunnen vormen. Is dat niet het geval dan is de schoen te smal. Bij stug materiaal van de schoen zal een daadwerkelijke plooi vormen moeilijk zijn. Wanneer het leer nog wel kan bewegen bij de voorvoet is dat een indicatie dat er voldoende breedte is.

- Als de schoen een losse binnenzool heeft kan deze eruit gehaald worden om te demonstreren of de breedte van de schoen goed is. Leg de losse binnenzool op de vloer en de laat de cliënt op de binnenzool staan. Als het goed is, valt de voet binnen de breedte van de inlegzool. Is dat niet het geval dan is de schoen te klein.
- De teenbox moet voldoende hoog zijn zodat tenen nog kunnen bewegen in de schoen. Wanneer er een gebrek aan ruimte is in de schoen kan dit paronychia (ontsteking van de nagelwal) veroorzaken.
- Wanneer de schoen een stijve loopzool heeft moet er ter compensatie een teensprong aanwezig zijn om de voet te helpen bij het afwikkelen. Een teensprong zorgt voor een versnelde afwikkeling en versterkte knieflexie (kniebuiging).
- Het materiaal van de schoen is bij voorkeur dempend. Wanneer er onvoldoende demping is kan dit de voetfunctie negatief beïnvloeden.
- Ongelijkmatige slijtage van de schoen kan een indicatie zijn voor een afwijkende voetfunctie. Tegelijkertijd kan een ongelijkmatige slijtage ook een verkeerde belasting van de voet veroorzaken en klachten geven. Wanneer de schoen een mediale uitbochting laat zien is dat afwijkend en geeft de schoen onvoldoende ondersteuning. Let ook op tekenen van schuiven in de schoen door de binnenzijde van de schoen op slijtage te controleren. Schuiven in de schoen kan klachten veroorzaken.

8.4.9 Klinisch redeneren en 'stepped care'

Aan het eind van het voetonderzoek maakt de behandelaar op basis van klinisch redeneren een afweging van de mogelijke behandelopties. Hij dient daarbij rekening te houden met het 'stepped care'-principe. Dat wil zeggen, een eenvoudige behandeling wanneer dat mogelijk is en een complexe behandeling wanneer dat nodig is. Daarin speelt de cliënt zelf een heel belangrijke rol. Bespreek samen welke bevindingen uit het onderzoek naar voren zijn gekomen en welke opties er zijn. Weeg samen met de cliënt de voor- en nadelen van iedere optie af en laat hem een keuze maken voor een behandeloptie die het beste bij hem past.

Leesadvies

Bijlsma JWJ, Lems WF, Wildervanck-Dekker CMJ. Reumatologie: praktische huisartsgeneeskunde. Houten: Springer Science and Business Media; 2015.

Frowen P, O'Donnell M, Lorimer D, Burrow JG. Neale's disorders of the foot. 6th ed. London: Churchill Livingstone, Elsevier Health Sciences; 2010.

Helliwell P, Woodburn J, Redmond A, Turner D, Davys H. The foot and ankle in rheumatoid arthritis: a comprehensive guide. London: Elsevier Health Sciences; 2007.

Munneke M, et al. Paramedische zorg bij reumatische aandoeningen. Maarssen: Elsevier gezondheidszorg; 2003.

Tenten-Diepenmaat M, Van der Leeden M, Vliet Vlieland T, Dekker J. Aanbevelingen voor de diagnostiek en behandeling van voetklachten bij patienten met reumatoide artritis. Reade Revalidatie en Reumatologie. 2017. ▶ https://www.nhpr.nl/wp-content/uploads/2019/05/Aanbevelingen-RA-voet-Hoofddocument-maart-2017.pdf.

Turner DE, Helliwell PS, Siegel KL, Woodburn J. Biomechanics of the foot in rheumatoid arthritis: identifying abnormal function and the factors associated with localised disease 'impact'. Clin Biomech. 2008;23(1):93–100.

Van der Leeden M, Steultjens MPM, Van Schaardenburg D, Dekker J. Forefoot disease activity in rheumatoid arthritis patients in remission: results of a cohort study. Therapy. 2010;12(1):R3–R.

Van der Leeden M, Steultjens M, Dekker JHM, Prins APA, Dekker J. Forefoot joint damage, pain and disability in rheumatoid arthritis patients with foot complaints: the role of plantar pressure and gait characteristics. Rheumatology (Oxford, England). 2006;45(4):465–9.

Websites

▶ www.podotherapie.nl.
▶ www.nvos-orthobanda.nl.
▶ www.provoet.nl.
▶ www.loop.nl.
▶ www.reumanederland.nl.

Van confectieschoen tot orthopedisch schoeisel

Elleke Huijbrechts

Samenvatting

Omdat er zoveel verschillende schoenen zijn, maken we een onderscheid tussen confectieschoeisel en orthopedisch schoeisel. In dit hoofdstuk belichten we de verschillende typen schoeisel en de mogelijkheden. Voor mensen met een reumatische aandoening is het vaak niet eenvoudig leuke en passende schoenen te vinden. Actieve ontstekingen die komen en gaan, een afwijkende voetvorm en -functie en ook dermatologische en neurovasculaire problemen beïnvloeden de schoenkeuze. De voet verandert, maar vaak de hand- en heupfunctie ook. Schoeisel kan een wezenlijke bijdrage leveren aan de kwaliteit van leven voor mensen met een reumatische aandoening.

9.1 Inleiding – 129

9.2 Confectieschoeisel – 129

9.3 Gecertificeerd schoeisel – 130

9.4 Orthopedische voorziening aan confectieschoeisel – 130

9.5 Orthopedisch schoeisel type B – 135

9.6 Orthopedisch schoeisel type A – 136

9.7 Overige orthopedische voorzieningen – 138
9.7.1 De orthopedische maatpantoffel – 138
9.7.2 Voorlopig orthopedisch schoeisel (VLOS) of revalidatieschoeisel – 139
9.7.3 Verbandschoeisel – 139
9.7.4 Badschoenen – 139

© Bohn Stafleu van Loghum is een imprint van Springer Media B.V., onderdeel van Springer Nature 2020
M. van Putten en E. Huijbrechts, *Voeten en reuma*, https://doi.org/10.1007/978-90-368-2378-4_9

9.8	Interdisciplinaire spreekuren – 139	
9.9	Controle van slijtage van schoeisel – 139	
9.10	Schoenadvies bij inadequaat confectieschoeisel – 140	
9.11	Schoenadvies bij verminderde hand- en heupfunctie – 141	
	Leesadvies – 142	

9.1 Inleiding

Schoeisel is door de eeuwen heen flink veranderd. Van een symbool voor rangen en standen tot herkenbaar modebeeld. Handgemaakt en later machinaal vervaardigd. Schoeisel dragen we omdat we het mooi vinden, het ons beschermt en comfort biedt. Omdat er zoveel verschillende schoenen zijn, maken we een onderscheid tussen confectieschoeisel en orthopedisch schoeisel. Confectieschoeisel is schoeisel dat in standaardmaten verkrijgbaar is. Orthopedisch schoeisel is maatwerkschoeisel dat in aangepaste maten verkrijgbaar is of volledig op maat is gemaakt.

Schoenen zijn zeer belangrijk voor mensen met een reumatische aandoening, maar als iemand ze niet mooi vindt of ze bieden geen comfort, dan draagt hij ze niet. Adviezen over schoeisel moeten dan ook op de vraag en situatie van de cliënt worden afgestemd om tot de best passende oplossing te komen.

9.2 Confectieschoeisel

Een confectieschoen wordt gemaakt op een leest, een houten of plastic vorm. De leest bepaalt de vorm van de schoen. Een damesleest geeft een andere schoen dan een leest voor een wandelschoen. Ieder type schoen kent dus een andere leest. De schoen zelf is opgebouwd uit drie delen, het bovenwerk ofwel de schacht, het binnenwerk en het onderwerk. De bevestiging van deze drie delen kent verschillende maakwijzen zoals:
- lijmzwik; het bovenwerk van de schoen wordt op het onderwerk van de schoen gelijmd. Deze methode wordt tegenwoordig op grote schaal gebruikt. Lijmzwik is een eenvoudige manier van bevestigen en levert een buigzame schoen op.
- MacKay-Welt; de loopzool kan rechtstreeks op de binnenzool worden genaaid. Deze methode levert een tamelijk soepele schoen op, is redelijk waterdicht en goed te repareren. Nadeel is dat een bevestigingsnaad over de binnenzool loop.
- Goodyear; aan het bovenwerk wordt een rand gemaakt die gestikt wordt op de buitenzool. Voordeel van deze methode is dat de binnenzool volledig gaaf blijft, er een soepel en buigzaam onderwerk blijft, de schoen redelijk waterdicht is en goed te repareren.
- twee genaaid en drie genaaid; deze methode is zeer geschikt voor berggebieden. Er wordt een rand aan het onderwerk en binnenwerk gestikt. Dit levert een goede waterdichte schoen op die sterk is en toch redelijk soepel.
- flexible; het bovenwerk wordt naar buiten geslagen en met krammetjes aan de loopzool bevestigd. Vervolgens wordt de schoen rondom met een randje vastgenaaid. Dit levert een zeer soepele en lichte schoen op. Nadeel is echter wel dat het geleng erg slap is, alleen toepasbaar is op vlakke leesten (dus kinderleesten) en de krammetjes makkelijk loslaten.
- zwikflex; de voering wordt om de binnenzool naar binnen genaaid en het bovenleer naar buiten omgeslagen en via een rand aan de tussenzool vastgenaaid. De loopzool wordt vervolgens daarop gelijmd. Dit geeft een stevige schoen die te repareren is. Nadeel is wel dat de schoen erg stug wordt; daarom wordt dit type maakwijze vooral bij kinderschoenen gebruikt.
- California; de binnenzool, overleer en een 'enveloppe' worden aan elkaar genaaid. Een tussenzool wordt onder de binnenzool geplakt daarna wordt de 'enveloppe' om de tussenzool naar binnen genaaid. De loopzool wordt hierop gelijmd. Dit levert een goedkope schoen.
- mocassin; het bovenwerk wordt onder de leest doorgehaald en daarop wordt de zool bevestigd.

9.3 Gecertificeerd schoeisel

Sommige werksituaties vereisen het dragen van een persoonlijk beschermingsmiddel (PBM). PBM's beschermen een werknemer tegen gevaren tijdens het uitoefenen van zijn beroep. Veiligheidsschoeisel is een PBM die de werknemer beschermt tegen uitglijden op gladde vloeren, tegen beschadigingen van de tenen wanneer zware voorwerpen op de neus van de schoen vallen etc. Omdat veiligheidsschoeisel werknemers moet beschermen tegen gevaren op de werkvloer, dient deze gecertificeerd te zijn. Er zijn verschillende certificeringen. Zo is er in Nederland een certificering voor veiligheidsschoeisel, beschermschoeisel en beroepsmatig ofwel uniform schoeisel. Een risico-inventarisatie op de werkvloer bepaalt welk type bescherming nodig is.

Zomaar aanpassen van gecertificeerd schoeisel kan voor onveilige situaties leiden. Dit geldt ook voor het gebruik van een zooltherapie in gecertificeerd schoeisel. Aanpassingen in of aan gecertificeerd schoeisel (zoals een zooltherapie of orthopedische voorziening) zijn van invloed op de elektrische eigenschappen van het schoeisel. Dit kan leiden tot schade aan materiaal waar de werknemer mee werkt of zelfs letselschade. Naast elektrische eigenschappen hebben gecertificeerde schoenen ook eisen aan de teenbox en maatvoering van het schoeisel. Aanpassen hiervan kan gevolgen hebben. Denk bijvoorbeeld aan het gebruik van een zooltherapie, hierdoor kan de voet hoger in de schoen komen te zitten. Bij indrukking van bovenaf kan dan letsel aan de tenen ontstaan. Naast onveilige situaties voor de werknemer en zijn omgeving kan het aanpassen van gecertificeerd schoeisel ook gevolgen hebben voor de juridische aansprakelijkheid.

Gelukkig zijn er voor cliënten met gecertificeerd schoeisel toch mogelijkheden voor aanpassingen. Door de wet- en regelgeving helder te hebben, speciale materialen te gebruiken en een samenwerking met producenten van veiligheidsschoeisel aan te gaan, kunnen sommige voorzieningen toch gemaakt worden voor gecertificeerd schoeisel.

9.4 Orthopedische voorziening aan confectieschoeisel

Wanneer confectieschoeisel niet meer mogelijk of niet passend is, kunnen orthopedische voorzieningen een volgende stap zijn. Een van die voorzieningen is een orthopedische voorziening aan confectieschoeisel, ook wel OVAC genoemd. OVAC is een aanpassing van confectieschoeisel. Er zijn verschillende mogelijkheden zoals:
- druk verleggen; door op bepaalde plekken in het schoeisel extra materiaal aan te brengen of juist materiaal te verwijderen. Denk hierbij bijvoorbeeld aan:
    - een extra ondersteuning van het geleng (cambreur aanbrengen), bijvoorbeeld wanneer de voetboog meer ondersteuning nodig heeft.
    - ondersteunen van de voorvoet door een retrocapitale balk (verhoging net achter de kopjes van de onderzijde van de voorvoet) aan te brengen. Een retrocapitale balk verspreidt de druk over de voorvoet, maar is geen afwikkelvoorziening.
    - polstering van bepaalde punten. Dit kan bijvoorbeeld zijn om meer comfort te bieden of om de pasvorm van de schoen te verbeteren. Een polstering van de tong van de schoen is daar een voorbeeld van.

9.4 · Orthopedische voorziening aan confectieschoeisel

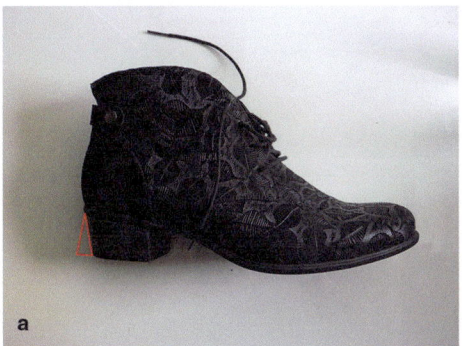 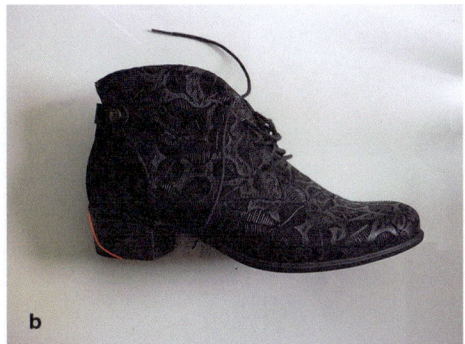

◘ Figuur 9.1 **a** Achteruitbouw van de hak van de schoen. **b** Afrolhak

- voorziening aan de buitenzool; deze veelvoorkomende aanpassing kan uit vele verschillende vormen bestaan. Denk bijvoorbeeld aan een hakverhoging of correctie van de voetstand. Voorbeelden hiervan zijn:
  - hakverhoging; één of tweezijdig. Een hakverhoging is een verhoging van de schoen die zich alleen aan de achterzijde (dus onder de hak) bevindt. Een éénzijdige hakverhoging kan gebruikt worden om een beenlengteverschil te compenseren. Hakverhogingen kunnen gebruikt worden om de afwikkeling te verbeteren of om het passeren van de benen ten opzichte van elkaar te vergemakkelijken.
  - achteruitbouw (◘fig. 9.1a); een achteruitbouw van de hak is een hak die aan de achterzijde uitsteekt. Dit bevordert de knieflexie (kniebuiging) en remt de knie-hyperextensie (knie-overstrekking) in de standsfase.
  - afrolhak (◘fig. 9.1b); een afrolhak is aan de achterzijde rond gemaakt. Deze hak bevordert de afwikkeling en geeft daarbij comfort. Hiermee wordt te veel knieflexie (kniebuiging) voorkomen. Ook kan er mediaal of lateraal meer ronding gemaakt worden om zo de afwikkeling een bepaalde kant op te sturen.
  - bufferhak (◘fig. 9.2a); de bufferhak is een hak met daarin een buffer. Dat is een extra laagje van zacht materiaal die in de hak van de schoen gemaakt wordt. Dit geeft demping en is daardoor geschikt voor mensen met een prothese (kunstgewricht) of een artrodese (vastgezet gewricht).
  - vleugelhak (◘fig. 9.2b); deze hak heeft aan de onderzijde een 'vleugel' naar mediaal of lateraal. Bij ernstige valgus (naar binnen gekantelde) of varus (naar buitende gekantelde) voet kan een hak met een vleugel extra steun geven tijdens de afwikkeling.
  - sleehak (◘fig. 9.2c); een sleehak is een hak die helemaal langzaam afloopt tot aan de voorvoet. Deze hak geeft een ondersteuning van het geleng en kan toegepast worden bij voeten die erg doorzakken.
  - wig; een wig is een vlakje van materiaal aan één zijde van de hak van de schoen. Het kan lateraal (◘fig. 9.3a) of mediaal (◘fig. 9.3b) worden aangebracht op de hak. Deze heffing van de voetrand geeft een ontlasting van de enkel bij het hielcontact.
  - hakschoring (◘fig. 9.4); een hakschoring is een verbreding van de hak aan de mediale of laterale zijde. Het wordt ook wel een uitbouw van de hak naar mediaal of lateraal genoemd. Dit vergroot het steunvlak en gaat verzwikking tegen.

132 Hoofdstuk 9 · Van confectieschoen tot orthopedisch schoeisel

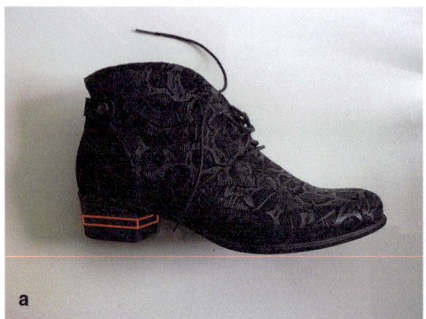

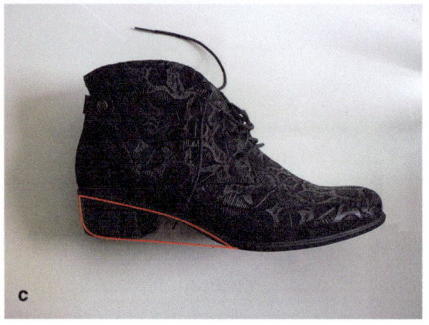

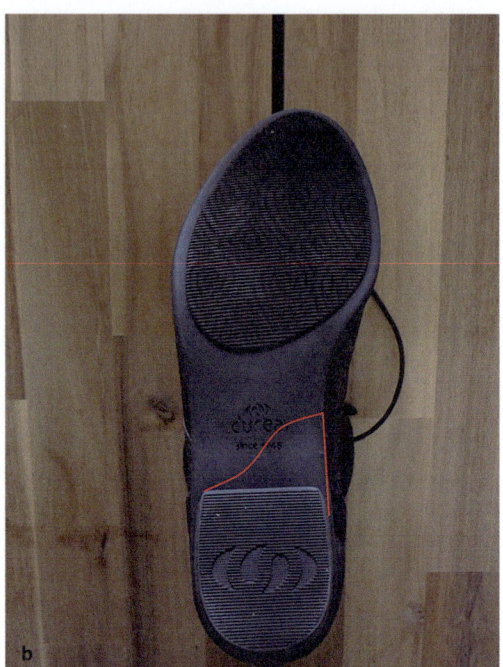

■ **Figuur 9.2** a Bufferhak. b Vleugelhak. c Sleehak

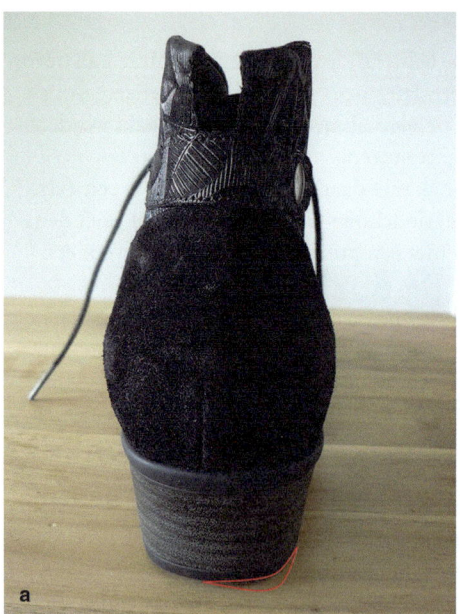

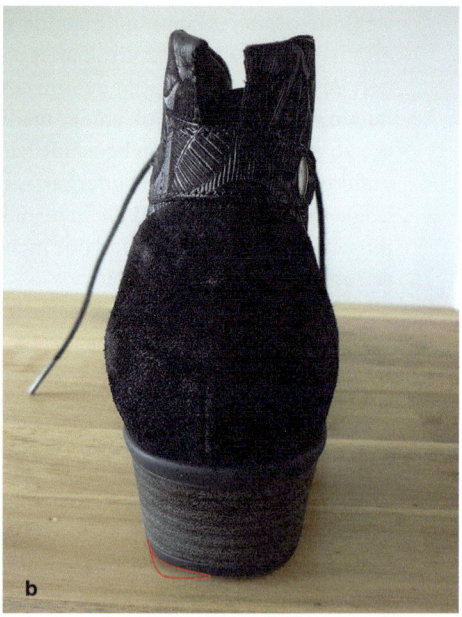

■ **Figuur 9.3** a Laterale wig van de hak van de rechterschoen. b Mediale wig van de hak van de rechter schoen

9.4 · Orthopedische voorziening aan confectieschoeisel

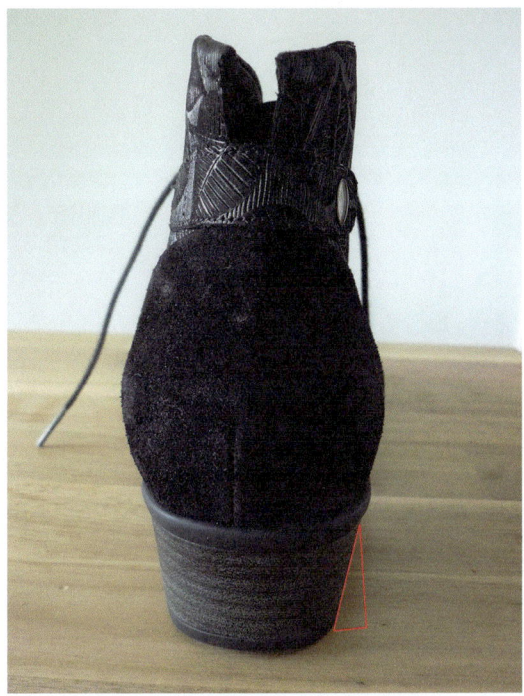

Figuur 9.4 Schoring van de hak van de schoen

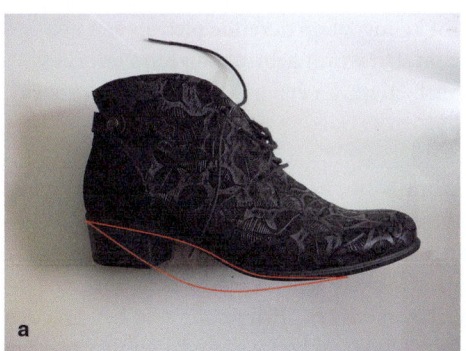 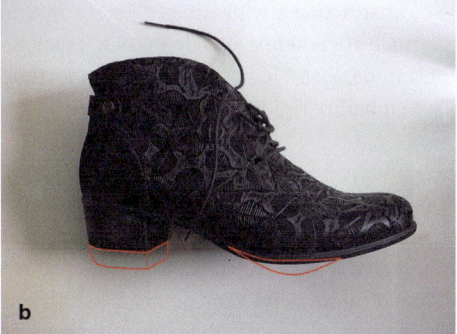

Figuur 9.5 a Polyfasische afwikkeling. b Vertraagde afwikkeling

Daarnaast kan er ook een afwikkelvoorziening worden aangebracht. Er bestaan verschillende vormen van afwikkelvoorzieningen:
- Polyfasische afwikkeling (fig. 9.5a); wordt ook wel de vloeirol genoemd. Het is een afwikkeling die vanaf het hielcontact tot het uiterste puntje van de schoen loopt. Je kunt je voorstellen dat dit instabiliteit geeft en daarom wordt de bolling in het midden vaak wat afgevlakt om stabiel te kunnen staan. Deze vorm van afwikkeling wordt toegepast als de voet de afwikkeling niet meer kan maken, bijvoorbeeld bij stijve heupen, knieën en enkels. Deze vorm van afwikkeling is ook in sommige merken confectieschoeisel te vinden zoals de Masai Barefoot Technology-schoen (MBT-schoen).

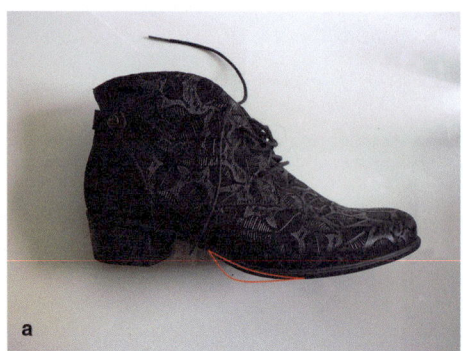 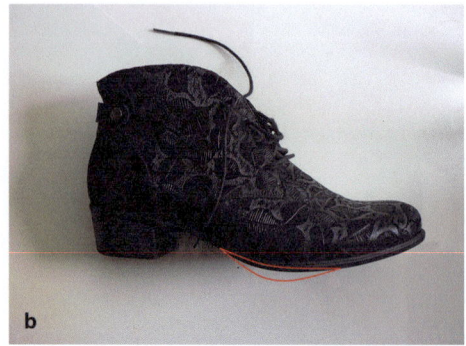

Figuur 9.6 a Vervroegde afwikkeling. b Kunstmatige afwikkeling

- tweefasenafwikkeling; zoals de naam al zegt bestaat deze afwikkelvoorziening uit twee fasen. Het is een combinatie van een vervroegde en een verlate afwikkeling met een relatief vlak stuk ertussenin. Dit remt de knieën in flexie (buiging) en wordt daarom vaak toegepast bij instabiliteit van de knie.
- vertraagde afwikkeling (fig. 9.5b); het afwikkelpunt van de schoen komt hierdoor meer richting de tenen te liggen waardoor de afwikkeling vertraagt. Deze afwikkelvoorziening is stabiliserend op de knie en kan toegepast worden bij instabiliteit van de knie of bij krachtsverlies van de knie.
- vervroegde afwikkeling (fig. 9.6a); het afwikkelpunt wordt naar voren gebracht, richting de middenvoet. Hierdoor wordt de voorvoet ontlast. Deze vorm van afwikkelingvoorziening wordt toegepast bij schade of pijn in de voorvoeten.
- kunstmatige afwikkeling (fig. 9.6b); deze afwikkeling zit op dezelfde plek als een normale afwikkeling van de schoen, maar is verstijfd. Dit wordt gebruikt bij functieverlies van de voet. Denk hierbij aan een artrodese (vastzetten van een gewricht) of bijvoorbeeld een hallux rigidus (stijve grote teen).

Een andere mogelijke aanpassing van de buitenzool is het aanbrengen van een verstijving. Dat kan zowel aan de binnenzijde als aan de buitenzijde van de zool. Wanneer een verstijving aan de binnenzijde van de schoen wordt aangebracht, kan de voet minder bewegen. Dit houdt in dat aan de onderzijde van de schoen een afwikkelvoorziening dient te worden aangebracht, omdat de voet de afwikkeling niet meer kan maken. Een verstijving kan worden aangebracht als de schoen geen cambreur bevat of als doorzakken van de voet moet worden voorkomen. Of wanneer de voet ontlasting nodig heeft, zoals bij voorvoetklachten als gevolg van breuk of verstijving van de voet.

- Steunzolen; steunzolen kunnen ook onderdeel van een OVAC zijn. Het doel van de zolen kan comfort zijn, ondersteunen of juist corrigeren.
- Naast de verschillende aanpassingen aan de schoen kan ook ruimte worden gecreëerd. Dat kan door de confectieschoen op de leest te zetten om uit te rekken of door de schoen op specifieke plekken uit te knobbelen (fig. 9.7). Uiteraard geldt hier natuurlijk dat de confectieschoen qua pasvorm adequaat moet zijn. Een te kleine schoen is en blijft te klein. Alleen als de schoen op een specifieke plek problemen geeft is ruimte creëren een oplossing.

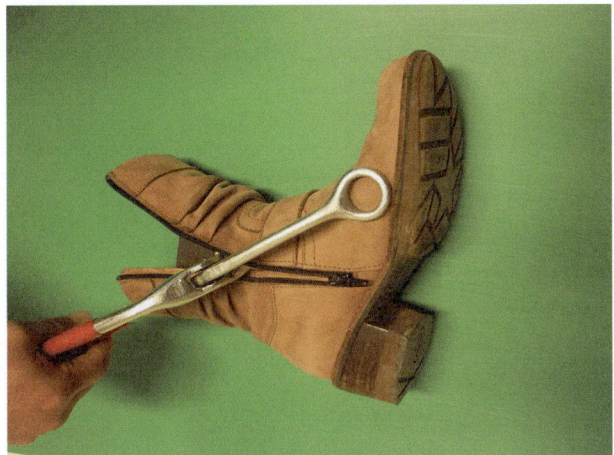

Figuur 9.7 Het uitknobbelen van de schoen op een specifieke plek

Het grote voordeel van OVAC is dat de cliënt zijn eigen schoenen kan blijven dragen en dat de levering snel is. Wanneer het cosmetisch aspect van de schoen voor de cliënt heel belangrijk is kan dat meewegen in de keuze voor een OVAC. Een OVAC wordt vanuit de basisverzekering vergoed mits er drie of meer aanpassingen aan de schoen nodig zijn. Let er wel op dat het verplichte en vrijwillige eigen risico van toepassing zijn op de basisverzekering.

9.5 Orthopedisch schoeisel type B

Orthopedisch schoeisel type B wordt ook wel OSB genoemd of semi-orthopedisch schoeisel. Deze vorm van schoeisel kan een medisch specialist voorschrijven wanneer OVAC niet toereikend is. Denk hierbij aan het ontbreken van delen van de voet, waarop bij gaan en staan gesteund wordt, ernstige objectiveerbare anatomische afwijkingen en functiestoornissen van de voet, en een anatomisch beenlengteverschil van meer dan 4 cm.

Deze schoenen kunnen preventief (profylactisch) worden ingezet. Denk hierbij bijvoorbeeld aan mensen met diabetes, mensen met beginnend vaatlijden, geriatrische patiënten met kwetsbare voeten en mensen met een reumatische aandoening.

Er bestaan twee type OSB-schoenen:
- beschermende schoenen; deze schoenen zijn extra in de voorvoet, hebben een groot inschot (ruimte om in de schoen te stappen), zijn gemaakt van zachte en elastische materialen en zijn veelal naadloos.
- corrigerende schoenen; deze schoenen hebben een hoge schacht, een stevig contrefort en een stevige zool en hak (fig. 9.8).

Een OSB wordt besteld bij leveranciers als Piedro, Durea en Nimco. De hakhoogte, balomvang en teenruimte zijn volgens vastgestelde maten. Het type schoeisel kan makkelijk aangepast worden en is relatief snel leverbaar. Dames-OSB is verkrijgbaar in maten 35 t/m 49 en heren-OSB in maten 38 t/m 52. Ook is OSB in kindermaten verkrijgbaar. Aanpassingen die aan OSB gedaan kunnen worden zijn vergelijkbaar met de aanpassingen van OVAC. OSB wordt

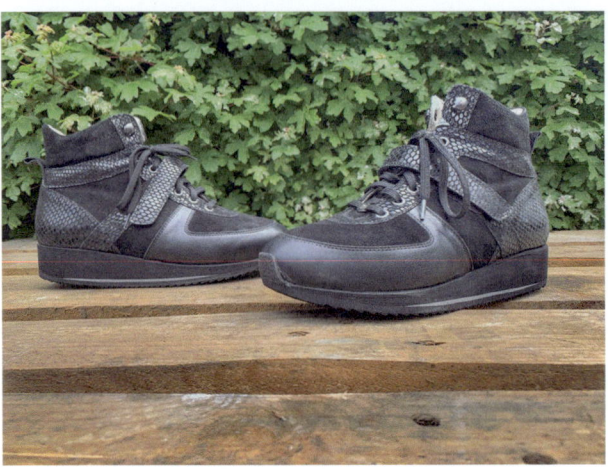

◘ **Figuur 9.8** Een semi-orthopedische schoen van Care Orthopedie met een polyfasische afwikkeling[1]

vergoed uit het basispakket met een verplichte eigen bijdrage die per jaar kan variëren. Let er wel op dat het verplichte en vrijwillige eigen risico van toepassing zijn op de basisverzekering. Drie maanden na het afleveren van het OSB kan een wisselpaar worden gemaakt. Achttien maanden na aflevering van dit wisselpaar mag er pas weer een nieuw paar worden aangeschaft. Kinderen onder de zestien jaar hebben geen recht op een wisselpaar en mogen iedere zes maanden een nieuw paar.

9.6 Orthopedisch schoeisel type A

Orthopedisch schoeisel type A wordt ook wel OSA of op maat gemaakt schoeisel genoemd. Deze vorm van orthopedisch schoeisel wordt voorgeschreven door een medisch specialist op medische indicatie. Dat is geïndiceerd wanneer:
- de voetvorm zodanig afwijkend is dat OSB geen oplossing is. Het doel van OSA is dan een deformatie, amputatie of spasticiteit te voorkomen.
- de benodigde aanpassingen niet in OVAC of OSB gerealiseerd kunnen worden.

De OSA is een volledig op maat gemaakte schoen (◘ fig. 9.9). Hiervoor wordt een afdruk van de gehele voet en enkel gemaakt. Dat kan met gips, zoals traditioneel het geval is of digitaal met een 3D-scan. Voor beide voeten wordt een afzonderlijke leest gemaakt. Vervolgens wordt een foliepas (doorzichtig plastic) gemaakt die gepast wordt op de voet. Door de foliepas aan te trekken wordt direct zichtbaar waar de schoen knelt of juist te wijd is. Vervolgens kan een proefschoen vervaardigd worden die de cliënt een bepaalde tijd thuis uitprobeert. Hierna wordt de 'echte' schoen vervaardigd (◘ fig. 9.10). Het grote voordeel van OSA is dat het precies passend gemaakt kan worden voor de voeten. Het proces is echter wel tijdrovend en zeer kostbaar. Specifieke wensen met betrekking tot het model en kleur kunnen worden

---

1   Zie voor de orthopedische schoenen van Care Orthopedie (figuur 9.14 t/m 9.17) ► www.mooieorthopedischeschoenen.nl.

9.6 · Orthopedisch schoeisel type A

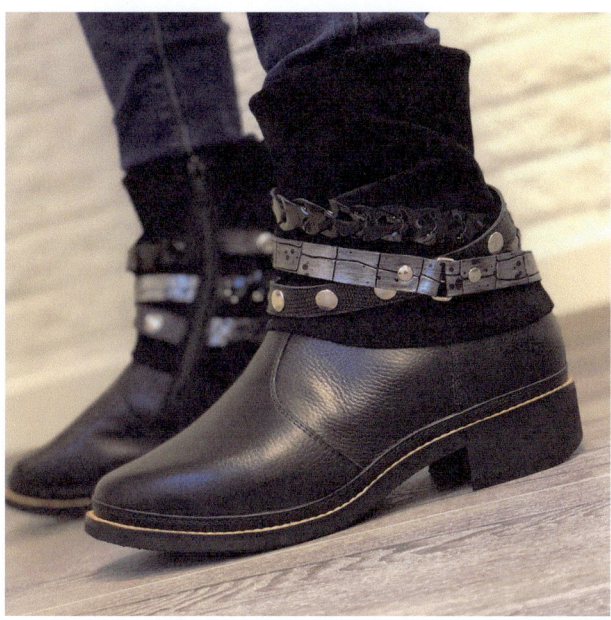

◘ **Figuur 9.9**   OSA van Care Orthopedie

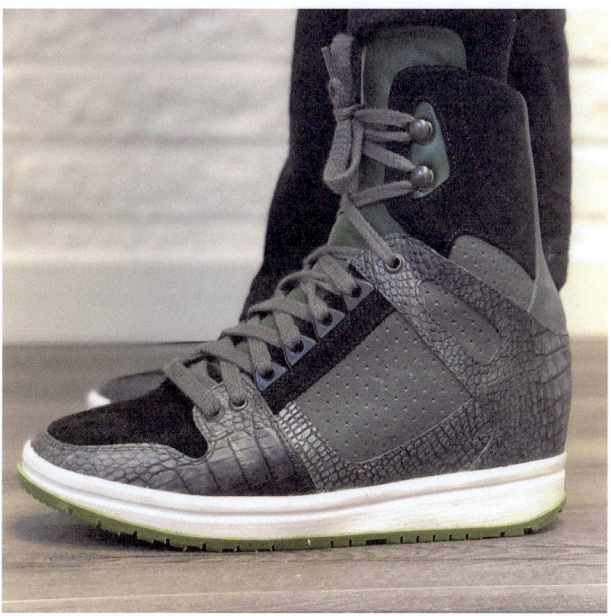

◘ **Figuur 9.10**   OSA van Care Orthopedie

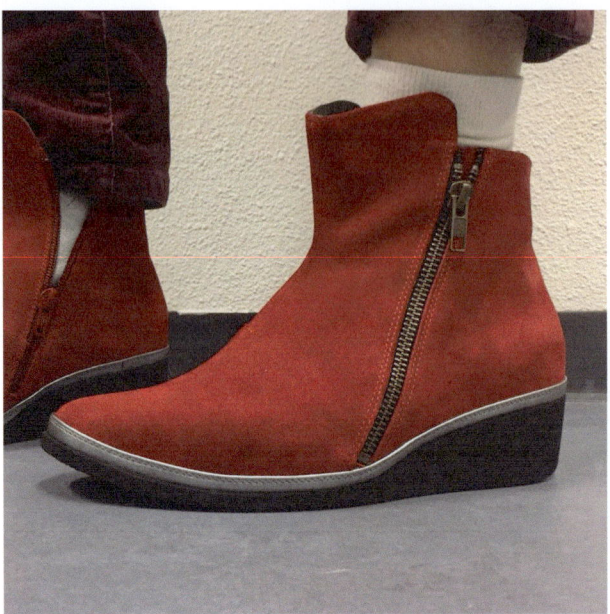

Figuur 9.11 OSA van Care Orthopedie

doorgesproken (fig. 9.11). Een bestaand model schoen kan zelfs gekopieerd worden. Maar er moet natuurlijk wel rekening worden gehouden met de ernst van de deformiteit. Er kunnen geen concessies worden gedaan aan de benodigde ruimte. Doordat hij kan kiezen uit verschillende kleuren, leersoorten, materialen en sierstiksels, kan de schoen worden afgestemd op de wensen van de cliënt.

Vervaardigen van aangepast schoeisel is geen gemakkelijke taak. Duidelijk afbakenen van het behandeldoel is belangrijk. Er wordt altijd gestreefd naar een verbetering van de voetfunctie en vermindering van de pijn. Een totale correctie van de voetstand of een pijnloze beweging van de gewrichten is in de praktijk nauwelijks haalbaar. Voetafwijkingen kunnen heel divers zijn en zeer progressief in tijd. Ook pijn is divers en wisselend in de tijd. Daarom is het ook belangrijk dat schoeisel regelmatig gecontroleerd wordt.

OSA wordt vanuit het basispakket vergoed met een verplichte eigen bijdrage die per jaar kan variëren. Let er wel op dat het verplichte en vrijwillige eigen risico van toepassing zijn op de basisverzekering. Drie maanden na het afleveren van het OSA kan een wisselpaar worden gemaakt. Vijftien maanden na aflevering van dit wisselpaar kan er pas weer een nieuw paar worden gemaakt. Kinderen onder de zestien jaar hebben geen recht op een wisselpaar en mogen iedere zes maanden een nieuw paar.

9.7 Overige orthopedische voorzieningen

9.7.1 De orthopedische maatpantoffel

Een orthopedische maatpantoffel noemen we ook wel huisschoen. Het is een volledig op maat gemaakte schoen die bedoeld is voor kleine afstanden. De maatpantoffel is alleen mogelijk voor mensen die reeds OSA hebben (orthopedisch schoeisel type A ofwel volledig op maat gemaakt schoeisel). Het doel van deze maatpantoffel is pijnlijke en kwetsbare plekken op de voet te beschermen. Belangrijk: de kosten voor de maatpantoffel worden niet door alle verzekeringen vergoed.

9.7.2 Voorlopig orthopedisch schoeisel (VLOS) of revalidatieschoeisel

Deze orthopedische schoenen zijn voorlopig ofwel tijdelijk. Ze worden voorgeschreven door een revalidatiearts of orthopedisch chirurg. Het bovenwerk kan bestaan uit thermoplastisch materiaal of vilt. Het betreft een schoen die bescherming en ontlasting biedt aan bijvoorbeeld wonden en is volledig op maat gemaakt. Dit type schoeisel kan relatief snel vervaardigd worden, binnen twee weken. Bij acute verergering kunnen gewrichten geïmmobiliseerd worden. Wanneer de wonden genezen zijn of de exacerbatie (acute verergering) tot rust is gebracht, kan de nieuwe maat genomen worden. Vervolgens wordt dan OSA vervaardigd.

9.7.3 Verbandschoeisel

Dit type schoeisel is verkrijgbaar in standaardmaten. Het schoeisel is gemaakt van zacht materiaal om de voet te beschermen, maar geeft relatief weinig steun. Verbandschoeisel is zeer geschikt voor tijdelijk opgezwollen voeten en benen, wonden na een operatie of wanneer er verband om de voeten zit.

9.7.4 Badschoenen

Badschoenen zijn volledig op maat gemaakte orthopedische schoenen die geschikt zijn om te dragen in natte ruimtes zoals de badkamer of het zwembad. Ze zijn geschikt om tijdens het douchen of zwemmen te dragen.

9.8 Interdisciplinaire spreekuren

Sommige ziekenhuizen en instellingen hebben schoenspreekuren. Deze spreekuren kunnen bestaan uit: reumatoloog, revalidatiearts, orthopedisch schoenmaker, orthopedisch schoentechnoloog en podotherapeut. Door een gezamenlijk spreekuur kunnen de disciplines hun deskundigheid optimaal uitwisselen en de cliënt hoeft niet voor verschillende afspraken met verschillende disciplines te komen. De problemen worden beoordeeld, de benodigde functies vastgesteld en hulpmiddelen vervaardigd.

9.9 Controle van slijtage van schoeisel

Het is belangrijk om confectie- en orthopedisch schoeisel regelmatig te controleren. Besteed daarbij aandacht aan:
- abnormale slijtage (fig. 9.12); wanneer de hak (te schuin) is afgesleten kan dit veranderingen geven van het looppatroon. Om dit te voorkomen is het verstandig om cliënten te adviseren schoenen regelmatig te wisselen. Zolen en hakken dienen tijdig verwisseld te worden.

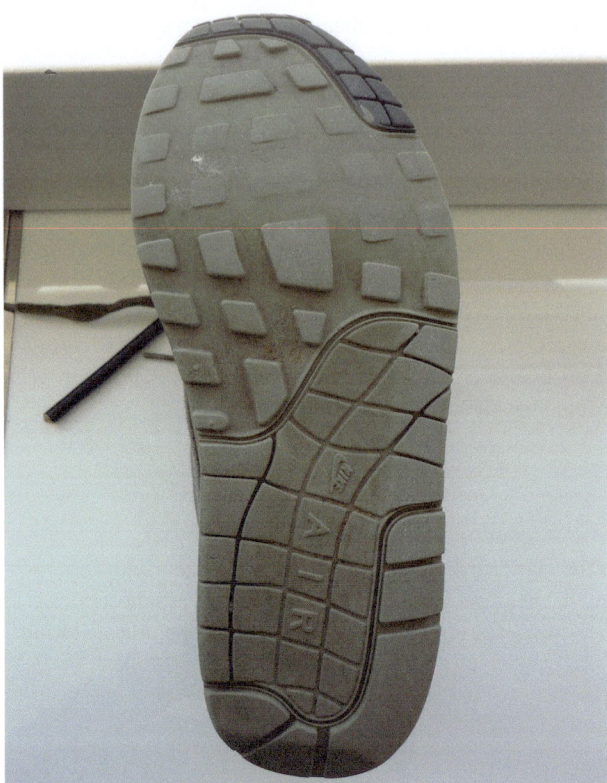

Figuur 9.12 Schoen met overmatige slijtage van de voorvoet

- overmatige verkleuring van de binnenzool; te veel druk veroorzaakt een donkere verkleuring van het leer. Wanneer de steunzool donker verkleurt dient contact te worden opgenomen met de maker van de zool.
- teenafdrukken aan de binnenzijde van de schoen; wanneer de voorvoet breder wordt zullen de teenafdrukken duidelijker zichtbaar worden in de neus van de schoen. Dit is een teken dat de neus van de schoen te krap is, de tenen worden dan in de neus gedrukt met lopen. Dit heeft mogelijke drukplekken tot gevolg. Geef hierover advies aan de cliënt.
- versleten binnenwerk van de schoen; door wrijving van de voet in de schoen kan het binnenwerk gaan slijten. Ook overmatige transpiratie kan slijtage van het binnenwerk tot gevolg hebben.

9.10 Schoenadvies bij inadequaat confectieschoeisel

Veel mensen met een brede voorvoet kopen een grotere schoen. Maar een grotere schoen geeft geen betere pasvorm. Hierdoor gaat de voet schuiven in de schoen en ligt de ballijn van de schoen op de verkeerde plek. De ballijn is de lijn die door het midden van de voorvoet loopt, van het midden van MTP1 (groteteengewricht) tot het midden van MTP5 (kleineteengewricht). Bij het afwikkelen van de voet buigen de tenen precies ter hoogte van de ballijn.

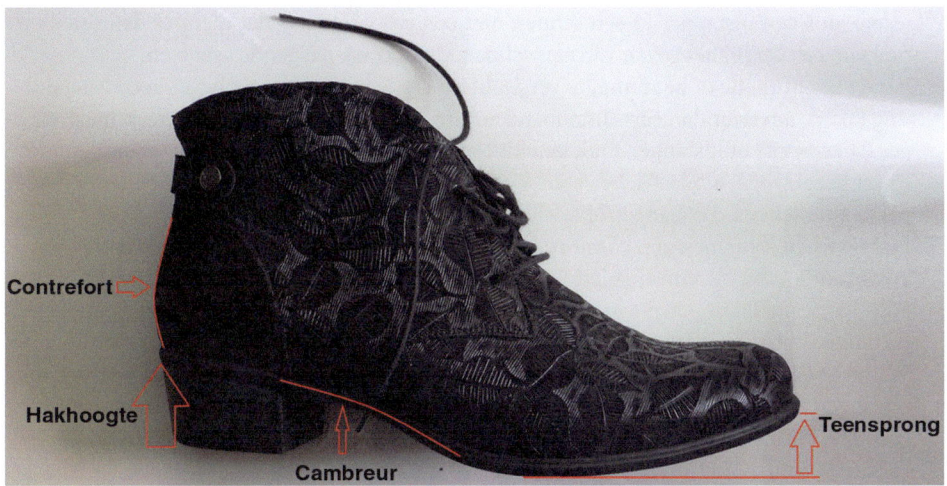

◘ **Figuur 9.13** Elementen van een schoenadvies

Een schoen moet deze ballijn volgen; is dat niet het geval dan zal de druk onder de voorvoet toenemen. Daarom is het beter om bij brede voeten een schoen te adviseren met een breedtemaat. Als geen adequaat schoeisel wordt gedragen maar confectieschoeisel nog wel mogelijk is, gelden de volgende adviezen (◘fig. 9.13):

- verstelbaar inschot (ruimte voor de voet om in de schoen te stappen); de schoen kan dan passend op de voet gemaakt worden. Zeker wanneer er sprake is van zwelling of oedeem in de voet moeten de schoenen daarop aangepast kunnen worden. Door de schoen op de voet passende te maken, wordt de voet gestabiliseerd in de schoen.
- voldoende ruimte voor de tenen in de hoogte, lengte en breedte zodat deze tijdens het lopen niet afgekneld worden;
- voldoende lengte van de schoen in staande positie zodat de voet tijdens het afwikkelen voldoende ruimte heeft;
- voldoende breedte van de voorvoet om druk te voorkomen;
- stevig contrefort met eventueel een zachte polstering zodat de voet in de schoen gestabiliseerd wordt;
- cambreur om de plantaire fascie (peesplaat onder de voet) te ontlasten en de voet te stabiliseren tijdens het lopen;
- buigpunt ter hoogte van de metatarsophalangeale gewrichten (MTP's of gewrichten van de voorvoet) om de afwikkeling te bevorderen;
- hakhoogte van de schoen tussen de 2 en 3 cm ten opzichte van de loopzool. Hoe hoger de hak, hoe meer druk er op de voorvoet komt. Het lichaamsgewicht verplaatst zich namelijk door de hogere hak naar voren.

9.11 Schoenadvies bij verminderde hand- en heupfunctie

Wanneer de handfunctie verslechterd is, kan dit gevolgen hebben voor de schoenkeuze. Het aantrekken van de schoen is dan namelijk lastiger. Maar ook een verslechterde heupfunctie kan van invloed zijn op de schoenkeuzen. Iemand die moeilijk bukt zal namelijk geneigd zijn

te kiezen voor een instapper of een schoen met een rits. Helaas is dat niet per definitie beter voor de voeten. Let bij het geven van een schoenadvies op de volgende aspecten:
- Als de handfunctie of heupfunctie verslechterd is waardoor iemand liever geen vetersluiting koopt, adviseer dan een klittenbandsluiting. Dit is makkelijker dan veters, maar steviger dan een rits of instapper. Ook kan klittenband gedurende de dag nog wat strakker of losser gezet worden. Elastische veters kunnen ook een alternatief zijn. Met een schoenlepel kan de schoen dan aangetrokken worden.
- Lichtgewicht schoenen zijn comfortabeler dan zware schoenen. Het vergemakkelijkt de afwikkeling, zeker wanneer spierkracht of conditie verminderd is.
- Stik- en siernaden moeten aan de binnenzijde niet voelbaar zijn. Ze kunnen drukplekken en huidirritaties veroorzaken.
- Wanneer gewrichten in de benen of voeten zijn aangedaan, kunnen ze minder schokken opvangen tijdens het lopen. Een schokdempende zool van de schoen kan dan helpend zijn. Een dunne leren zool geeft minder schokdemping in vergelijking met een dikke rubberen zool.

Leesadvies

Drossaers-Bakker K, Boerrigter M. Praktijkboek reumatische voeten. Houten: Springer Media; 2014.

Frowen P, O'Donnell M, Lorimer D, Burrow JG. Neale's disorders of the foot. 6th ed. London: Churchill Livingstone, Elsevier Health Sciences; 2010.

Helliwell P, Woodburn J, Redmond A, Turner D, Davys H. The foot and ankle in rheumatoid arthritis: a comprehensive guide. London: Elsevier Health Sciences; 2007.

Tenten-Diepenmaat M, Van der Leeden M, Vliet Vlieland T, Dekker J. Aanbevelingen voor de diagnostiek en behandeling van voetklachten bij patienten met reumatoide artritis. Reade Revalidatie en Reumatologie; 2017. ► https://www.nhpr.nl/wp-content/uploads/2019/05/Aanbevelingen-RA-voet-Hoofddocument-maart-2017.pdf.

Tyrell W, Carter G. Therapeutic footwear a comprehensive huide. London: Elsevier, Churchill Livingstone; 2009.

Educatie, advies en behandeling voor mensen met voetklachten door een reumatische aandoening

Elleke Huijbrechts

Samenvatting

Veel cliënten willen graag samen met de behandelaar tot een behandelplan komen. 'Samen beslissen' leidt tot verstandige keuzes, tevredenheid van de cliënt en behandelvoorschriften worden beter gevolgd. Het draagt bij aan doelmatige zorg. Drie vragen stimuleren het gesprek tussen de behandelaar en de cliënt: "Wat zijn mijn mogelijkheden? Wat zijn de voordelen en nadelen van die mogelijkheden? Wat betekent dat in mijn situatie?" In dit hoofdstuk bespreken we de mogelijke behandelopties voor voetklachten bij mensen met een reumatische aandoening. De behandelopties zijn ingedeeld in drie groepen: advies en educatie, behandeling en verwijzing. Het uitgangspunt van de behandelopties is 'stepped care'. 'Stepped care' wil zeggen dat een 'simpele' behandeling wordt ingezet als dat kan en een 'complexe' behandeling als dat moet. 'Stepped care' kunnen we alleen bieden als we samen met de cliënt naar de behandelopties kijken volgens de stappen van 'samen beslissen'.

Met medewerking van:
- Dr. Marike van der Leeden – senior onderzoeker Amsterdam UMC/VU Universitair Medisch Centrum, Afdeling revalidatiegeneeskunde, Amsterdam Public Health research institute (APH) en senior onderzoeker Reade|centrum voor revalidatiegeneeskunde en reumatologie.
- Marloes Tenten-Diepenmaat (Msc) – hoofddocent/onderzoeker Saxion/Academie Gezondheidszorg en onderzoeker Reade, centrum voor revalidatiegeneeskunde en reumatologie.

© Bohn Stafleu van Loghum is een imprint van Springer Media B.V., onderdeel van Springer Nature 2020
M. van Putten en E. Huijbrechts, *Voeten en reuma*, https://doi.org/10.1007/978-90-368-2378-4_10

10.1	Educatie en advies – 145	
10.1.1	Leefstijladviezen – 145	
10.1.2	Voetverzorgingsadviezen door de cliënt en voor verzorging door anderen – 146	
10.1.3	Adviezen voor zelf controleren van de voeten – 146	
10.1.4	(Medisch) pedicureadvies – 146	
10.1.5	Schoenadviezen – 147	

10.2 Behandeling – 148
- 10.2.1 Medische behandeling – 148
- 10.2.2 Instrumentele behandeling – 149
- 10.2.3 Wondbehandeling – 150
- 10.2.4 Voorlopige therapieën – 150
- 10.2.5 Siliconen teenorthesen – 151
- 10.2.6 Zooltherapie – 151
- 10.2.7 Oefentherapie – 153
- 10.2.8 Orthopedische voorzieningen – 153
- 10.2.9 Voetoperaties – 155
- 10.2.10 Andere professionals – 155
- 10.2.11 Multidisciplinaire behandeling – 155

Leesadvies – 156

10.1 Educatie en advies

Educatie is afgeleid van het Latijnse woord 'educere'. 'Educere' betekent opvoeden. Het is dat wat mensen leert hoe ze iets moeten doen. Daarmee is educatie dus breder dan alleen een advies geven. Een advies is wat je tegen iemand zegt om hem te helpen. Iedere professional in de zorg weet dat een gezondheidsadvies niet altijd wordt opgevolgd. Alleen een advies geven is blijkbaar niet altijd voldoende. Weet een cliënt wel wat u bedoelt? Is een cliënt in staat om te snappen wat u bedoelt? Kan een cliënt het advies wel opvolgen?

Voeteducatie is dus meer dan alleen een advies geven. Er dient aandacht te zijn voor de gezondheidsvaardigheden van de cliënt. Gezondheidsvaardigheden zijn alle cognitieve en sociale vaardigheden die bepalen of iemand gemotiveerd en capabel is om informatie te krijgen, te begrijpen en toe te passen om een goede gezondheid te bevorderen of te behouden. Naast het afstemmen van de educatie op de gezondheidsvaardigheden van de cliënt is het ook van belang om een onderscheid te maken in educatie ter preventie (voorkomen) van klachten en educatie in de curatieve zorg (gericht op de genezing en behandeling van klachten).

Er zijn verschillende adviezen die in de educatie meegenomen dienen te worden. Denk hierbij aan adviezen over leefstijl, voetverzorging, zelfcontrole, pedicurebehandeling en schoeisel.

10.1.1 Leefstijladviezen

Leefstijl is het gedrag dat een relatie heeft met gezondheid of gezondheidsproblemen. Denk hierbij aan roken, alcohol, drugs, bewegen, gewicht, voeding, etc. Hier volgen enkele leefstijlrisicofactoren die een relatie hebben met reumatische aandoeningen:

- roken; roken kan de werking van reumamedicatie negatief beïnvloeden en wordt daarom afgeraden.
- alcohol; mensen met jicht dienen het gebruik van alcohol te beperken, omdat dat een jichtaanval kan veroorzaken.
- bewegen; wanneer sprake is van een actieve ontsteking is het advies om lichte en zware taken af te wisselen, langdurige belasting te voorkomen en regelmatig rustpauzes te houden. Dit brengt belasting (datgene wat het lichaam krijgt te verduren) en belastbaarheid (wat het lichaam kan verduren) meer met elkaar in balans.
- gewicht; overgewicht wordt geassocieerd met enthesitis bij spondyloartritis (SpA). Het wordt daarom aangeraden om af te vallen. Overgewicht heeft ook invloed op pijnklachten, uitleg over de rol van overgewicht bij voetklachten is daarom van belang.
- voeding; wanneer sprake is van actieve ontstekingen, dan zal het lichaam meer eiwit- en energiebehoefte hebben. Het advies aan mensen met een actieve ontsteking is daarom hun voedinginname hierop aan te passen. Mensen met jicht dienen voeding dat rijk is aan dierlijke purine (een stof die voorkomt in orgaanvlees, vis en zeevruchten) te beperken. Ook kunnen zoete dranken beter beperkt worden. Dierlijk purine kan een jichtaanval veroorzaken. Groente en zuivel zijn aan te raden. Dyslipidemie (afwijkend vetgehalte zoals een verhoogd cholesterol) is een risicofactor die bij reumatoïde artritis vaker voorkomt. Voeding dient daarop afgestemd te worden.

10.1.2 Voetverzorgingsadviezen door de cliënt en voor verzorging door anderen

Dagelijks verzorgen van de voeten is voor iedereen heel belangrijk, maar zeker voor mensen met een reumatische aandoening. Wanneer immunosuppressiva (immuunsysteem onderdrukkende medicatie) gebruikt worden is de cliënt vatbaarder voor infecties zoals bacteriële- en schimmelinfecties. Wanneer de cliënt zelf niet meer in staat is om een dagelijkse voetverzorging uit voeren is het belangrijk dat iemand dat doet. Er zijn een aantal aandachtspunten voor de voetverzorging van mensen met een reumatische aandoening:

- Het is verstandig de voeten dagelijks te wassen met water zonder zeep. Na het wassen dienen de voeten goed afgedroogd te worden, ook tussen de tenen. Dagelijks goed wassen en afdrogen van de voeten kan helpen om schimmelinfecties en bacteriegroei te voorkomen.
- De nagels kort maar recht knippen voorkomt dat ze ingroeien. Unguis incarnatus (ingegroeide) nagels komen vaker voor bij mensen met een reumatische aandoening en zijn een risico voor het ontwikkelen van infecties.
- Gebruik bij voorkeur katoenen sokken omdat deze meer vocht kunnen opnemen. Dagelijks schone sokken aandoen helpt om transpiratie voldoende op te nemen en schimmelinfecties te voorkomen.
- Wissel regelmatig van schoenen om de schoenen voldoende kans te geven om te drogen. Transpiratie kan de huid verweken waardoor schimmelinfecties kunnen ontstaan.
- Smeer de voeten dagelijks in met een crème om een droge huid te voorkomen. Een droge huid beschadigt sneller en geeft daardoor eerder kans op huiddefecten. Smeer echter geen crème tussen de tenen. Tussen de tenen kan anders verweking ontstaan met mogelijke schimmelinfecties als gevolg.

10.1.3 Adviezen voor zelf controleren van de voeten

Wanneer sprake is van perifere neurovasculaire afwijkingen (aandoeningen van de zenuwen of bloedvaten aan de uiteinden van het lichaam zoals benen en voeten), zoals een verminderde sensibiliteit (gevoelsstoornis) of perifeer arterieel vaatlijden (verminderde doorbloeding van de benen en voeten), is het belangrijk dat de cliënt dagelijks de voeten controleert op mogelijke wondjes. Ook wanneer er nog geen medische diagnose is maar er wel een vermoeden bestaat op een perifere neurovasculaire afwijking is dit belangrijk. Voorkomen is immers beter dan genezen! De cliënt moet het volgende controleren:

- de schoenen; controleer de schoenen voor het aantrekken en na het uittrekken op oneffenheden.
- de sokken; controleer de sokken voor het aantrekken en na het uittrekken op oneffenheden.
- de voeten; controleer de voeten 's ochtends en 's avonds op wondjes, blaren, hematoma (bloeduitstortingen), eeltvorming en keratoma.

10.1.4 (Medisch) pedicureadvies

Een (medische) pedicurebehandeling is geïndiceerd wanneer sprake is van problemen bij het verzorgen van de voeten. Bijvoorbeeld wanneer het zicht, de mobiliteit (van de heupen, knieën of enkels) of de kracht (van de handen) zodanig verminderd is dat dat het verzorgen van de voeten bemoeilijkt. Een (medische) pedicurebehandeling is ook geïndiceerd als er sprake is van pathologische nagels (afwijkende nagels zoals hypertrofische nagels, mycosenagels en unguis incarnatus (ingegroeide nagel), hyperkeratose (overmatige eeltvorming) of keratoma of clavi (likdoorns). Een medisch pedicure kan ook specialistische technieken toepassen zoals drukverdelingstechnieken, vervaardigen van siliconen teenortheses, toepassen van nagelreparatie, nagelprothese en nagelregulatietechnieken. Daarnaast kan een medisch pedicure (beginnende) afwijkingen signaleren en wanneer nodig doorverwijzen naar een behandelend arts of podotherapeut. Op basis van een voet-, schoen- en sokonderzoek kan een medisch pedicure adviezen geven.

Een multidisciplinaire aanpak is wenselijk bij mensen met een reumatische aandoening. Zeker wanneer een (medische) pedicurebehandeling geïndiceerd is. De (medische) pedicurebehandeling maakt dan bij voorkeur deel uit van een integraal behandelplan.

10.1.5 Schoenadviezen

In ▶H. 9 is reeds een algemeen schoenadvies beschreven. Echter, bij iedere reumatische aandoening zijn specifieke eisen met betrekking tot het schoeisel van toepassing. Hier volgt per reumatische aandoening een lijst met aandachtspunten.

- **(Pseudo)jicht**
- wreefsluiting; wanneer deze ontbreekt ervaren cliënten vaker beperkingen in het functioneren en is er vaker sprake van een verminderde voetfunctie.
- stevig cambreur; wanneer deze ontbreekt ervaren cliënten vaker beperkingen in het functioneren en is vaker sprake van een verminderde voetfunctie.
- verstijfde teensprong; een teensprong kan de drukken onder de voorvoet verlagen, mits deze teensprong verstijfd is.

- **Artrose**
- verstijfde teensprong.

- **Reumatoïde artritis en spondyloartritis (SpA)**
- stevig, gepolsterd contrefort; wanneer sprake is van een slap contrefort, ervaren cliënten vaker beperkingen in functioneren en is vaker sprake van een beperking in voetfunctie.
- brede hak die niet te hard of te zacht is; wanneer er een actieve ontsteking in de voet zit, kan dit een instabiel gevoel geven. Een smalle of te zachte hak kan dan de instabiliteit versterken. Een te harde hak geeft weinig demping. Voeten met een actieve ontsteking hebben minder demping omdat de functie van het gewricht belemmerd wordt door de ontsteking. Een te harde hak zal daardoor onprettig aanvoelen.
- lichtgewicht materialen;
- ruime, verstelbare instap van de schoen;
- geen naden aan de binnenzijde;
- uitneembaar voetbed; zodat er voldoende ruimte is voor een eventuele zooltherapie.

10.2 Behandeling

10.2.1 Medische behandeling

De primaire behandeling van ontstekingsactiviteit bij reumatische aandoeningen is medicamenteus en gebeurt door de reumatoloog. Hiervoor heeft de Nederlandse Vereniging voor Reumatologie (NVR) richtlijnen opgesteld. Zo is er een richtlijn voor reumatoïde artritis, jicht en axiale spondyloartritis.

De meeste reumatische aandoeningen zijn niet te genezen en de medicamenteuze behandeling richt zich dan ook vooral op het onderdrukken van ziekteactiviteit, verminderen van symptomen en het voorkomen en behandelen van complicaties. In de eerdere hoofdstukken over de reumatische aandoeningen zijn al verschillende medicijnen aan bod gekomen per reumatische aandoening. Hier volgt een kort, samenvattend overzichtje van de verschillende medicatiegroepen voor de systemische behandeling van de reumatische aandoeningen.

- analgetica (pijnstillers); er zijn twee groepen van analgetica, opioïden en niet-opioïden. Een voorbeeld van een opioïde analgeticum is tramadol. Paracetamol is een voorbeeld van een niet-opioïde analgeticum. Pijnstillers werken niet tegen ontstekingsactiviteit en worden daarom vaak in combinatie met andere medicijnen voorgeschreven.
- non-steroid anti-inflammatory drugs (NSAID's); dit zijn ontstekingsremmende pijnstillers. Er zijn twee groepen NSAID's, namelijk de COX-1 en COX-2. Ibuprofen is een voorbeeld van een COX-1-middel en celecoxib is een voorbeeld van een COX-2-middel. NSAID's kunnen maag-darmklachten veroorzaken. Daarom wordt bij het voorschrijven van NSAID's ook vaak een maagbeschermer voorgeschreven.
- disease modifying anti-rheumatic drugs (DMARD's); in het Nederlands vertaald: ziekteverloop beïnvloedende geneesmiddelen tegen reuma. Deze middelen worden gegeven met als doel de ontstekingsactiviteit en daarmee gewrichtsbeschadigingen zo veel mogelijk te voorkomen. DMARD's zijn immunosuppressiva, ofwel medicatie die het immuunsysteem onderdrukt en daarmee de afweerreactie van het lichaam onderdrukt. Methotrexaat is hier een voorbeeld van. Daarnaast kunnen ook biologicals worden voorgeschreven. Biologicals zijn een speciale groep DMARD's die ingrijpen op een specifiek deel van de immuunreactie. Ze remmen specifieke eiwitten die een ontstekingsreactie geven of de cellen die de eiwitten maken. Afhankelijk van het type ontstekingsreactie kan een specifieke biological worden voorgeschreven, wanneer een DMARD onvoldoende werkzaam is.
- glucocorticoïden; dit zijn sterke ontstekingsremmende middelen. Prednison is hier een voorbeeld van.
- (pseudo)jichtmedicatie; middelen die het urinezuurgehalte omlaag brengen. Allopurinol en colchicine zijn hier voorbeelden van.

Aanvullend op de systemische medicamenteuze behandeling kunnen corticosteroïde injecties worden toegepast. Deze injecties kunnen worden toegepast bij lokale artritis, synovitis, tendinitis en pijn.

Bij de behandeling van een reumatische aandoening zijn een aantal medische disciplines betrokken:

- *huisarts*; deze verwijst de patiënt naar de reumatoloog.
- *reumatoloog*; deze is in de meeste gevallen de hoofdbehandelaar. Wanneer nodig zal hij andere specialisten of hulpverleners inschakelen.

- *physician assistant (PA) in de reumatologie*; een PA heeft de wettelijke bevoegdheden van een arts en houdt zelfstandig spreekuur waarin diagnostiek, behandeling en follow-up van reumatische aandoeningen centraal staat.
- *reumaconsulent*; dit is een verpleegkundige die werkzaam is in de thuiszorg, of in het ziekenhuis bij een reumatoloog. De reumaconsulent heeft een belangrijke rol bij de begeleiding van en voorlichting aan reumapatiënten en verricht handelingen volgens de 'verlengde arm'-constructie onder verantwoordelijkheid van de reumatoloog.
- *verpleegkundig specialist in de reumatologie*; dit is een gespecialiseerde verpleegkundige met een master in Advanced Nursing Practice. De verpleegkundig specialist houdt zelfstandig spreekuur en is bevoegd om zelfstandig medische handelingen uit te voeren.

10.2.2 Instrumentele behandeling

- hyperkeratose (overmatige eeltvorming); verwijderen van hyperkeratose is symptoombestrijding maar hierdoor neemt wel tijdelijk de druk onder de voet af. Houd bij verwijdering rekening met sensibiliteitsstoornissen (gevoelsstoornissen), perifeer arterieel vaatlijden (verminderde doorbloeding in de benen en voet), kwetsbare atrofische huid (verdunning van het onderhuids vetpolster), plantaire (aan de onderzijde) bursa (slijmbeurs) en prominerende metatarsale (voorvoet) kopjes. Haal hyperkeratose bij voorkeur weg met een mesje.
- keratoma of clavi (likdoorns); verwijderen van keratoma of clavi is symptoombestrijding maar hierdoor neemt wel tijdelijk de druk onder de voet af. Houd bij verwijdering rekening met sensibiliteitsstoornissen (gevoelsstoornissen), perifeer arterieel vaatlijden (verminderde doorbloeding van de benen en voeten), kwetsbare atrofische huid (verdunning van het onderhuids vetpolster), plantaire bursa (slijmbeurs onder de voet) en prominerende metatarsale (voorvoet) kopjes. Haal overtollig hyperkeratose (overmatige eeltvorming) bij voorkeur weg met een mesje. ▶ Zie H. 6 voor meer informatie.
- verrucae (wratten); een verruca is een virusinfectie dat zich in de huid gevestigd heeft. Doordat het iets uit de huid steekt geeft het een verhoogde druk, zeker wanneer de verruca zich plantair (aan de onderzijde van de voet) bevindt. Het virus is besmettelijk wanneer het opengemaakt wordt en bloedt. Openmaken dient daarom vermeden te worden. Behandeling van de verruca kan op verschillende manieren zoals medicatie, bevriezing, elektrochirurgie en laserbehandeling. Voordat behandeld wordt is het belangrijk dat de hyperkeratose (overmatige eeltvorming) die erop zit verwijderd wordt. De medisch specialist kan medicatie of behandeling voor de verruca voorschrijven.
- orthonyxie (nagelbeugel); een nagelbeugel kan de nagel begeleiden bij het uitgroeien en is geïndiceerd wanneer sprake is van een hyperconvexe nagel (bolle nagel) of neiging tot unguis incarnatus (ingroeiing). Contra-indicaties voor een orthonyxie zijn:
    - een perifere neurovasculaire afwijking (zenuw of doorbloedingsprobleem van de benen en voeten); dit geeft een risico op het ontstaan van een wond.
    - huiddefecten; dit geeft een risico voor bacteriële of schimmelinfecties.
    - ontstekingsverschijnselen;
    - onycholysis (loslaten van de nagel).

Extra voorzichtigheid is geboden wanneer de cliënt immunosuppressiva (immuunsysteem onderdrukkende medicatie) gebruikt, dit vergroot de kans op infecties.
- Onychomycose (schimmelnagels)/tinea pedis (voetschimmel ofwel zwemmerseczeem); wanneer sprake is van onychomycose is het belangrijk dat de nagel goed dun wordt gehouden. Dit ontlast het nagelbed en vermindert eventuele pijn. Hierdoor wordt ook beter zichtbaar of er subungeale ulceraties (slecht genezende wonden onder de nagel) zijn en kan eventuele lokale medicatie beter worden opgenomen. Wanneer sprake is van een schimmelinfectie bij mensen met een reumatische aandoening, is preventie van ulcera (slecht genezende wonden) en secundaire bacteriële infecties nodig. Zoek hiervoor contact met de behandelend reumatoloog.

10.2.3 Wondbehandeling

Wanneer sprake is van een reumatische aandoening en een wond dient er altijd naar de behandelend reumatoloog of huisarts verwezen te worden. Een wond geeft namelijk kans op infectie, zeker met immunosuppressiva (immuunsysteem onderdrukkende medicatie) is de kans op infectie groot. De podotherapeut kan voorzichtig debridement (verwijderen van necrotisch ofwel dood weefsel) uitvoeren. Gebruik van hydrogel (een speciale gelsoort) kan helpen de wond te hydrateren als dat nodig is. Let op! Een tophisch ulcus (een open jichtwond) moet altijd door een arts behandeld worden met medicatie, anders zal de wond niet genezen!

Een slecht genezende wond wordt bij voorkeur op een multidisciplinair wondenspreekuur behandeld.

10.2.4 Voorlopige therapieën

Voorlopige therapieën zijn technieken die bedoeld zijn als tijdelijke oplossing. Denk hierbij aan vilt, taping, verband of tijdelijke schoenmodificaties.
- Vilt kan dienen als tijdelijke ontlasting, bijvoorbeeld wanneer sprake is van een ontstoken plek. Het vilt kan op de huid worden geplakt, maar bijvoorbeeld ook aan de binnenzijde van de schoen. Wanneer sprake is van een kwetsbare huid, vermijd dan dat het vilt direct op de huid komt.
- Er zijn twee verschillende vormen van taping: reguliere sporttape of medical taping. Reguliere sporttape kan dienen om een voetfunctie te ondersteunen of juist te remmen. Wanneer sprake is van een actieve ontsteking in de voet moet voorzichtig worden omgegaan met taping, er moet immers wel voldoende ruimte blijven zodat de voet niet afgekneld wordt door tape als gevolg van de zwelling. Medical taping is een elastische tape die aangebracht kan worden om spierspanning te verlagen, verhogen of om afvoer van afvalstoffen te bevorderen.
- Verbandtechnieken kunnen gebruikt worden om een kwetsbare plek te beschermen, zoals een wond. Door een beschermlaag aan te brengen is er minder kans op infecties of verdere beschadiging van buitenaf. Wanneer sprake is van een kwetsbare huid, dient het direct plakken op de huid vermeden te worden.
- Schoenmodificaties kunnen toegepast worden om een tijdelijke ontlasting te geven. Bijvoorbeeld bij een ontstoken plek.

10.2 · Behandeling

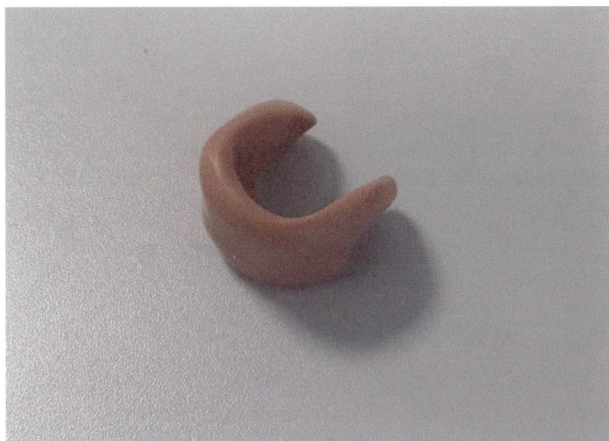

Figuur 10.1 Een siliconen teenorthese

10.2.5 Siliconen teenorthesen

Siliconenorthesen (fig. 10.1) zijn teenstukjes die de drukken onder en tussen de tenen en onder de voorvoet kunnen verlagen. Een siliconenorthese kan in iedere vorm worden vervaardigd maar is bij voorkeur niet circulair. Een circulaire orthese kan bij zwelling een knelling veroorzaken. Wanneer een circulaire orthese toch geïndiceerd is, dienen duidelijke instructies te worden meegeven over de mogelijke risico's.

Let bij het vervaardigen van de orthese goed op dat er geen knelling van digiti of voorvoet ontstaat. Beoordeel dus altijd eerst het schoeisel alvorens een orthese te vervaardigen. Er moet in de schoen nog voldoende ruimte zijn voor de orthese.

Contra-indicatie voor een orthese is een perifere neurovasculaire afwijking (aandoening aan zenuwen of bloedvaten van de benen en voeten). De mogelijke aanwezigheid hiervan kan huiddefecten bij het dragen van een orthese veroorzaken.

10.2.6 Zooltherapie

Een zooltherapie (fig. 10.2) bij reumatische aandoeningen is geïndiceerd wanneer goed passend confectieschoeisel ontoereikend is. Zolen worden door verschillende disciplines vervaardigd zoals een (register)podoloog, podotherapeut (fig. 10.3) of orthopedisch schoentechnicus, orthopedisch schoentechnoloog. De verschillende disciplines zijn in ▶ H. 7 al eens toegelicht. Zolen worden vergoed vanuit het aanvullende pakket en vergoeding verschilt per verzekeraar, polis en discipline.

Het is bekend dat een podotherapeutische zooltherapie bij reumatoïde artritis de drukken onder de voeten verlaagt, wat kan leiden tot minder pijn en beter functioneren. Ook bij een actieve ontsteking kan een zooltherapie worden vervaardigd.

Belangrijk is wel dat de zooltherapie altijd wordt beoordeeld in relatie tot het schoeisel van de cliënt (fig. 10.4). Het schoeisel heeft namelijk invloed op de zooltherapie en andersom ook. Wanneer het gaat om een reumatische aandoening met een flexibele voet en corrigeerbare afwijkingen, worden deels harde, rigide materialen gebruikt. Hiermee kan

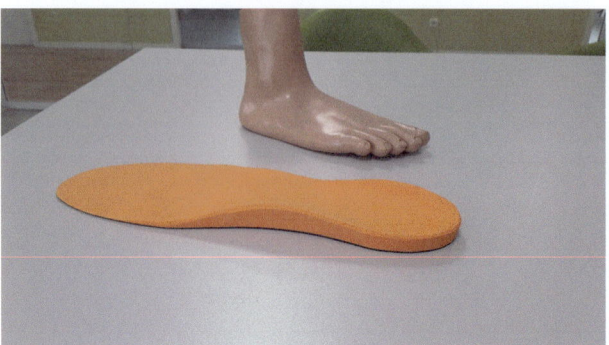

Figuur 10.2 Zooltherapie

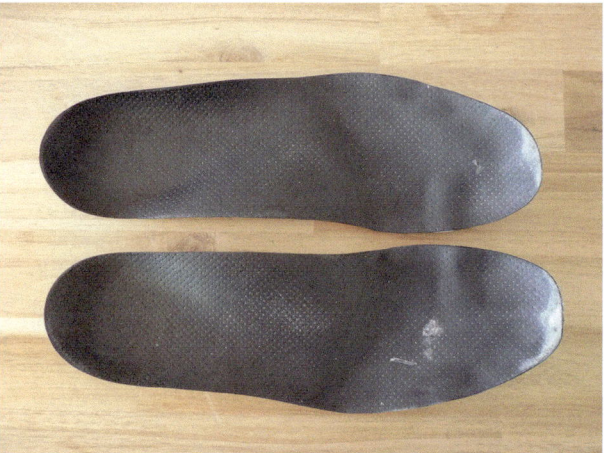

Figuur 10.3 Podotherapeutische zolen

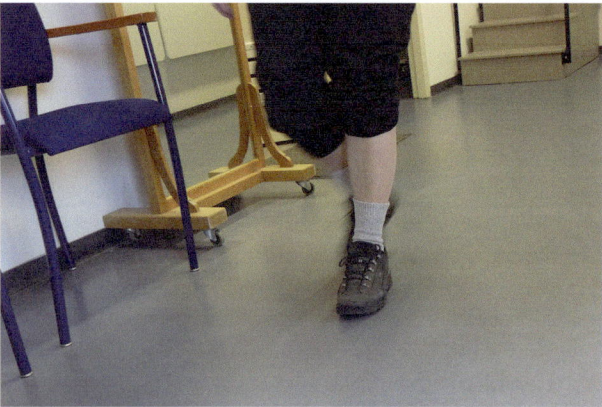

Figuur 10.4 Beoordeling van het gangpatroon met schoeisel en zooltherapie

controle op de stand van de voeten worden uitgeoefend. Bij een reumatische aandoening met stugge voeten en niet-corrigeerbare afwijkingen of een kwetsbare huid moet een zooltherapie gebruikt worden die de vorm van de voet volgt (total contact).

10.2.7 Oefentherapie

Oefentherapie kan worden ingezet bij de behandeling van standsafwijkingen, pijn, spierzwakte of disbalans en beperkte gewrichtsbeweeglijkheid. Bij reumatische aandoeningen zijn een aantal oefeningen van belang:
- Om de voeten te helpen stabiliseren tijdens het lopen zijn voetspierversterkende oefeningen van belang voor de intrinsieke voetspieren (diepe voetspieren) en de musculus tibialis posterior (achterste scheenbeenspier).
- Rekoefeningen voor aponeurosis plantaris (peesplaat onder de voet), achillespees en peronei (kuitbeenspieren). Belangrijk hierbij is om aandacht te hebben voor de belasting van handen, polsen en armen tijdens het uitvoeren van de rekoefeningen.
- Actieve oefeningen die de gewrichtsbeweeglijkheid bevorderen.

De fysiotherapeut kan ondersteunen bij het blijven bewegen. Bewegen is van essentieel belang voor elke RA-patiënt; de fysiotherapeut helpt bij het opbouwen en het behouden van een goede conditie; in een fase met klachten kan de fysiotherapeut helpen bij pijnbestrijding en vermindering van de stijfheid. Oefentherapie bij mensen met een reumatische aandoening is gericht op het verbeteren van het functioneren in het dagelijks leven en maatschappelijke participatie. De beroepsvereniging van fysiotherapeuten, het Koninklijk Nederlands Genootschap voor Fysiotherapie (KNGF), heeft een richtlijn opgesteld voor oefentherapie bij mensen met RA en een richtlijn voor oefentherapie bij artrose van de heup en de knie.

10.2.8 Orthopedische voorzieningen

De verschillende orthopedische voorzieningen zijn reeds beschreven in ▶H. 9. Voor het voorschrijven van orthopedische voorzieningen bij mensen met een reumatische aandoening zijn de volgende punten van belang:
- OVAC (◉fig. 10.5) kan worden voorgeschreven wanneer voeten passen in confectieschoeisel maar sprake is van:
  - een afwijkende voetvorm of –functie.
  - schade of deformiteit van de voetgewrichten.
- OSB (◉fig. 10.6) kan worden voorgeschreven wanneer de voeten vanwege een afwijkende voetvorm of -functie of door schade of deformiteit van de voetgewrichten niet in confectieschoeisel passen.
- OSA (◉fig. 10.7) kan worden voorgeschreven wanneer de voeten door een afwijkende voetvorm of -functie of vanwege schade of deformiteit van de voetgewrichten niet passen in confectieschoeisel of OSB.

Uiteraard is het van belang om de cliënt te betrekken bij de keuze voor een orthopedische voorziening. Dit verhoogt de kans dat hij de orthopedische voorzieningen ook daadwerkelijk draagt.

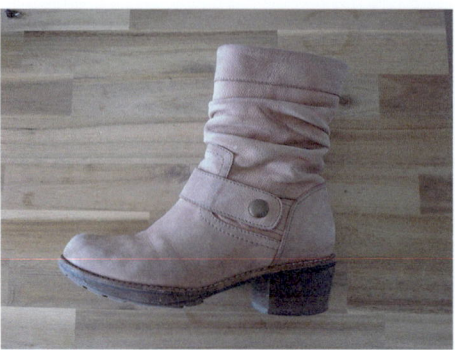

Figuur 10.5 OVAC met een hakverhoging en afwikkelvoorziening

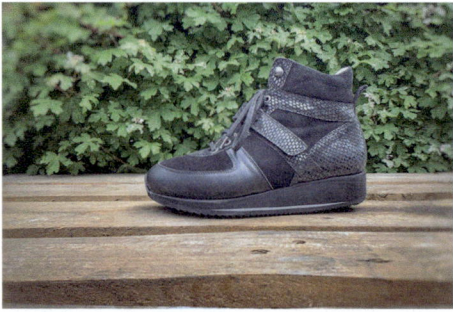

Figuur 10.6 OSB van Care Orthopedie met een polyfasische afwikkeling. Zie ook ▶ www.mooieorthopedischeschoenen.nl

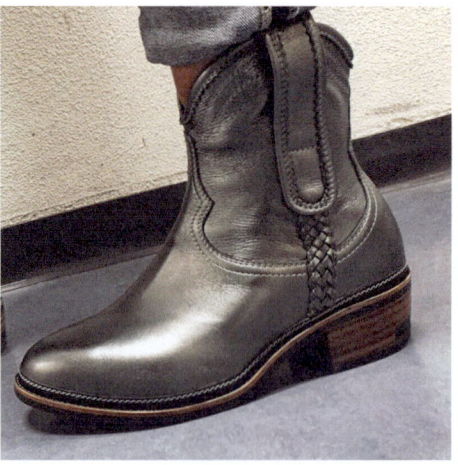

Figuur 10.7 OSA van Care Orthopedie. Zie ook ▶ www.mooieorthopedischeschoenen.nl

10.2.9 Voetoperaties

Voetoperaties kunnen worden toegepast bij tal van voetaandoeningen. Al vroeg in een behandeltraject moet worden overwogen een orthopedisch chirurg te consulteren. De kans op een goed resultaat is dan het grootst. Volgens de multidisciplinaire aanbevelingen voor diagnostiek en behandeling van voetklachten bij patiënten met reumatoïde artritis, dient een chirurgische ingreep overwogen te worden als:

- conservatieve therapie geen effect heeft op de voetklachten.
- er langer dan zes maanden een synovitis (ontsteking van het synovium ofwel gewrichtsvocht) zit in de voeten of enkels.
- er sprake is van tendosynovitis (ontsteking van de peesschede) of een peesruptuur (afscheuren van een pees).
- voeten moeilijk schoeibaar zijn of wanneer er beperkingen zijn in mobiliteit en pijn als gevolg van standsafwijkingen.
- er sprake is van recidiverende keratoma of clavi (likdoorns) of hyperkeratose (overmatige eeltvorming).
- er sprake is van (pré)ulcera (slecht genezende wonden).
- er sprake is van septische artritis (infectie in het gewricht met een bacterie of een ander micro-organisme) of osteomyelitis (botontsteking).

10.2.10 Andere professionals

Naast medische behandeling voor de reumatische aandoening kunnen er ook andere professionals nodig zijn. Denk hierbij aan een:

- *revalidatiearts*; wanneer beperkingen als gevolg van de reumatische aandoening het normale dagelijkse leven hinderen kan een revalidatiearts begeleiding bieden bij het streven naar zelfstandigheid en zelfredzaamheid.
- *plastisch chirurg*; wanneer sprake is van vervormingen of vergroeiing van gewrichten in met name de handen, kan een plastische chirurg helpen om te verfraaien maar ook om de werking van het gewricht te verbeteren.
- *neuroloog*; wanneer sprake is of een vermoeden bestaat van neuropathie (zenuwletsel) is een neuroloog geïndiceerd. Tevens kan een neuroloog een rol spelen in pijnbestrijding.
- *dermatoloog*; wanneer sprake is van huidklachten kan een dermatoloog geïndiceerd zijn.
- *psycholoog*; een chronische aandoening hebben en verwerken kan uitermate lastig zijn; de hulp van een professional op dit gebied, de psycholoog, kan dan zeer welkom zijn.
- *maatschappelijk werker*; deze kan op allerlei gebied behulpzaam zijn, bijvoorbeeld bij problemen rondom de beroepsuitoefening, maar ook bij psychische problemen, gezinsproblemen, financiële kwesties en dergelijke.

10.2.11 Multidisciplinaire behandeling

Een multidisciplinaire aanpak heeft de voorkeur. Dat wil zeggen dat diverse professionals de hulpverlening voor RA-patiënten gezamenlijk afspreken en regelen. Deze ideale situatie wordt echter nog lang niet overal bereikt. De stichting ReumaNederland (▶ www.reumanederland.nl) zet zich in voor alle mensen met reuma: een betere kwaliteit van leven met reuma, dat is het doel van ReumaNederland. Met onderzoek naar betere behandelingen, betrouwbare informatie en aandacht voor de belangen van mensen met reuma.

Leesadvies

Bijlsma JWJ, Lems WF, Wildervanck-Dekker CMJ. Reumatologie: praktische huisartsgeneeskunde. Houten: Springer Science and Business Media; 2015.

Frowen P, O'Donnell M, Lorimer D, Burrow JG. Neale's disorders of the foot. 6th ed. London: Churchill Livingstone, Elsevier Health Sciences; 2010.

Helliwell P, Woodburn J, Redmond A, Turner D, Davys H. The foot and ankle in rheumatoid arthritis: a comprehensive guide. London: Elsevier Health Sciences; 2007.

Munneke M, et al. Paramedische zorg bij reumatische aandoeningen. Maarssen: Elsevier gezondheidszorg; 2003.

Longrigg C, Lyons C, Bown, North West Clinical Effectiveness Group for the Foot in Rheumatic Diseases (NWCEG). Guidelines for the management of the foot health problems associated with rheumatoid arthritis. Musculoskelet Care. 2011;9(2):86–92.

Nutbeam D. Health literacy as a public health goal: a challenge for contemporary health education and communication strategies into the 21st century. Health Promot Int. 2000;15(3):259–67.

Tenten-Diepenmaat M, Van der Leeden M, Vliet Vlieland T, Dekker J. Aanbevelingen voor de diagnostiek en behandeling van voetklachten bij patienten met reumatoide artritis. Reade Revalidatie en Reumatologie. 2017.

Websites

► www.podotherapie.nl.
► www.nvos-orthobanda.nl.
► www.provoet.nl.
► www.loop.nl.
► www.reumanederland.nl.

Bijlagen

Bijlage 1 Voetonderzoekformulier – 158

Bijlage 2 Protocollen ter screening van reumatische voeten – 167

Register – 190

© Bohn Stafleu van Loghum is een imprint van Springer Media B.V., onderdeel van Springer Nature 2020
M. van Putten en E. Huijbrechts, *Voeten en reuma*, https://doi.org/10.1007/978-90-368-2378-4

Bijlage 1 Voetonderzoekformulier

Voetonderzoekformulier kort

1. *Anamnese*
   - Welke klachten staan het meest op de voorgrond?
   - Wat is het verloop van de klachten in het afgelopen half jaar geweest?
   - Waar zitten de belangrijkste voetklachten precies?

2. *Inspectie*
   Geef in de tekening de bijzonderheden tijdens inspectie aan.
   - De R van rubor voor roodheid
   - De HK van hyperkeratose voor overmatige eeltvorming
   - De D van druk voor drukplek
   - De U van ulcus voor wondjes
   - De T van tumor voor zwelling
   - De I van infection voor tekenen van infectie (bacterieel of schimmel)

De rechtervoet

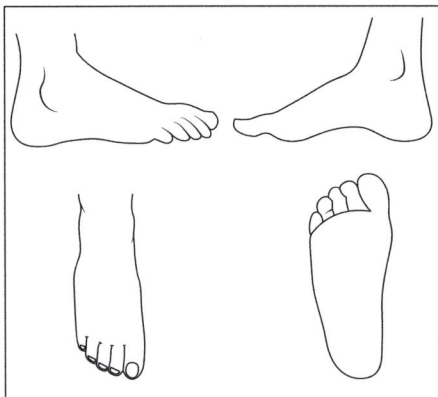

Bijlage 1 Voetonderzoekformulier

De linkervoet

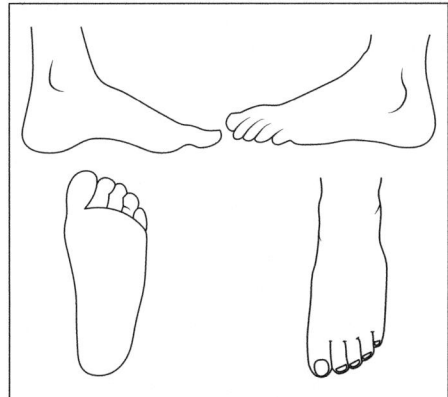

3. *Palpatie*
   - Temperatuur verhoogd ter hoogte van _____
   - Temperatuur verlaagd _____
   - Pulsatie a. dorsalis pedis afwezig ☐
   - Pulsaties a. tibialis posterior afwezig ☐
4. *Aanvullende testen*
   - Oppervlakkig gevoel afwijkend (monofilament) ☐
   - Diep gevoel afwijkend (stemvork) ☐
5. *Functieonderzoek*
   - Beweeglijkheid van de voet beperkt ☐
6. *Ganganalyse*
   - Gangbeeld afwijkend ☐
7. *Schoeninspectie*
   - Type schoeisel:
     - confectieschoeisel ☐
     - OVAC ☐
     - OSB ☐
     - OSA ☐
   - Schoeisel is adequaat ☐

Voetonderzoekformulier uitgebreid

1. *Anamnese*
   — Diagnose gesteld in het jaar

   — Diagnose gesteld door

   — Klachten bij diagnose

   — Huidige hulpverlening
      - Medicatiegebruik (corticosteroïden/DMARD's/biologicals/colchicine/NSAID's/pijnstillers, etc.)
      - Ziekteactiviteit in het bloed ☐

   — Duur klachten
      - Acuut ☐
      - Subacuut ☐
      - Chronisch ☐

   — Aantal pijnlijke gewrichten
      - Monoarticulair ☐
      - Oligoarticulair ☐
      - Polyarticulair ☐

   — Locatie van de klachten _____
   — Cliënt ervaart:
      - klachten in rust ☐
      - klachten tijdens belasting (zoals staan en lopen) ☐
      - klachten tijdens het dragen van schoenen ☐
      - krachtsverlies ☐
      - stijfheid van de gewrichten
         - startstijfheid ☐
         - ochtendstijfheid ☐
      - pijn ☐
      - roodheid ☐
      - zwelling ☐
      - warmte ☐
      - bewegingsbeperkingen in:
         - BSG (bovenste spronggewricht) ☐
         - OSG (onderste spronggewricht) ☐
         - MTG (midtarsaalgewricht) ☐
         - MTP (metatarsophalangeaal gewricht) ☐
         - PIP (proximaal interphalangeaal gewricht) ☐
         - DIP (distaal interphalangeaal gewricht) ☐
      — Het verloop van de klachten is:
         - rustig ☐
         - actieve periode met verergering van de aandoening ☐
         - anders:

Bijlage 1 Voetonderzoekformulier

- Belemmeringen in ADL bij:
  - lopen ☐
  - staan ☐
  - fietsen ☐
  - sporten ☐
  - werken ☐
  - anders namelijk _____

- Mate van belasting van de voeten:
  - Cliënt loopt op een dag _____
  - Cliënt kan maximaal _____ lopen
  - Loopt cliënt met hulpmiddel? ☐

- Andere klachten zoals:
  - Problemen met voetverzorging ☐
  - Algehele vermoeidheid ☐
  - Vermagering ☐
  - Koorts ☐

- Beeldvormend materiaal beschikbaar (X-foto's, MRI, CT, echo):
  - Erosies (gewrichtsbeschadigingen) ☐
  - Gewrichtsversmalling ☐
  - Afwijkingen stand ☐
  - Ontstekingsactiviteit ☐

2. Inspectie

vormaspecten

		links	rechts
rug	versterkte lordose/versterkte kyfose/scoliose		
heup		endo/exo/neutraal	endo/exo/neutraal
knie		valgus/neutraal/varus/recurvatum	valgus/neutraal/varus/recurvatum
tibia		torsie/varum	torsie/varum
achtervoet		> 5 valgus/1–5 valgus/0/1–5 varus/ > 5 varus	> 5 valgus/1–5 valgus/0/1–5 varus/ > 5 varus
voetbooghoogte		laag/normaal/hoog	laag/normaal/hoog
voorvoet		valgus/neutraal/varus/spreiding	valgus/neutraal/varus/spreiding
klauwtenen		1/2/3/4/5	1/2/3/4/5
hamertenen		1/2/3/4/5	1/2/3/4/5
supraductusstand		1/2/3/4/5	1/2/3/4/5
infraductusstand		1/2/3/4/5	1/2/3/4/5
(sub)luxaties		1/2/3/4/5	1/2/3/4/5
knoopsgatdeformatie		1/2/3/4/5	1/2/3/4/5
spatie tussen de digiti		1–2/2–3/3–4/4–5	1–2/2–3/3–4/4–5
hallux abducto valgus (HAV)		aanwezig/afwezig	aanwezig/afwezig
windswept positie		aanwezig/afwezig	aanwezig/afwezig

Geef in de tekening de huidaspecten aan volgens onderstaand overzicht:

rubor (roodheid) met de letter *R*
tumor (zwellingen) met de letter *T*
hyperhydrose (overmatig zweten) met de letters *HH*
ulcus (wond) met de letter *U*
cicatrix met de letter *C*
pallor met de letter *P*
interdigitaal mycose (zwemmerseczeem) met de letters *IM*
squama (schilfering) met de letter *S*
subungeaal hematoom (bloeduitstorting onder de nagel) met de letters *SH*
onyxis (ontsteking van het nagelbed) met de letters *ON*
onycholyse (loslaten van de nagel) met de letters *YSE*
trachyonychia (schuurpapiernagels) met de letters *TR*

drukplek met de letter *D*
hyperkeratose/callus (eelt) met de letters *HK*
clavus/keratoma (likdoorn) met de letter *C*
bulla (blaar) met de letter *B*
verrucae (wrat) met de letter *V*
mycose (schimmelinfectie) met de letter *M*
ragaden (kloven) met de letter *R*
onychomycose (schimmelnagel) met de letter *O*
dyschromia (olievlekken) met de letters *Dy*

gele/bruine verkleuring met de letters *GB*
broze, gelige, verdikte nagels met de letters *PAV*
atrofie (verdunning van de huid) met de letter *A*

De rechtervoet

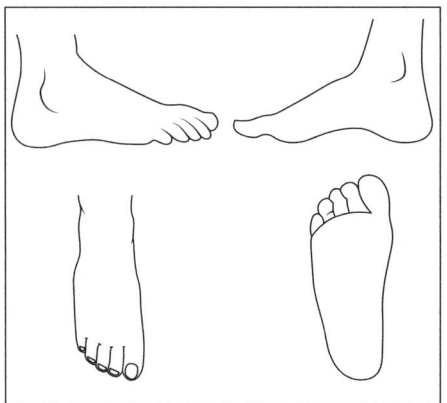

De linkervoet

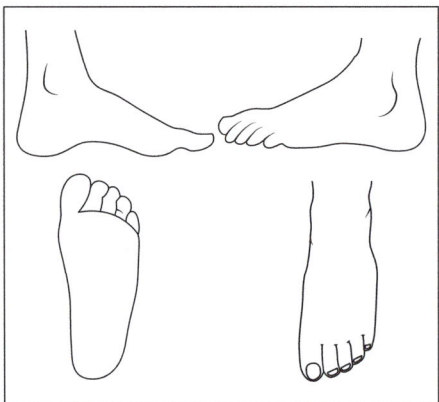

Overige huidaspecten
- Glanzende huid ☐
- Varices ☐
- Arteritis ☐
- Vasculitis ☐
- Verplaatst plantair capiton ☐

3. *Palpatie*
   - Temperatuur verhoogd ter hoogte van _____
   - Temperatuur verlaagd _____
   - Pulsatie a. dorsalis pedis afwezig ☐
   - Pulsaties a. tibialis posterior afwezig ☐

Omcirkel in onderstaand overzicht de gevoelige, pijnlijke en gezwollen gewrichten:

	rechts	links
gevoelig	IP hallux	IP hallux
	PIP 1/2/3/4/5	PIP 1/2/3/4/5
	DIP 1/2/3/4/5	DIP 1/2/3/4/5
	MTP 1/2/3/4/5	MTP 1/2/3/4/5
	talo-naviculare	talo-naviculare
	calcaneo-cuboïd	calcaneo-cuboïd
	OSG	OSG
	BSG	BSG
pijnlijk	IP hallux	IP hallux
	PIP 1/2/3/4/5	PIP 1/2/3/4/5
	DIP 1/2/3/4/5	DIP 1/2/3/4/5
	MTP 1/2/3/4/5	MTP 1/2/3/4/5
	talo-naviculare	talo-naviculare
	calcaneo-cuboïd	calcaneo-cuboïd
	OSG	OSG
	BSG	BSG
gezwollen	IP hallux	IP hallux
	PIP 1/2/3/4/5	PIP 1/ 2/3/4/5
	DIP 1/ 2/3/4/5	DIP 1/ 2/3/4/5
	MTP 1/ 2/3/4/5	MTP 1/ 2/3/4/5
	talo-naviculare	talo-naviculare
	calcaneo-cuboïd	calcaneo-cuboïd
	OSG	OSG
	BSG	BSG

4. *Functieonderzoek*
   - Actief functieonderzoek afwijkend ☐
   - Weerstandsonderzoek afwijkend bij:
     - triceps surae (kuitspieren) ☐
     - peroneus brevis ☐
     - peroneus longus ☐
     - tibialis anterior ☐
     - extensor hallucis longus ☐
     - extensor digitorum brevis en longus ☐
     - tibialis posterior ☐
     - flexor hallucis longus ☐
     - flexor digitorum longus ☐
   - Passief functieonderzoek:
     - Crepitaties ☐
     - Pijnlijk ☐

gewrichtsmobiliteit	rechts	links
SI	beperkt/normaal/afwijkend	beperkt/normaal/afwijkend
heupflexie	< 120/120–150/ > 150	< 120/120–150/ > 150
heupextensie	< 30/20–30/ > 30	< 30/20–30/ > 30
knieflexie	< 160/160/ > 160	< 160/160/ > 160
knie-extensie	< 0/0/ > 1	< 0/0/ > 1
patella	beperkt/normaal/lax	beperkt/normaal/lax
BSG dorsaalflexie BSG plantairflexie	< 0/0–10/10–20/ > 20	< 0/0–10/10–20/ > 20
OSG eversie	0–5/ > 5	0–5/ > 5
OSG inversie	< 0–4/5/ > 5	< 0–4/5/ > 5
MTG dorsaal- en plantairflexie	< 10/10/ > 10	< 10/10/ > 10
MTG ab- en adductie	< 20/20/ > 20	< 20/20/ > 20
MTG in- en eversie	< 30/30/ > 30	< 30/30/ > 30
1ᵉ straal	0–5 mm/5 mm/ > 5 mm	0–5 mm/5 mm/ > 5 mm
5ᵉ straal	beperkt/normaal/lax	beperkt/normaal/lax
MTP1	< 15/30–60/ > 60	< 15/30–60/ > 60
MTP2	< 15/30–60/ > 60	< 15/30–60/ > 60
MTP3	< 15/30–60/ > 60	< 15/30–60/ > 60
MTP4	< 15/30–60/ > 60	< 15/30–60/ > 60
MTP5	< 15/30–60/ > 60	< 15/30–60/ > 60

5. *Aanvullende testen*
   - Echografie afwijkend ☐
   - EAI
     - \> 1,3 ☐
     - 1,0–1,3 ☐
     - < 1,0 ☐

- Oppervlakkig gevoel
  - Sensibiliteit

monofilament	rechts	links
apex hallux	afwezig/aanwezig	afwezig/aanwezig
plantair MTP1	afwezig/aanwezig	afwezig/aanwezig
plantair MTP5	afwezig/aanwezig	afwezig/aanwezig

  - Scherptegevoeligheid

neuroptip	rechts	links
apex hallux	correct/incorrect	correct/incorrect
plantair MTP1	correct/incorrect	correct/incorrect
plantair MTP5	correct/incorrect	correct/incorrect

  - Temperatuurgevoeligheid

monofilament	rechts	links
apex hallux	correct/incorrect	correct/incorrect
plantair MTP1	correct/incorrect	correct/incorrect
plantair MTP5	correct/incorrect	correct/incorrect

- Diep gevoel

stemvork	rechts	links
hallux	afwezig/aanwezig	afwezig/aanwezig
MTP1	afwezig/aanwezig	afwezig/aanwezig
MTP5	afwezig/aanwezig	afwezig/aanwezig

6. *Ganganalyse*

	rechts	links
hielcontact	versterkte inversie/inversie/neutraal/eversie/vervroegd hielcontact	versterkte inversie/inversie/neutraal/eversie/vervroegd hielcontact
tarsale complex	supinatie/pronatie/overpronatie	supinatie/pronatie/overpronatie
afwikkeling	supinatie/pronatie/overpronatie	supinatie/pronatie/overpronatie
adductie van de voeten	aanwezig/afwezig	aanwezig/afwezig
dorsaalflexie BSG	beperkt/normaal/vergroot	beperkt/normaal/vergroot
dorsaalflexie MTP1	beperkt/normaal/vergroot	beperkt/normaal/vergroot
heuprotatie	normale endorotatie/endorotatie versterkt/exorotatie	normale endorotatie/endorotatie versterkt/exorotatie
knie	normaal/versterkte flexie/hyperextensie	normaal/versterkte flexie/hyperextensie
paslengte	verkleind/normaal/vergroot	verkleind/normaal/vergroot
belasting duur	verkort/normaal/verlengd	verkort/normaal/verlengd

7. *Drukmetingen*

	rechts	links
anterior ovoïde	hypopressie/normaal/hyperpressie	hypopressie/normaal/hyperpressie
posterior ovoïde	hypopressie/normaal/hyperpressie	hypopressie/normaal/hyperpressie
lateraalisme	hypopressie/normaal/hyperpressie	hypopressie/normaal/hyperpressie
digiti	hypopressie/normaal/hyperpressie	hypopressie/normaal/hyperpressie

- Halluxtest positief ☐
- Romprotatietest positief ☐
- Unipodaalreactie positief ☐
- Vul in onderstaande tabel de score van de FPI in:

	rechts	links
talus kop	−2/−1/0/+1/+2	−2/−1/0/+1/+2
curve onder en boven laterale malleolus	−2/−1/0/+1/+2	−2/−1/0/+1/+2
inversie/eversie calcaneus	−2/−1/0/+1/+2	−2/−1/0/+1/+2
promineren van talonaviculair gewricht	−2/−1/0/+1/+2	−2/−1/0/+1/+2
congruentie mediale longitudinale voetboog	−2/−1/0/+1/+2	−2/−1/0/+1/+2
ab- en adductie voorvoet ten op zichtte van achtervoet	−2/−1/0/+1/+2	−2/−1/0/+1/+2

8. *Schoeninspectie*
   - OSA ☐
   - OSB ☐
   - OVAC ☐
   - Confectieschoeisel ☐
   - Wreefsluiting ontbreekt ☐
   - Contrefort is te slap ☐
   - Hielheffing te hoog ☐
   - Hielheffing te laag ☐
   - Buigpunt op de verkeerde plek ☐
   - Lengte van de schoen te klein ☐
   - Lengte van de schoen te groot ☐
   - Te smalle schoen ☐
   - Te brede schoen ☐
   - Teenbox te laag ☐
   - Demping ontbreekt ☐
   - Te veel demping ☐
   - Cambreur ontbreekt ☐
   - Ongelijkmatige slijtage ☐
   - Overmatige slijtage ☐

Bijlage 2 Protocollen ter screening van reumatische voeten

In deze bijlage zijn de protocollen van verschillende onderzoekstechnieken opgenomen, uitgaande van zowel het verkorte als uitgebreide onderzoekformulier zoals verwoord in bijlage 1. De volgende onderzoekstechnieken worden besproken:
1. Testen van de huid op temperatuurverschillen
2. Palpatie naar pijn
3. Test voor de protectieve sensibiliteit met het monofilament
4. Test voor de propriocepsis
5. Test voor de scherp-stompdiscriminatiezin
6. Test voor de temperatuurdiscriminatiezin
7. Testen op perifeer arterieel vaatlijden
8. Schoen- en sokonderzoek

1. Testen van de huidtemperatuur

Testmethode en -instrument
1. Palpatie met de achterzijde van de handen of vingers.
2. Een infrarood huidtemperatuurmeter, geschikt voor het meten van lage temperaturen op de voeten.

Let op: een infrarood koortsthermometer is niet geschikt voor deze meting, omdat deze meters ingesteld zijn om in een bereik tussen de 32 en 42 graden Celsius te meten. Voeten kunnen een normale temperatuur hebben die ruim onder de 30 graden ligt, koortsthermometers zijn daarom geen geschikte meters.

Uitgangshouding patiënt
Zit ontspannen in langzit op de onderzoeksbank, met ontblote voeten. De omgevingstemperatuur moet aangenaam, tenminste 20 graden Celsius zijn.

Patiëntinstructie
- Het meten/palperen van de huidtemperatuur wordt uitgevoerd zonder dat verdere medewerking van de patiënt vereist is.
- Leg uit dat een temperatuurverschil tussen beide voeten een aanwijzing van pathologie kan zijn.

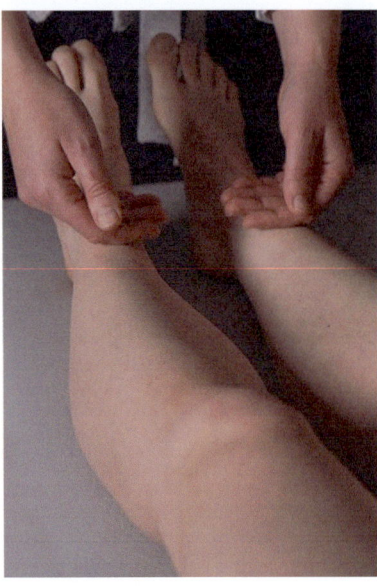

Uitvoering van de test

1. Palpatie van de huidtemperatuur:
   - Start met palperen net boven de enkel.
   - Palpeer met beide handen tegelijkertijd en op gelijke hoogte op het rechter- en linkerbeen.
   - De onderzoeker beweegt al palperende de handen tot aan de tenen, in drie tot vier 'stappen'. Uiteraard kan hij ook op een pijnlijke of rode plek palperen.

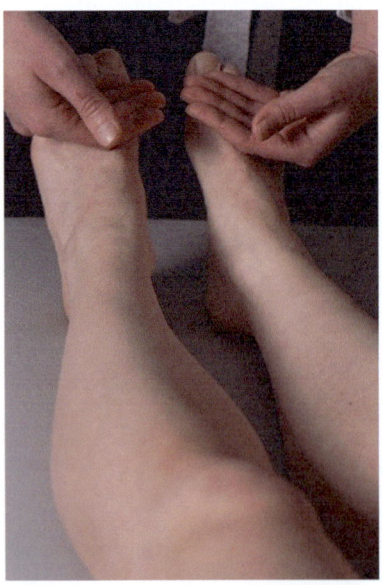

2. Meten van de temperatuur met de infrarood huidtemperatuurmeter
    - Afhankelijk van de soort meter (lees de instructies van het apparaat), plaats de meter op of 0,5 cm boven de huid van de enkel.
    - Druk op de startknop.
    - Lees na één tot twee seconden de meting af en noteer het aantal graden.
    - Plaats vervolgens de meter op de andere enkel en voer opnieuw de meting uit.
    - De plaatsen waar gemeten dient te worden:
        - ventrale zijde van de enkel;
        - op het midden van de dorsale zijde van de voet;
        - ter hoogte van de caput metatarsalia dorsaal;
        - onder de mediale voetboog;
        - onder de laterale voetboog.

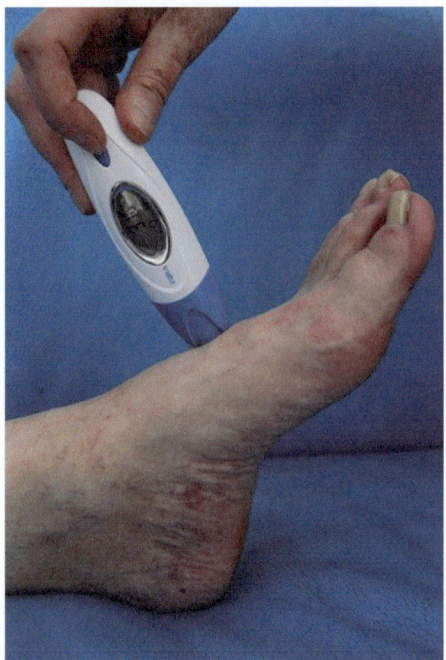

- Tevens kan iedere plaats op de voet gemeten worden die daar aanleiding toe geeft, bijvoorbeeld bij roodheid of zwelling.
- De rechter- en linkervoet altijd vergelijken op dezelfde plaats.

Interpretatie van de meting

- Een links-rechtsverschil van 2.2 graden Celsius of meer is afwijkend.
  Maar: bij een verschil van 2.2 graden Celsius of meer: herhaal de meting om er zeker van te zijn dat niet op één voet bovenop een bloedvat wordt gemeten (stroming van bloed geeft warmte af) en op de andere voet niet.
- Mogelijke pathologie bij een verschil van 2.2 graden Celsius of meer:
    - De warme voet kan betekenen dat sprake is van infectie of een Charcot-voet.
    - De koude voet kan betekenen dat sprake is van perifeer arterieel vaatlijden (PAV).

In beide gevallen volgt direct verwijzing naar de huisarts of behandelend arts in de tweede lijn voor nadere diagnostiek.

Tot slot

Geadviseerd wordt temperatuurmetingen altijd als eerste uit te voeren, nog vóór pijnpalpatie en het functieonderzoek, omdat dit de temperatuur kan beïnvloeden.

Bij reumapatiënten kan het zinvol zijn om na de palpatie en het functieonderzoek nogmaals de temperatuur te meten. Reden is dat als er een ontstekingsactiviteit is, het uitgevoerde onderzoek dit kan aanwakkeren. De onderzoeker kan dan de temperatuur vergelijken met de temperatuur van vóór het onderzoek.

2. Protocol voor het palperen naar pijn

Testinstrument
— De handen van de onderzoeker.

Uitgangshouding patiënt
— Zit ontspannen in langzit op de onderzoeksbank met ontblote voeten.

Patiëntinstructie
— Aangeven wanneer de palpatie pijnlijk is.

Uitvoering van de palpatie
— Druk met één vinger op de pijnlijke plek die de patiënt aanwijst. Plantair is de duim het handigste om mee te palperen, maar aan de zij- en bovenkant van de voeten wordt de wijsvinger gebruikt. Dit omdat daar minder vetkussen zit en de kracht van de duim pijnlijk kan zijn. Doe dit NIET als de patiënt aangeeft dat aanraking te veel pijn doet. Doe dit WEL als er geen zichtbare afwijkingen zijn.
— Palpeer de dikte van het distale (= onder de voorvoet) (fig. a t/m d) en proximale (= onder de hiel) vetkussen (fig. e). Een normaal vetkussen voelt stevig verend aan, een dun (atrofisch) vetkussen veert niet. Bij een atrofisch vetkussen zijn de kopjes van de middenvoetsbeentjes als 'knikkers' duidelijk palpabel.

172 Bijlage 2 Protocollen ter screening van reumatische voeten

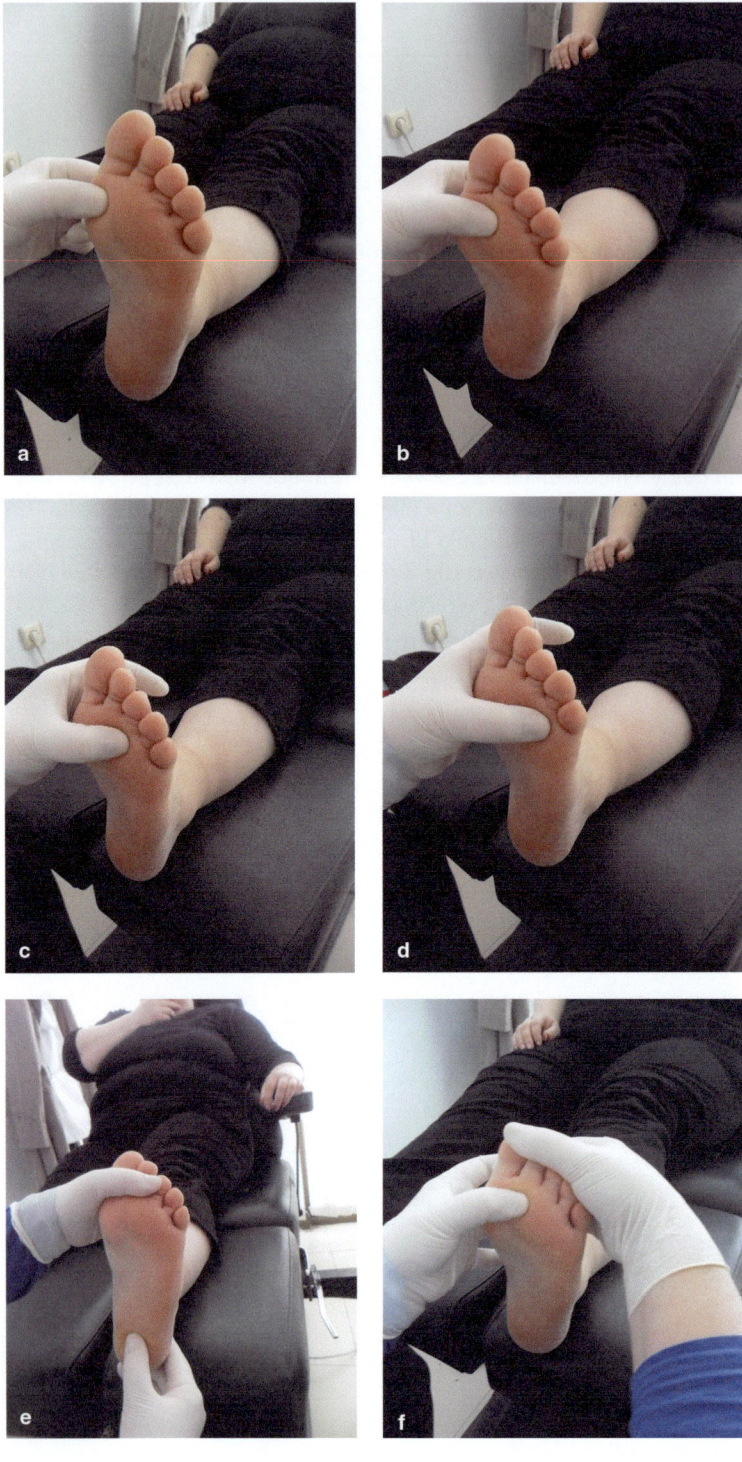

— Palpeer de plantaire peesplaat of fascie. Span eerst deze peesplaat door de tenen in dorsaalflexie te duwen (zie fig. f). Palpeer de gespannen peesplaat eerst van CM1 tot aan CM5 (de aanhechting), dan langs de laterale voetrand tot de hiel en dan via de hiel naar de mediale voetrand.

Interpretatie van de testen
— Noteer in de status van de patiënt op welke plaatsen er pijn is.
— Gebruik voor de intensiteit van de pijn de NRS- of numerieke schaal van 0–10. 0 = geen pijn en 10 is de ergste pijn die iemand zich kan voorstellen. Vraag aan de patiënt welk cijfer hij geeft aan de pijn op die plaats en noteer het getal.

3. Protocol voor het testen van de protectieve sensibiliteit

Testinstrument
- Semmes Weinstein Monofilament (SWM) van 10 gram.

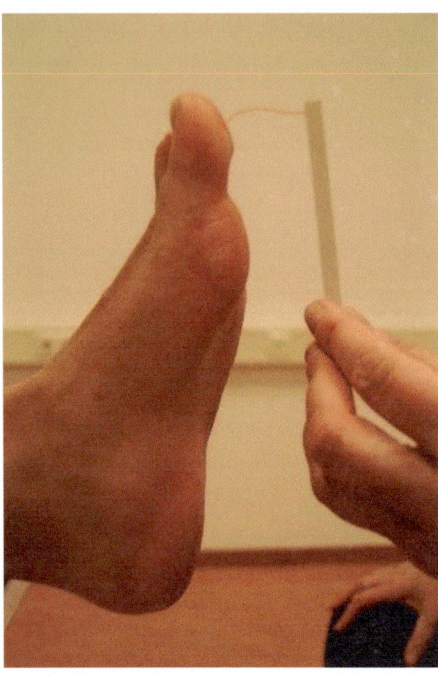

Uitgangshouding patiënt
- Zit ontspannen in langzit op de onderzoeksbank met ontblote voeten.

Patiëntinstructie
- Laat de patiënt kennismaken met het SWM op de huid nabij de elleboog en niet op de hand (deze kan ook door mogelijke sensibele neuropathie aangedaan zijn).
- De patiënt mag niet zien wanneer en waar het monofilament geplaatst wordt, het gaat om het voelen van de aanraking van het gebogen monofilament op de huid. Dit betekent dat de patiënt tijdens de test de ogen gesloten moet houden, of de onderzoeker moet de test doen terwijl hij met zijn andere hand afschermt. Leg dit uit aan de patiënt.
- Vraag de patiënt bij het voelen van de 'aanraking' met het monofilament 'ja' te zeggen.

Uitvoering van de test
- Verwijder eelt (of laat verwijderen) op de te testen plaatsen:
  deze moeten eeltvrij zijn;
- Plaats het monofilament loodrecht op de huid en buig deze door in een C-vorm. Na één seconde wordt het monofilament weer van de huid afgehaald.
- Voer de test afwisselend uit op de volgende drie plaatsen onder de voet:
  - op de plantaire zijde van de hallux;

- plantair op CM1;
- plantair op CM5.
  Let wel: in totaal kan op elf plaatsen op en onder de voet getest worden met het monofilament om een compleet beeld van de oppervlakkige sensibiliteit te krijgen.

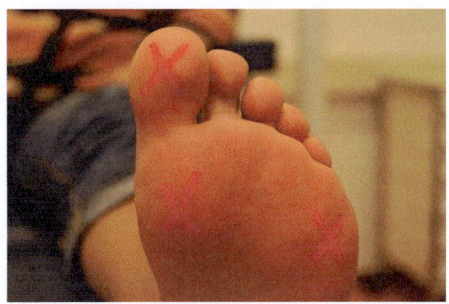

- Elke plaats dient driemaal te worden getest, waarbij zowel de plaatsen als het tempo afgewisseld worden.
- Vermijd plaatsen van de monofilament op eelt, littekenweefsel of een wond(je).

Interpretatie van de test

- Een negatieve test (= geen afwijkingen) betekent dat op alle drie de testplaatsen tenminste twee van de drie testen gevoeld werden.
- Alle andere uitslagen geven een positieve (= afwijkende) test.
- Zodra één testplaats afwijkend getest wordt (dus niet of maar één keer gevoeld wordt bij het testen), is sprake van verlies van de protectieve sensibiliteit (PS).

4. Protocol voor het testen van de propriocepsis

Een gestoorde propriocepsis (= diep gevoel) kan leiden tot een afwijkend looppatroon en mogelijk tot een verhoogde kans op vallen.

Testinstrument
- 128-Herz-stemvork;
- stemvorkspanner.

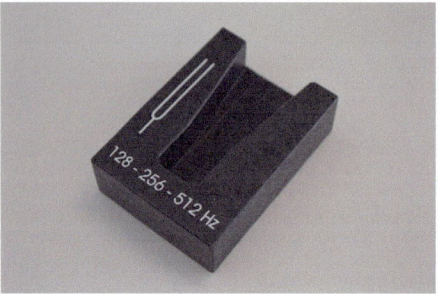

Uitgangshouding patiënt
- Zit ontspannen in langzit op de onderzoeksbank met ontblote voeten.

Patiëntinstructie
- Laat de patiënt kennismaken met stemvork op de elleboogknobbel (olecranon) en niet op de pols (deze kan door mogelijke sensibele neuropathie aangedaan zijn).

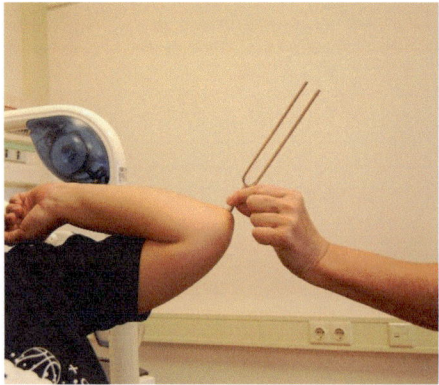

- De patiënt mag niet meekijken bij deze test, het gaat erom de trilling van de stemvork te voelen. Leg dit uit aan de patiënt.
- De trillende stemvork wordt op de elleboogknobbel geplaatst en aan de patiënt wordt gevraagd te zeggen wat hij voelt.
- Daarna wordt deze procedure herhaald met een niet-trillende stemvork. Wanneer de patiënt het verschil onderkent tussen een trillende en niet-trillende stemvork, kan de test op de voeten aanvangen.
- Mocht de trillende stemvork op de elleboogknobbel niet herkend worden, wat zelden zal voorkomen, dan kan de stemvork op de kin geplaatst worden met dezelfde, hierboven beschreven procedure.

Uitvoering van de test

- Sla de stemvork aan door de beide armen naar elkaar toe te knijpen en de vingers daar vanaf te laten schieten. De andere hand houdt de stemvork vast zonder de U-vorm aan te raken. Een meer gestandaardiseerde en betere methode is gebruikmaken van de stemvorkspanner.

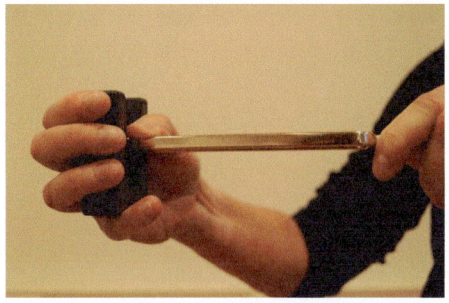

- Plaats de stemvork horizontaal tegen de mediale zijde van CM1. Stel direct de vraag aan de patiënt wat hij voelt. Het antwoord dient 'trilling' te zijn. Daarop is vraag 2: 'Kunt u mij zeggen wanneer u de trilling niet meer voelt?'

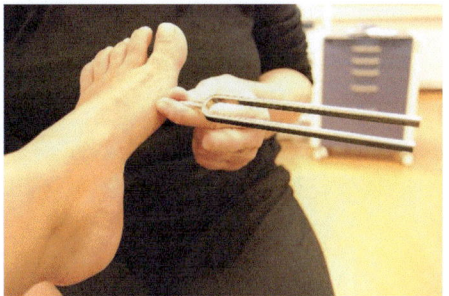

- Of de stemvork voldoende trilt kan de onderzoeker controleren aan de trilling die hij voelt als hij de stemvork vasthoudt.
- De onderzoeker telt zelf tot tien (niet hardop) en stopt daarna de test.

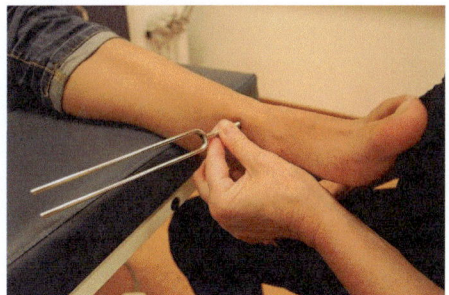

- Zegt de patiënt binnen tien seconden dat hij de trilling niet of niet meer voelt, dan zet de onderzoeker de stemvork door op de mediale malleolus. Herkent de patiënt de trilling daar weer of voelt hij de trilling na opnieuw aanslaan daar wel de volle tien seconden, dan was de test op CM1 positief.
- Deze procedure wordt herhaald op CM5 en eventueel doorgezet op de laterale malleolus.

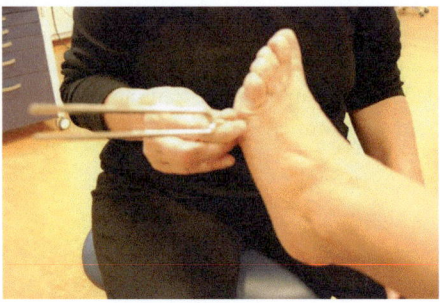 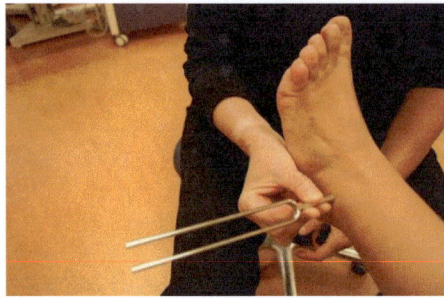

Interpretatie van de test

- Een negatieve test (= geen afwijkingen) betekent dat zowel op CM1 als CM5 de trilling tien seconden gevoeld wordt op beide voeten.
- Alle andere uitslagen geven een positieve (= afwijkende) test.
- Zodra één testplaats afwijkend getest wordt, is sprake van verlies van de propriocepsis.

5. Test van de scherp-stompdiscriminatie

Testinstrument
- Neurotip (kleur wit of rood maakt geen verschil) met een scherpe kant (= naaldje) en een stompe kant (= plastic uitsteeksel).

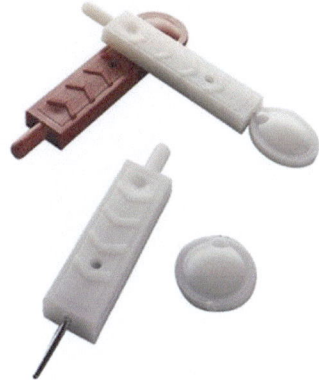

Uitgangshouding patiënt
- Zit ontspannen in langzit op de onderzoeksbank met ontblote voeten.

Patiëntinstructie
- Laat de patiënt kennismaken met beide kanten van de neurotip op de huid nabij de elleboog en niet op de hand (deze kan ook door mogelijke sensibele neuropathie aangedaan zijn).
- De patiënt mag niet zien wanneer, waar en welke zijde van de Neurotip (scherp of stomp) geplaatst wordt, het gaat erom dat hij het verschil tussen scherp (= naaldje) en stomp (plastic uitsteeksel) voelt. Dit betekent dat de patiënt tijdens de test de ogen gesloten houdt, of de onderzoeker moet de test doen terwijl hij met zijn andere hand afschermt. Leg dit uit aan de patiënt.
- Vraag de patiënt in hoeverre de *tweede* plaatsing op de huid op dezelfde plek scherper of minder scherp (of stomp) was ten opzichte van de eerste plaatsing van de neurotip.

Uitvoering van de test
- Verwijder eelt (of laat dit verwijderen) op de te testen plaatsen, die identiek zijn aan de plaatsen waar de monofilament test op de voet wordt uitgevoerd:
  - plantair van de hallux;
  - plantair onder CM1;
  - plantair onder CM5.

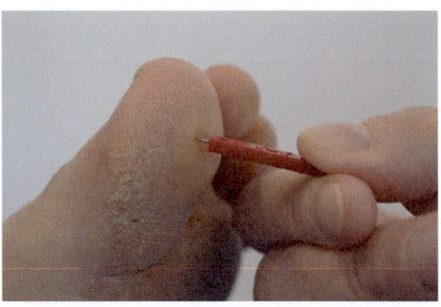

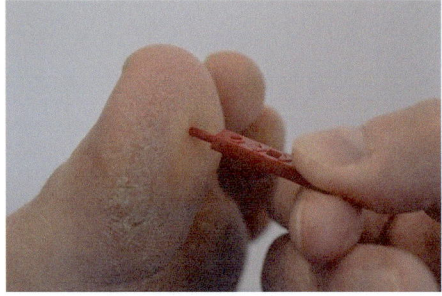

- De techniek is als volgt:
Plaats één zijde (ofwel het naaldje ofwel het plastic uitsteeksel) zodanig op de huid, dat de huid een lichte 'deuk' laat zien. Doe dit in het één-seconde-ritme: plaatsen – één seconde wachten – weghalen. Direct daarna wordt de andere zijde, in hetzelfde ritme, op de huid geplaatst. De patiënt dient vervolgens aan te geven of de tweede plaatsing scherper of minder scherp was dan de eerste plaatsing.

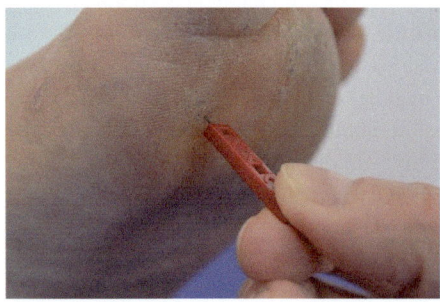

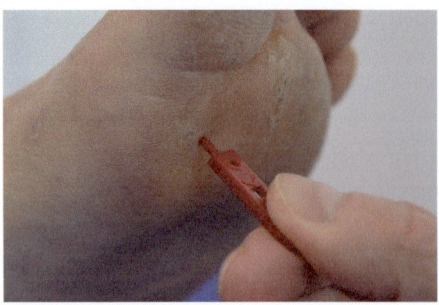

- Elke plaats dient driemaal te worden getest, waarbij zowel de plaatsen als het tempo afgewisseld worden. Begin ook afwisselend met de scherpe of stompe kant.
- Om te controleren of de patiënt werkelijk voelt en niet gokt, kan af en toe een keer de test met tweemaal dezelfde zijde (tweemaal scherp of tweemaal stomp) worden uitgevoerd. Deze controletest geldt *niet* voor de beoordeling van drie testen.
- Vermijd het de neurotip op eelt, littekenweefsel of een wond(je) te plaatsen.

Interpretatie van de test
- Een negatieve test (= geen afwijkingen) betekent dat op alle drie de testplaatsen tenminste twee van de drie testen een correct onderscheid gemaakt wordt tussen scherp en stomp gevoel.
- Alle andere uitslagen geven een positieve (= afwijkende) test.
- Zodra één testplaats afwijkend getest wordt, is sprake van verlies van de scherp-stompdiscriminatie.

6. Testen van de temperatuurdiscriminatiezin

Testinstrument
- TIPTherm met een plastic en metalen uiteinde

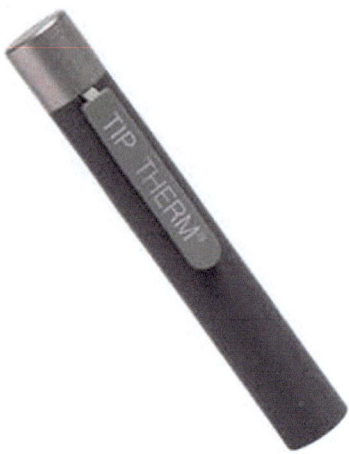

- Er zit een temperatuurverschil van ongeveer 2 graden tussen beide uiteinden

Uitgangshouding patiënt
- Zit ontspannen in langzit op de onderzoeksbank met ontblote voeten.

Patiëntinstructie
- Laat de patiënt kennismaken met beide kanten van de TIPTherm op de huid nabij de elleboog en niet op de hand (deze kan ook door mogelijke sensibele neuropathie aangedaan zijn).
- De patiënt mag niet zien wanneer, waar en welke zijde van de TIPTherm (plastic of metaal) geplaatst wordt, het gaat om het voelen van het verschil tussen warm (plastic) en koud (metaal). Dit betekent dat de patiënt tijdens de test de ogen gesloten moet houden, of de onderzoeker moet de test doen terwijl hij afschermt met zijn andere hand. Leg dit uit aan de patiënt.
- Vraag de patiënt in hoeverre de *tweede* plaatsing op de huid op dezelfde plek warmer of kouder was ten opzichte van de eerste plaatsing.

Uitvoering van de test
- De test wordt uitgevoerd op de voetrug en onder de voet, waarbij de vetkussens vermeden worden. Tevens kan op iedere gewenste plaats worden getest, bijvoorbeeld waar de patiënt warmte of koude niet goed zegt te voelen.
- De techniek is als volgt:
  Plaats één zijde (ofwel plastic ofwel metaal) zodanig op de huid dat de huid volledig contact maakt met de TIPTherm. Doe dit in het één-seconde-ritme: plaatsen – één seconde wachten – weghalen. Direct daarna wordt de andere zijde van het instrument, in hetzelfde ritme, op de huid geplaatst. De patiënt moet vervolgens zeggen of de tweede plaatsing warmer of kouder was dan de eerste plaatsing.

- Elke plaats dient driemaal te worden getest, waarbij zowel de plaatsen als het tempo afgewisseld worden. Wissel tevens af met welke kant begonnen wordt (plastic of metaal).
    - Om te controleren of de patiënt werkelijk voelt en niet gokt, kan af en toe een keer de test met tweemaal dezelfde zijde (tweemaal metaal of tweemaal plastic) worden uitgevoerd. Deze controletest geldt *niet* voor de beoordeling van drie testen.
    - Vermijd het om de TIPTherm op eelt, littekenweefsel of een wond(je) te plaatsen.

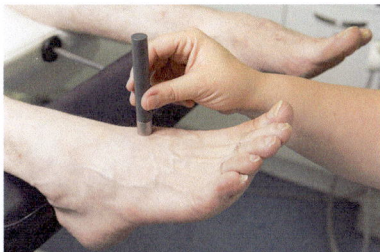 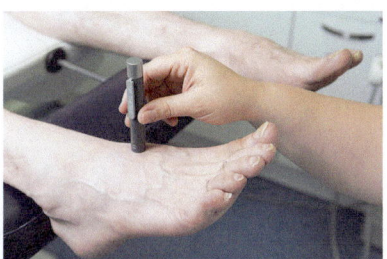

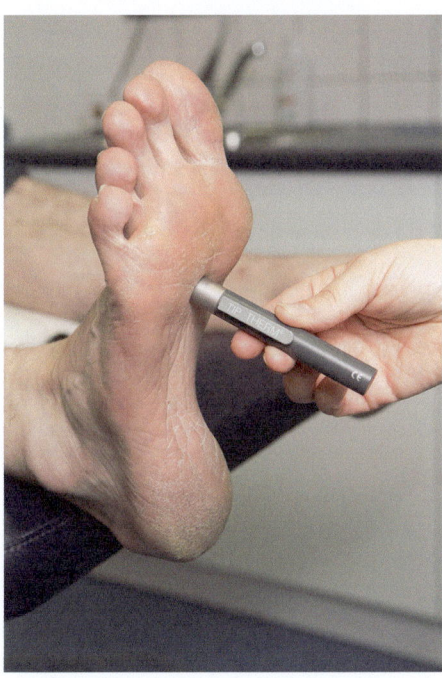

Interpretatie van de test
- Een negatieve test (= geen afwijkingen) betekent dat op alle drie de testplaatsen tenminste twee van de drie testen een correct onderscheid gemaakt wordt tussen warm en koud gevoel.
- Alle andere uitslagen geven een positieve (= afwijkende) test.
- Zodra één testplaats afwijkend getest wordt, is sprake van verlies van de temperatuurdiscriminatie.

7. Testen ter indicatie van perifeer arterieel vaatlijden (PAV)

Testmethoden
- Palpatie van de pulsaties van de a. dorsalis pedis en a. tibialis posterior.
- Beluisteren van de vaattonen van de a. dorsalis pedis en a. tibialis posterior met behulp van een hand Doppler.

Uitgangshouding patiënt
- Zit ontspannen in langzit op de onderzoeksbank, met ontblote voeten en onderbenen tot tenminste 15 cm boven de enkels.

Patiëntinstructie
- Het meten/palperen van de pulsaties van de slagaderen op respectievelijk de voetrug en achter de enkel wordt uitgevoerd zonder dat verdere medewerking van de patiënt vereist is.
- Leg de patiënt uit dat als hij de pulsaties niet kan horen of voelen, dat een aanwijzing voor pathologie kan zijn.

Uitvoering van de testen
1. **Palpatie van de pulsaties**

   1.1 Palpatie van de a. dorsalis pedis:
   - De onderzoeker staat bij voorkeur naast de patiënt, aan de kant van de te onderzoeken voet.
   - Palpeer de a. dorsalis pedis met de wijsvinger.
   - Ter oriëntatie van de loop van de a. dorsalis pedis strekt de patiënt de hallux en geeft de onderzoeker lichte tegendruk.

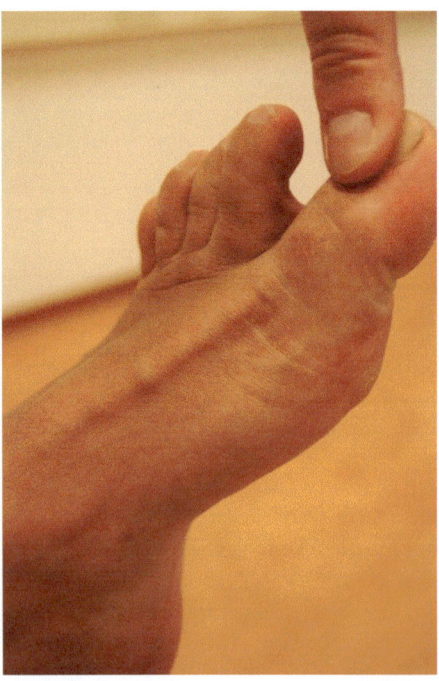

- De a. dorsalis pedis bevindt zich aan de laterale zijde van de nu zichtbaar gemaakte pees van de lange teenstrekker (m. extensor hallucis longus).
- De onderzoeker legt de wijsvinger plat op de huid ongeveer in het midden van de voetrug direct lateraal van de aangespannen pees. Hij geeft geen druk! Daarna mag de patiënt de hallux weer ontspannen.
- De onderzoeker beoordeelt of er pulsaties voelbaar zijn. Als hij niet direct pulsaties vindt, schuift hij de wijsvinger voorzichtig over de huid richting de enkel.

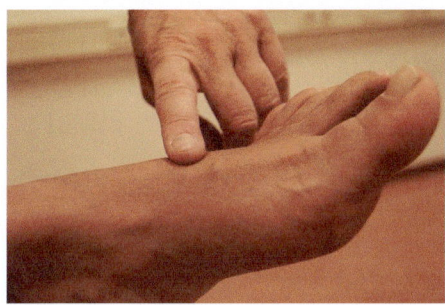

- Mocht hij geen pulsaties voelen, dan is een alternatieve plaats om de a. dorsalis pedis te vinden de ruimte tussen de kopjes van de ossa metatarsalia 1 en 2 (daar splitst de a. dorsalis pedis zich vrij oppervlakkig richting de hallux en digitus 2).
- Zodra hij de pulsaties voelt, kan de onderzoeker – als hij twijfelt of het niet zijn eigen pulsaties zijn die hij voelt – gedurende 15 seconden de voetpulsaties vergelijken met de pulsaties van zijn eigen polsslagader.

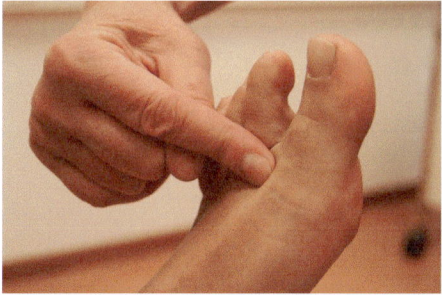

1.2. *Palpatie van de a. tibialis posterior*:
- De onderzoeker staat bij voorkeur naast de patiënt, aan de kant van de te onderzoeken voet.
- De onderzoeker 'klauwt' de wijsvinger en middelvinger over de mediale malleolus en geeft lichte druk achter/onder deze malleolus.

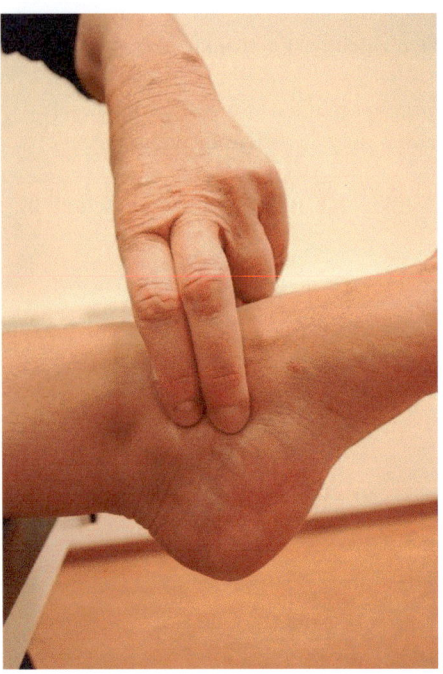

- Mocht hij geen pulsaties voelen, dan kan hij zijn vingers naar plantair en richting achillespees bewegen.
- Zodra hij de pulsaties voelt, kan hij ter controle het aantal pulsaties gedurende 15 seconden vergelijken met de pulsaties van de polsslagader aan dezelfde zijde.

Interpretatie van de meting

- Beide arteriën moeten palpabel zijn, dan is er waarschijnlijk *geen sprake* van PAV in deze voet.
- Beide voeten dienen te worden gepalpeerd:
    - Zijn de pulsaties op beide voeten palpabel, dan is er waarschijnlijk geen sprake van PAV.
    - Zodra op één voet geen pulsaties palpabel zijn, of slechts één van de twee slagaders, is nader onderzoek met de hand Doppler noodzakelijk.

2. **Beluisteren van de vaattonen met de hand-Doppler**

Benodigdheden

- een hand-Doppler met een probe van 5 of 8 MHz;
- een tube geleidingsgel;
- een doos tissues.

Uitvoering van de test

- Breng de geleidingsgel dik op de huid aan op de plaats waar vermoed wordt waar de te testen arterie zich bevindt.
- Plaats de probe in een hoek tussen de 60 en 90 graden op de huid middenin de gel.
- De probe wordt tegen de richting van de bloedstroom geplaatst.

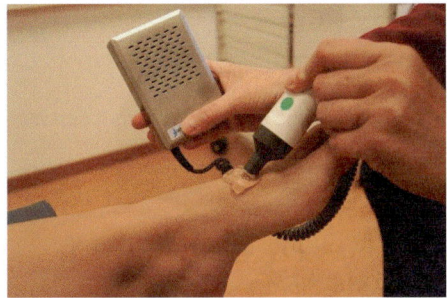

- Pas nu wordt de hand-Doppler ingeschakeld (ter bescherming van de probe: deze moet te allen tijde in de gel staan).
- Door met de probe langzaam cirkelvormige bewegingen te maken, worden de vaattonen opgezocht.

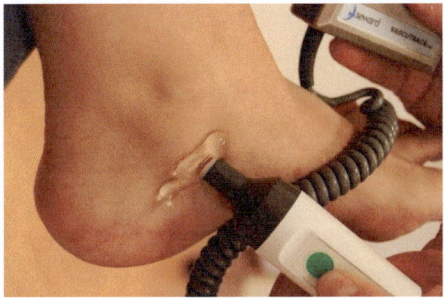

Interpretatie van de test
- Beluister de vaattonen en beoordeel deze op:
    - monofasische tonen;
    - bifasische tonen;
    - trifasische tonen.
- Alleen trifasische vaattonen zijn normale vaattonen.
- Zijn er bi- of monofasische vaattonen te horen, dan dient een enkel-armindex (EAI) te worden bepaald.
- Bij afwijkende vaattonen of een afwijkende EAI (< 0.9) hangt verder beleid af van de aan- of afwezigheid van klachten van PAV of aanwezigheid van een voetulcus. In beide gevallen dient de huisarts of hoofdbehandelaar in de tweede lijn hiervan op de hoogte gesteld te worden.

8. Protocol voor schoen- en sokonderzoek

Uitgangshouding van de patiënt
- De patiënt trekt schoenen en sokken of kousen uit. De onderzoeker neemt zowel beide schoenen als sokken of kousen, om beurten, ter hand.

Uitvoering van het schoen- en sokonderzoek
- Controleer lengte en breedte van de schoen in relatie tot de voet van de patiënt.
- Gebruik hiervoor ofwel de uitneembare binnenzool van de schoen, of teken de omtrek van de voet van de patiënt op een vel papier. Dit laatste moet wel staande gebeuren, omdat de voet dan langer is dan in zit. Beoordeel of zowel lengte als breedte van de binnenzijde van de schoen voldoende zijn. De binnenlengte van de schoen kan ook gemeten worden met behulp van een speciale binnenmaatstok of -meter.

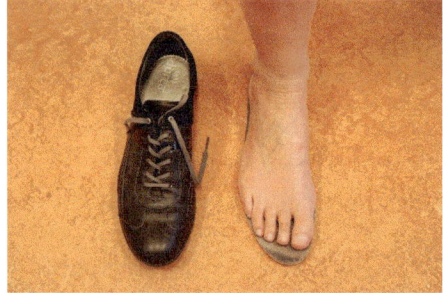

- De binnenlengte van de schoen dient 1 tot 1,5 cm langer te zijn dan de voet om goed te kunnen afwikkelen.
- De breedte van de schoen is lastiger exact aan te geven, maar dient tenminste goed passend te zijn op de omtrek van de voet of op de uitgenomen binnenzool.
- Controleer de hakhoogte: deze mag maximaal 3 cm zijn om niet te veel druk op de voorvoet te creëren bij het lopen. De hak moet een breed draagvlak hebben.
- Controleer het contrefort van de schoen (= achterzijde van de schoen), die moet stevig zijn om de voet te kunnen begeleiden bij het afwikkelen tijdens het lopen.

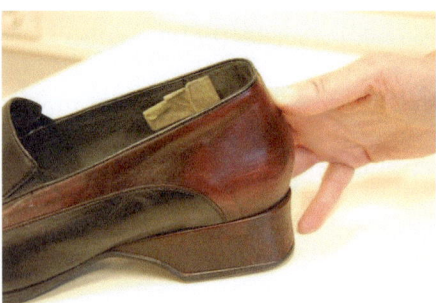
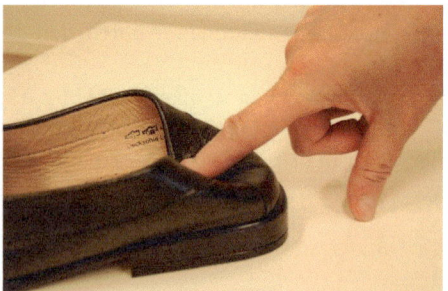

- Controleer de overgang tussen de achter- en voorzijde van de schoen. Deze cambreur, ook wel geleng genoemd, moet stijf zijn, omdat de achtervoet de voorvoet aanstuurt. Test de stijfheid door een torsiebeweging te maken tussen de achterzijde en voorzijde van de schoen. Dit moet nauwelijks enige beweging geven.

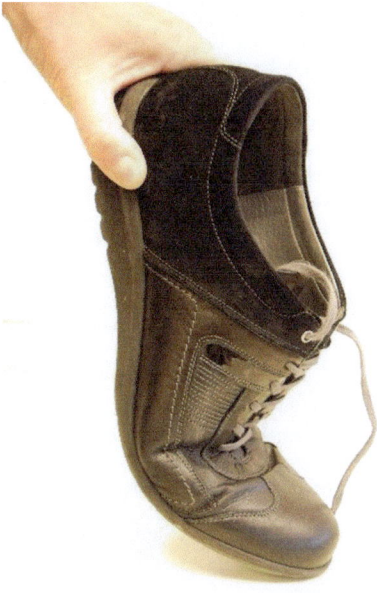
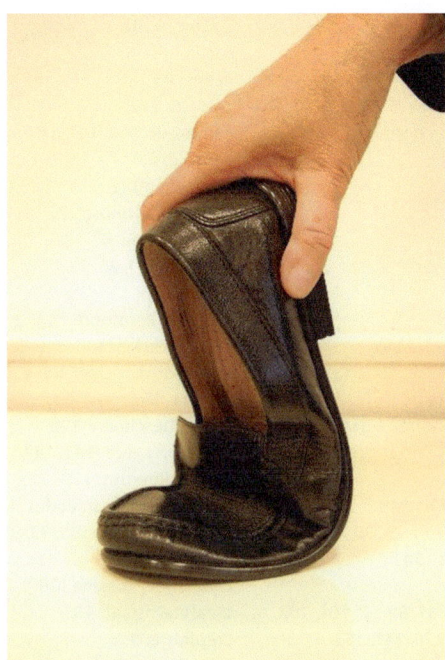

- Controleer de buiging van de schoen ter hoogte van de voorvoet. De voet buigt ter hoogte van de bal van de voet. De schoen dient daar stevigheid te geven. Test dit door de schoen loodrecht met de neus op een harde ondergrond te zetten en duw daarna de schoen naar beneden.
De schoen moet een verende weerstand geven en mag niet helemaal inzakken (= te slappe schoen).
- Controleer de schoen op oneffenheden: naden, uitstekende of losse delen van de binnenzool, etc. door met de hand de binnenzijde van de schoen te palperen.
- Een veterschoen of schoen met een klittenbandsluiting heeft de voorkeur boven een instapper. Door een sluiting kan de schoen passend gemaakt worden aan de voet.
- Een uitneembare binnenzool heeft als voordeel dat deze eventueel vervangen kan worden door een zool die op maat gemaakt is.
- Het bovenwerk van de schoen dient van licht en ademend materiaal vervaardigd te zijn. Bij ernstige teendeformiteiten is een rekbare bovenzijde van de schoen aan te raden.
- Controleer vervolgens de sokken of kousen op naden en een te strakke boord. Beiden kunnen schadelijk zijn voor een kwetsbare huid.

Interpretatie

- Schoenen die niet voldoen aan bovenstaande eisen kunnen een teveel aan mechanische stress op de huid van de voeten geven. Bepaal of dit het geval kan zijn en adviseer in dat geval de juiste schoenen.
- Sokken en kousen die knellen, grove naden hebben of de voet onvoldoende beschermen kunnen een teveel aan mechanische stress op de huid van de voeten geven. Bepaal of dit het geval kan zijn en adviseer in dat geval de juiste sokken of kousen.

Register

A

aanvullende test 118
ACTH. *Zie* adrenocorticotroop hormoon (ACTH)
acuut reuma 67
adrenocorticotroop hormoon (ACTH) 36
afweercellen 14
afwikkelbalk 62
afwikkelvoorziening 133
algemene malaise 16
analgetica 148
anamnese 18, 113
ankylose 118
ankylosering 84
antalgisch 99, 101
antinucleaire antistoffen (ANA) 21
arteritis 88, 115
artralgie 3, 5, 103
artritis 3–5, 103, 112, 148
artritis psoriatica (AP) 25, 90
artrodese 62, 131, 134
artroplastiek 62
artrose 3, 5, 8, 15, 87, 89, 97, 101, 102, 104, 114, 118, 120, 147, 153
artrosis deformans 52
atrofie 88, 93, 117, 149
atrofisch 87
atrofische huid 85
auto-immuunziekte 14
axiale spondyloartritis 22, 102, 148

B

badschoen 139
beeldvormend onderzoek met magnetische resonantie (MRI) 33
beweegrichtlijn 60
bewegingsadvies 58
bewegingsapparaat 6, 9
bezinkingssnelheid (BSE) 15, 21, 38
biologicals 93, 148
bot, subchondraal 7
botmineraaldichtheid 75
boutonnière deformiteit 98
bradykinine 10
BSE. *Zie* bezinkingssnelheid
bunion. *Zie* bursitis
bursa. *Zie ook* slijmbeurs 87, 99, 100
bursitis 87, 99, 100, 117, 118
– traumatisch 47

C

calcinose 92
calcinosis 40
callus 83
calor 5, 117
cambreur 130, 141, 147
capsulitis 6
capsulopathie 6
chondrocalcinosis 72
chondroïtine 61
chronisch 4, 26, 37
cicatrix 93, 115
clavi. *Zie* keratoom
clavus. *Zie* keratoom
confectieschoeisel 85, 129, 130, 139, 141, 153
confectieschoen 129
contrefort 123, 141, 147
corpus liberum 118
corticosteroïde injecties 148
corticosteroïden 85, 88, 93, 117
cortisol 36
C-reactief proteïne (CRP) 21
creatinefosfaat 15
crepitatie 5
CRP. *Zie* C-reactief proteïne
CT-scan 57
cursussen 37
cyanose 115

D

dactylitis 102, 103
debridement 150
degeneratie 4, 6, 45
dermatoloog 155
diffusie 7
DIP-gewrichten. *Zie* distale interphalangeale gewrichten
disease modifying anti-rheumatic drugs (DMARD) 91
distale interphalangeale gewrichten (DIP-gewrichten) 16
DMARD. *Zie* disease modifying anti-rheumatic drugs
dolor 5, 117
dorsale flexie 6
drukmetingen 121
dyschromia 90, 116
dyslipidemie 101

E

echografie 118
endorfinen 10
enthesiopathie 6
enthesitis 6, 102
ergotherapeut 37
erosie 100, 102, 103, 111, 118
erysipelas 93
erythema palmare 16
erythema plantare 88, 115
exostose 87
extensie 6

F

fasciitis plantaris 46, 102
fenomeen van Raynaud 29
fibreus keratoom 83
fibromatosis plantaris fascialis 43
fibromyalgie 37
fibromyalgiescore 35
fibrosering 92
fibula 6
flebitis 88
foliepas 136
foot posture index 122
functieonderzoek 117
functio laesa 56
fysiotherapeut 153
fysiotherapie 37, 47

G

ganganalyse 120
gangreen 88
gewrichtsdistractie 63
gewrichtspijn 3, 27
gewrichtssmeer. *Zie* synovia
gewrichtsvloeistof 7, 9
gezondheidsvaardigheden 145
glucocorticoïden 148
glucosamine 61
guttate psoriasis 90

H

hallux abducto valgus 84, 99–101, 117
hallux limitus 54, 99, 101
hallux rigidus 54, 98, 99, 101
hallux valgus 99

Register

A–P

hamerstand 97, 99, 100, 103
hamertenen 97, 100–102, 117
heloma durum 83
heloma milliaire 83
heloma molle 83
hematoma 93
hemofilie 4
hemolytische anemie 27
hielheffing 123
hielpijn 24
histamine 10
hormonen 18
huisarts 112, 148
humaan leukocyten antigeen nummer B27 (HLA-B27) 24
hyalien kraakbeen 52
hydrops 117
hyperemie 91
hyperhydrose 89, 115
hyperkeratose 83–86, 91, 113, 117, 147, 149, 155
hypertrofische nagels 147

I

immunosuppressiva 116, 146, 150
infraductusstand 98, 102, 117
insertie 9
insertietenalgie 6
inspectie 115
instrumentele behandeling 86
interdisciplinaire spreekuren 139
ischias 42

J

JCA. Zie juveniele chronische artritis
jicht 49, 68, 92, 93, 97, 103, 115, 120–122, 145, 147, 148
jichttophi 68
juveniele chronische artritis (JCA) 21, 27
juveniele dermatomyositis (JDM) 40

K

keloïd 115
keratoderma blenorrhagicum 91
keratoma. Zie keratoom
keratoom 83, 85, 155
klauwstand 97, 98, 100, 103
klauwtenen. Zie klauwstand
klimaat 35
knoopsgatdeformatie. Zie boutonnière deformiteit

L

leefstijladviezen 145
ligamenten 7
lokale sclerodermie 28
luxatie 97–100, 117

M

maatschappelijk werker 155
mechanische stimulatie 11
medisch specialist 111
membrana fibrosa 7, 9
membrana synovialis 9
meniscus 8
mixed connective tissue disease 91
mono-articulair 4, 52
monofilament 119
multidisciplinaire behandeling 155
myalgie 6
mycose 147
myopathie 6
myositis 6

N

navicular droptest 122
neuroloog 155
neuropathie 89, 100, 102, 103, 119, 155
neurotransmitters 36
neurovasculair keratoom 83
neurovasculaire afwijkingen 100
noduli rheumatica. Zie reumaknobbels
noduli van Bouchard 56, 87, 89, 90, 101, 115
noduli van Heberden 56, 87, 89, 90, 101, 115
non steroid anti inflammatoir drug (NSAID) 61
NSAID. Zie non steroid anti inflammatoir drug (NSAID)

O

ochtendstijfheid 16, 38
oedeem 88, 117
oefentherapie 85, 86, 153
oligo-articulair 52
ontstekingsreuma 15
– juveniele idiopathische artritis (JIA) 20
– oligo-articulaire JIA 21
– poly-articulaire JIA 21
onycho punctata 90

onycholyse 116
onycholysis 90, 149
onychomycose 116, 150
onyxis 90, 116
origo 9
orthonyxie 149
orthopedisch chirurg 155
orthopedisch schoeisel (OSA) 85, 86, 129, 136, 138, 139, 153
– type A 136
orthopedisch schoenmaker 139
orthopedisch schoentechnicus 112, 151
orthopedisch schoentechnoloog 111, 139, 151
orthopedische ingreep 85
orthopedische maatpantoffel 138
orthopedische voorziening 85, 153
– aan confectieschoeisel (OVAC) 130, 153
OSA. Zie orthopedisch schoeisel
OSB. Zie semi-orthopedisch schoeisel
osteoblasten 73
osteoclasten 73
osteofyten 54
osteomyelitis 155
osteopenie 76
osteoporose 73
OVAC. Zie ook orthopedische voorziening aan confectieschoeisel

P

pallor 115
palpatie 117
pannus 97, 98, 100
papels van Gottron 39
pedicure 112
peesschede 6
pericarditis 27
perifeer arterieel vaatlijden 100, 102, 115–118, 146, 149
perifere neurovasculaire afwijking 114, 146, 149, 151
perifere SpA. Zie perifere spondyloartritis
perifere spondyloartritis 90, 102
pijnscore 35
pijnstillers 11, 37
piriformissyndroom 42
plantaire fat pad 85
plastisch chirurg 155
podoloog 111, 151
podotherapeut 47, 111, 139, 147, 150, 151
poly-articulair 21, 52
postinfectieus 4

propriocepsis 119
prostaglandinen 10
prothese 131
pseudojicht 72, 92, 93, 103, 147
pseudojichtmedicatie 148
psoriasis 90, 91
- erythodermie 90
- pustulosa 90, 115
psycholoog 155

R

RA. *Zie* reumatoïde artritis
ragaden 93, 115
Raynaud, fenomeen van 29, 91, 92
reactieve artritis 77, 102
reumaconsulent 149
reumaknobbels 16, 87
reumanoduli 115
reumatoïde artritis (RA) 49, 87–89, 97, 100, 101, 103, 111, 115, 116, 118, 120–122, 145, 147, 148, 151, 155
reumatoïde noduli. *Zie* reumaknobbels
reumatoloog 139, 148, 150
reuscel arteriïtis 38
revalidatiearts 139, 155
röntgenfoto 18, 21
rubor 5
rupturen 18

S

schoeisel 47, 85, 100, 114, 122, 124, 136, 147
schoenadvies 85, 99, 147
schoeninspectie 122
schoenmodificaties 150
schokdempende zolen 37
sclerodactylie 92
sclerodermie 4, 26, 28, 30, 92, 103
- lokaal 28
secundaire artrose 52
semi-orthopedisch schoeisel (OSB) 135, 153
sensibiliteit 119, 146
sensibiliteitsstoornis 86, 89, 92, 149
septische artritis 155
siliconen teenorthese 85, 86, 147, 151
Sjögren, syndroom van 27
slijmbeurs. *Zie ook* bursa 47
SpA. *Zie* spondyloartritis
spierbuik 9
spondylartropathie 42
spondylitis 22
spondyloartritis (SpA) 97, 102, 116, 118, 145, 147

squama 93, 115
stadia van Outerbridge 59
standafwijking 16
stemvork 119
stepped care 125
steunzool 134, 140
Still, ziekte van 20
stresshormoon 36
subacuut 4
subchondraal bot 7
subluxatie. *Zie* luxatie
subungeaal hematoom 116
supraductusstand 97, 98, 102, 117
symptomatische behandeling 12, 37
syndroom van Sjögren 27, 92, 103
synovia 7, 9
synoviale membraan. *Zie* membrana synovialis
synovitis 100, 148, 155
systemische lupus erythematodes 26, 88, 91, 92, 103

T

taping 150
teenbox 125
teleangiëctasieën 29, 92
tenalgie 6
tenderpoints 34
tendinitis 6, 102, 148
tendinose 6
tendinosis 45
tendopathie 6, 45
tendosynovitis 155
tendovaginitis 6, 45
TENS. *Zie* transcutane electro neuro stimulatie
tibia 6
tinea pedis 93, 150
tophi 92, 93, 117, 118
tophisch. *Zie* tophi
tophisch ulcus 150
trachyonychia 90, 116
transcutane electro neuro stimulatie (TENS) 62
traumatische bursitis 47
tumor 4, 5, 117

U

ulcera 113, 155
ulcus 93, 115, 150
unguis incarnatus 116, 146, 147, 149
urinezuur 68
urinezuurkristallen 68

V

varices 115
vasculitis 88, 115
veiligheidsschoeisel 130
veneuze insufficiëntie 88
verband 150
verbandschoen 139
vergoeding 37
vermoeidheid 38
verpleegkundig specialist in de reumatologie 149
verruca 93, 94, 149
vilt 150
vitamine D 61
voetoperaties 155
voetverzorger 5
voorlopig orthopedisch schoeisel 139
voorlopige therapie 86, 150

W

warmte 5
weersomstandigheden 18
wekedelenreuma 3, 15
windswept positie 97, 100, 102, 117
wond. *Zie* ulcus

Z

ziekte van Bechterew 42
ziekte van Reiter 91, 102
ziekte van Sjögren 26
ziekte van Still 20
zooltherapie 85, 86, 130, 147, 151
zwanenhalsdeformiteit 98

MIX
Papier aus verantwortungsvollen Quellen
Paper from responsible sources
FSC® C105338

If you have any concerns about our products,
you can contact us on
ProductSafety@springernature.com

In case Publisher is established outside the EU,
the EU authorized representative is:
Springer Nature Customer Service Center GmbH
Europaplatz 3, 69115 Heidelberg, Germany

Printed by Libri Plureos GmbH
in Hamburg, Germany